先进药剂学实验指导

刘清飞　范雪梅 ◎ 主　编
郝艳丽　韩福国 ◎ 副主编

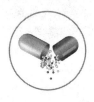

清華大學出版社
北 京

内 容 简 介

本书精心汇集了近年来国内外药剂学前沿研究成果,系统整理为一系列独立的实验章节,涵盖了多种先进药物剂型与递送系统的基本原理、实验制备方法以及质量评价等多方位内容,旨在使读者对药剂学前沿有着较为系统深入的理解和认识,并指导其在实际工作中的应用。

本书既包括理论知识的传授,还特别强调实践技能的培养,可作为相关专业科研人员、教师、学生以及高级技术人员的参考书。希望能为读者提供一个系统性的学习平台,与读者一起探索药物制剂的创新之路。

图书在版编目(CIP)数据

先进药剂学实验指导 / 刘清飞,范雪梅主编. -- 北京:
清华大学出版社,2024. 12. -- ISBN 978-7-302-67832-8

Ⅰ. R94-33

中国国家版本馆 CIP 数据核字第 2025P01B61 号

责任编辑:王 倩
封面设计:何凤霞
责任校对:欧 洋
责任印制:丛怀宇

出版发行:清华大学出版社
   网   址:https://www.tup.com.cn,https://www.wqxuetang.com
   地   址:北京清华大学学研大厦 A 座   邮 编:100084
   社 总 机:010-83470000   邮 购:010-62786544
   投稿与读者服务:010-62776969,c-service@tup.tsinghua.edu.cn
   质量反馈:010-62772015,zhiliang@tup.tsinghua.edu.cn
印 装 者:北京鑫海金澳胶印有限公司
经 销:全国新华书店
开 本:185mm×260mm 印 张:14.75   字 数:359 千字
版 次:2024 年 12 月第 1 版   印 次:2024 年 12 月第 1 次印刷
定 价:69.00 元

产品编号:087595-01

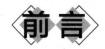

近年来，随着生物学和信息技术的快速发展，以及各种新材料与新技术的涌现，药剂学领域取得了极大的进步与发展。新型药物制剂在解决药物的溶解性、渗透性、生物利用度以及控制药物的释放、提高药物作用的靶向性、降低毒副作用等诸多方面，均取得了显著进展。当前，国内外相关论文、著作、专利比比皆是，新型给药系统亦不断上市。

"知为行之始，行为知之成。"药剂学实验对于学生和研究人员理解与巩固药剂学理论知识，应用相关材料、仪器与技术制备药物制剂并进行质量评价颇为重要，特别是对于实验方案的设计、数据的处理、现象的分析、问题的解决、报告的撰写等综合能力的提高具有积极意义。此外，在开展实验的基础上，阅读国内外参考文献，可进一步促进对相关领域的了解，拓展学术视野，提升研究思维。

本教材以先进药剂学为主线，精心选择了近年来国内外发表与出版的论文与专著，将相关内容系统整理，形成30余个独立实验章节。此外，在每个章节之后提供了中英文参考文献，以便读者查阅原始资料，并在此基础上进行更广泛的阅读和学习。

考虑到实验教材应具有基础性、规范性、代表性、先进性及实用性，本教材在尊重原文献的基础上进行了必要的调整与修订，以适应实验教学所需。

本教材内容丰富，涉及药物新剂型、新材料、新技术与新方法等，如智能响应型聚合物纳米粒、外泌体载药系统、微流控技术与静电纺丝技术制备载药微球以及3D打印等，既可作为药学专业学生的实验教材，亦可为相关研究人员提供有益参考。

鉴于编者水平有限，本教材难免存在疏漏或错误，殷切希望广大读者提出宝贵的意见和建议。

编　者

2024 年 4 月于清华园

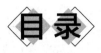

目录

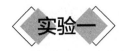

药物多晶型的观察与分析

1 实验目的

(1) 熟悉药物多晶型的理化性质差异。

(2) 熟悉多晶型药物的鉴定方法与原理。

2 实验原理

2.1 药物多晶型

药物多晶型(drug polymorphism)是指药物具有两种或两种以上不同的晶型物质状态。同一药物在结晶时由于受各种因素影响,导致分子内或分子间键合方式发生改变,晶体结构特别是晶胞内分子的构型、构象有差异而形成多晶型。固体多晶型包括构象型多晶型(conformational polymorphism)、构型型多晶型(configurational polymorphism)、色多晶型(color polymorphism)和假多晶型(pseudocrystalline forms)。许多晶型药物都存在多晶型现象,如普伐他汀钠已报道的晶型有无定型及 A、B、C 等 17 种晶型。不同晶型的药物常常具有不同的理化性质与生物活性,在外观、熔点、密度、硬度、溶解度、溶出速率以及生物有效性等方面具有显著差异,从而影响药物的稳定性、生物利用度及临床疗效。该现象在口服固体药物制剂方面表现得尤为明显,是影响药品质量、安全性与临床疗效的重要因素之一。通常将能够作为药用的晶型定义为药物晶型(drug crystal forms)。

2.2 药物多晶型的鉴别

用于药物晶型的物相鉴别方法较多,主要根据不同的晶型具有不同的理化特性及光谱学特征进行鉴别。

(1) X 射线衍射法(X-ray diffraction,XRD):该方法是研究药物晶型的主要手段,可用于区别晶态和非晶态,鉴别晶体的品种,区别混合物和化合物,测定药物晶型结构,测定晶胞参数如原子间的距离、环平面的距离以及双面夹角等,还可用于不同晶型的比较。该法又分为粉末衍射法(powder diffraction)和单晶衍射法(single crystal diffraction)。①粉末衍射法是研究药物晶型最常用的方法,其研究对象不是单晶体,而是众多取向随机的小晶体的总和。每一种晶体的粉末 X 射线衍射图谱就如同人的指纹,利用该方法所测得的每一种晶体的衍射线强度和分布都有着特殊的规律,利用所测得的图谱,可获得晶型变化、结晶度、晶构状态、是否有混晶等信息,因此该法主要用于结晶物质的鉴别及纯度检查。该法不必制备单晶,使得实验过程更为简便,但应注意粉末的细度,且在制备样品时需特别注意研磨过筛过程中不可发生晶型的转变。②单晶衍射法是国际上公认的确认多晶型的最可靠的方法,利用该法可获得晶体的各晶胞参数,进而确定结晶构型和分子排列,因此主要用于分子量和晶体结构的测定。该法还可用于结晶水/溶剂的测定,以及对成盐药物碱基、酸根间成键关系的确认。由于较难得到足够大和纯度足够高的单晶,该法在实际操作中存在一定困难。

(2) 红外光谱法(infrared spectroscopy,IR):不同晶型药物分子中的某些化学键键长、键角有所不同,致使其振动-转动跃迁能级不同,与其相应的红外光谱的某些主要特征如吸收带频率、峰形、峰位、峰强度等也会出现差异,因此红外光谱可用于药物晶型研究。常用的样品制备方法有溴化钾(KBr)压片法、石蜡糊法、漫反射法以及衰减全反射法等。因研磨可能会导致药物晶型的改变,在进行药物晶型测定时多采用石蜡糊法,或采用扩散反射红外傅里叶变换光谱法(diffuse reflectance infrared Fourier transform spectroscopy,DRIFTS)。随着计算机及分析软件的发展,近红外傅里叶变换拉曼光谱法(near-infrared Fourier transform Raman spectroscopy,NIR-FTRS)也应用于药物晶型的定性、定量研究中,该法融合了近红外光谱(NIR)速度快、不破坏样品、不需试剂、可透过玻璃或石英从而实现在线测定的优势和傅里叶变换拉曼光谱(FTRS)不需专门制备样品以及对固体药物晶型变化检测灵敏的特点。红外光谱法较为简便、快速,但对于部分晶型不同而红外图谱相同或差别较小的药物难以区分,且有时由于样品纯度不够、晶体大小不同、研磨过程的转晶等导致分析结果产生偏差。

(3) 热分析法(thermal analysis,TA):在热的作用下,晶体物质会发生晶型的转变、熔化、分解、表面吸附溶剂的挥发等现象,同时伴随能量的释放或吸收。热分析法是在程序控温下,通过测量物质的理化性质与温度的关系,对晶型进行鉴定,评价晶体的纯度。热分析法所需样品量少,操作简便,灵敏度高,重复性好,在药物多晶型分析中较为常用,主要包括三种类型。①差热分析法(differential thermal analysis,DTA)是在程序控制下,同步测量样品与惰性参比物(常用 α-Al$_2$O$_3$)之间的温度差随温度变化的一种技术。DTA 曲线以温差为纵坐标,温度(或时间)为横坐标,其吸热峰向下,放热峰向上,多用于样品的定性。②差示扫描量热法(differential scanning calorimeter,DSC)是由 DTA 发展而来的一种方法,在程序控制下,通过不断加热或降温,测量样品与惰性参比物之间的能量差随温度的变化。DSC 曲线以能量差为纵坐标,温度(或时间)为横坐标,其吸热峰朝上,放热峰朝下,多用于分析样品的熔融分解情况以及是否有转晶或混晶现象。调制差示扫描量热法(modulated DSC,MDSC)是基于传统 DSC 发展起来的一种分析技术,同时使用两个升温速率:一是线性升温速率,提供与传统 DSC 相类似的信息;二是正弦或调制升温速率,可同时进行试样热容测量,利用傅里叶变换可将产生的热流量即时分解成热容成分和动力学成分。与传统 DSC 相比,MDSC 具有较高的灵敏度和分辨率。③热重分析法(thermogravimetric analysis,TGA)是在程序控制下,测定物质的重量随温度变化的一种技术。该法定量性强,能准确地测量物质的重量变化及变化的速率,适用于检查晶体中含结晶水或结晶溶剂的情况,从而可快速区分无水晶型与假多晶型。

(4)核磁共振法(nuclear magnetic resonance spectroscopy,NMR):不同晶型分子结构中的原子所处的化学环境存在细微差异,类似核对施加的外磁场产生不同的响应,致使类似核在不同化学位移处发生共振,因此其^{13}C-NMR谱图不同。通过对比不同晶型的谱图,即可判断药物是否存在多晶现象。通过与已知晶型^{13}C-NMR谱图的比较,也可获得测试样品的具体晶型。近年来出现的固态^{13}C-NMR、高效质子去耦合、交叉极化、幻角自旋等新技术的应用,可获得高分辨率的^{13}C-NMR谱,能给出有关动力学和局部化学环境的详细原子水平的信息,因此可进行多晶型的混晶分析以及某种特征晶型的测定。

(5)显微镜法:①热台光学显微镜法(hot-stage optical microscopy):药物分子的晶型不同,晶格能不同,则熔点不同。检测熔点的差异已成为判别一种药物是否存在多晶型的初步检测手段。除常规的毛细管法外,热台光学显微镜法已被广泛用于测定晶型的熔点。该法借助光学显微镜观察,采用加热台对样品进行加热,以不同的升温速率或方式持续升温,当样品熔化时,立即观察加热台上温度计的显示温度,即可测得样品的熔点。该法能直接观察晶体的相变、熔化、分解、重结晶等热力学动态过程,可初步判定药物是否存在多晶型现象。②偏光显微镜法(polarizing microscopy):偏光显微镜除了具有一般光学显微镜的结构外,最主要的特点是装有两个偏光零件,即装在载物台下方的起偏镜(又称下偏光镜)和装在镜筒中的分析镜(又称上偏光镜)。两镜均由人工合成偏光片组成,通过角度的调整,可将射入光源转换为正交偏光。偏光显微镜主要适用于透明固体药物晶体的某些物理性质的研究,一般在正交偏光下进行。由于晶体结构的不同和偏光射入时的双折射作用,在偏光显微镜上、下偏光镜的正交作用下,置于载物台上的晶体样品旋转360°时,会显现短暂的隐失和闪亮,晶体隐失时晶体与偏振器振动方向所成的交角称为消光角,根据消光角的不同,即可确定晶体的晶型。装有热台的偏光显微镜还可研究多晶型及其相变,可以准确测定晶体的熔点。偏光显微镜法较为经济和实用,但对于体积过小或结块的晶体测定较为困难。③电子显微镜法:目前广泛用于晶型研究的主要为扫描电子显微镜(scanning electronic microscope,SEM),其放大倍数极高,能直接观察晶癖的形状、晶面夹角等,有时还可看到晶体的螺旋生长过程。而扫描隧道显微镜(scanning tunneling microscope,STM)能够直接观察到物质表面上的单个原子及其排列状态,研究其相应的物理和化学特性,应用于药物晶型的研究,可以直接观测晶体的晶格和原子结构、晶面分子原子排列、晶面缺陷等,具有广阔的应用前景。

(6)溶解度法:药物不同晶型的自由能不同,导致了其溶解度不同。通常,自由能越大,晶型越不稳定,溶解度越大;反之则越小。在实践中常测定各晶型在不同温度下的溶解度,并绘制出溶解度(s)-温度(T)曲线。通过测定s-T曲线,可以区分出不同的晶型,如有相交的曲线,还可得到其热力学转变温度(T_p)。

上述药物晶型分析方法多数仅能反映药物不同晶型某一方面的物理性质,不同测试手段的综合运用才能达到对药物晶型的全面认识。此外,对于化学药物不同晶型的研究,还应结合药物类型、剂型、在水中的溶解度、不同晶型理化性质的差异程度以及药物规格等予以综合考虑。

近年来,随着计算机技术的发展,人工智能(artificial intelligence,AI)辅助晶体结构预测(crystal structure prediction,CSP)技术取得了较大进展,其最终目标是从二维分子结构出发,探索所有稳定的晶体结构。目前的CSP方法主要基于量子力学理论,通过对实验晶体结构的广泛采样和每个实验结构的优化来预测晶体结构。该方法的不足在于依赖于昂贵的量子力学能量计算,计算周期较长且容易遗漏实验空间。而一种基于机器学习的有机晶体结构预测框架(DeepCSP),通过生成对抗网络和图卷积网络完成晶体结构的生成和评估,可实现分钟级的晶体结构预测。

2.3 实验药物

利巴韦林、沙利度胺、非洛地平、吡罗昔康、奥美拉唑、拉米夫定、利托那韦及非诺贝特等药物均有多种晶型存在,其分子式、分子结构式及文献报道的不同晶型的熔点见表 1-1。

表 1-1 多晶型药物的分子式、分子结构式及不同晶型的熔点

名称与分子式	分子结构式	晶型及熔点
利巴韦林 Ribavirin $C_8H_{12}N_4O_5$		A 型：166.3～167.0℃ B 型：176.1～176.6℃ C 型：99.5～100.0℃ D 型：37.2～39.4℃
沙利度胺 Thalidomide $C_{13}H_{10}N_2O_4$		α 型：275.9～276.5℃ β 型：276.3～276.5℃
非洛地平 Felodipine $C_{18}H_{19}Cl_2NO_4$		Ⅰ 型：141～146℃ Ⅱ 型：131～135℃
吡罗昔康 Piroxicam $C_{15}H_{13}N_3O_4S$		A 型：198～201℃ B 型：193～197℃ C 型：196～199℃
奥美拉唑 Omeprazole $C_{17}H_{19}N_3O_3S$		A 型：160.4℃ B 型：158.3℃ C 型：159.4℃ D 型：159.4℃
拉米夫定 Lamivudine $C_8H_{11}N_3O_3S$		Ⅰ 型：135℃ Ⅱ 型：178℃

续表

名称与分子式	分子结构式	晶型及熔点
利托那韦 Ritonavir $C_{37}H_{48}N_6O_5S_2$		Ⅰ型：120.8℃ Ⅱ型：121.5℃ Ⅲ型：114.6℃
非诺贝特 Fenofibrate $C_{20}H_{21}ClO_4$		Ⅰ型：80℃ Ⅱ型：74℃ Ⅲ型：48℃

3　实验材料与仪器

3.1　实验材料

利巴韦林，沙利度胺，非洛地平，吡罗昔康，奥美拉唑，拉米夫定，利托那韦，非诺贝特，溴化钾，纯化水。

3.2　实验仪器

电子分析天平，光学显微镜，熔点仪，红外光谱仪，差示扫描量热仪，X射线衍射仪。

4　实验内容

4.1　不同药物原料的晶型观察

在显微镜下分别观察利巴韦林、沙利度胺、非洛地平、吡罗昔康、奥美拉唑、拉米夫定、利托那韦及非诺贝特药物原料的晶型。

4.2　不同药物原料的熔点测定

采用熔点仪分别测定利巴韦林、沙利度胺、非洛地平、吡罗昔康、奥美拉唑、拉米夫定、利托那韦及非诺贝特药物原料的熔点与熔程。

4.3 不同药物原料的近红外光谱(IR)测定

称量 2 mg 药物原料于玛瑙研钵,加入 600 mg 溴化钾粉末,研匀,装入压片模具制备溴化钾样片(整个操作应在红外灯下进行,以防吸潮)。同法制备 KBr 空白片为参比样片。将样片置入红外样品光路,扫描记录 IR 图谱。

4.4 不同药物原料的差示扫描量热(DSC)测定

分别取不同晶型药物原料适量进行 DSC 图谱测定,以空白铝坩埚为参比物,扫描速度 $5℃ \cdot min^{-1}$,扫描范围 $20 \sim 320℃$。

4.5 不同药物原料的 X 射线衍射(XRD)测定

分别取利巴韦林、沙利度胺、非洛地平、吡罗昔康、奥美拉唑、拉米夫定、利托那韦及非诺贝特药物原料适量,用 X 射线衍射仪进行测定。

5 结果与讨论

5.1 不同药物原料的晶型观察

显微镜下观察不同药物原料的晶型。

5.2 不同药物原料的熔点测定

根据不同药物原料的熔点,推测可能的晶型。

5.3 不同药物原料的 IR 测定

根据不同药物原料的 IR 图谱,推测可能的晶型。

5.4 不同药物原料的 DSC 测定

根据不同药物原料的 DSC 或 MDSC 特征,推测可能的晶型。

5.5 不同药物原料的 XRD 测定

(1)根据不同药物原料的 XRD 特征,推测可能的晶型。
(2)综合上述研究,推测可能的晶型。

6 思考题

(1)简述多晶型对药物开发的影响。

（2）查阅文献，简述普伐他汀钠的多晶型特征。

参考文献

［1］　TAYLOR C R,BUTLER P W V,DAY G M. Predictive crystallography at scale：mapping,validating, and learning from 1000 crystal energy landscapes［J］. Faraday Discussions,2025,in press.

［2］　赵绍磊,王灵宇,吴送姑. 药物多晶型的研究进展［J］.化学工业与工程,2018,35(3)：12-21.

［3］　HIGASHI K，UEDA K，MORIBE K. Recent progress of structural study of polymorphic pharmaceutical drugs［J］. Advanced Drug Delivery Reviews,2017,117：71-85.

［4］　陈桂良,李君婵,彭兴盛,等. 药物晶型及其质量控制［J］.药物分析杂志,2012,32(8)：1503-1508.

［5］　JOZWIAKOWSKI M J,NGUYEN N T,SISCO J M,et al. Solubility behavior of lamivudine crystal forms in recrystallization solvents［J］. Journal of Pharmaceutical Sciences,2010,85(2)：193-199.

［6］　吕扬,杜冠华. 晶型药物［M］.北京：人民卫生出版社,2009.

［7］　李志万. 药物晶型的分析方法［J］.中国兽药杂志,2006,40(1)：45-48.

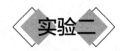

实验二

药物固体分散体的制备与质量评价

1 实验目的

(1) 掌握固体分散体的基本原理。

(2) 掌握溶剂法与熔融法制备固体分散体的原理与工艺。

(3) 熟悉固体分散体的鉴定方法。

2 实验原理

2.1 基本原理

固体分散体(solid dispersions,SDs)系指药物以分子、亚稳定及无定形、胶体、微晶或微粉等状态均匀分散在某一固态载体物质中所形成的分散体系。将药物制成固体分散体具有如下作用:增加难溶性药物的溶解度和溶出速率;控制药物的释放;利用载体的包蔽作用,掩盖药物的不良嗅味和降低药物的刺激性;使液体药物固体化等。

固体分散体所用载体材料可分为水溶性载体材料、难溶性载体材料和肠溶性载体材料三大类。水溶性载体材料有聚乙二醇类(PEG)、聚维酮类(PVP)、表面活性剂类、有机酸类、糖类与醇类、纤维素衍生物类等;难溶性载体材料有纤维素衍生物类、聚丙烯酸树脂类、脂质类等;肠溶性载体材料有纤维素衍生物类、聚丙烯酸树脂类等。

固体分散体的类型有:固体溶液、简单低共熔混合物和共沉淀物(也称共蒸发物)等。

将药物制成固体分散体所采用的制剂技术称为固体分散技术。常用的固体分散技术有:溶剂法(共沉淀法)、熔融法、溶剂-熔融法,此外还有溶剂-喷雾干燥法、溶剂-冷冻干燥法、研磨法和双螺旋挤压法等。

固体分散体的物相鉴别有:溶解度及溶出速率测定法、热分析法、粉末 X 射线衍射法、红外光谱法、核磁共振谱法等。

2.2 实验药物

非洛地平(felodipine,$C_{18}H_{19}Cl_2NO_4$,$M=384.253$)是一种二氢吡啶类钙通道阻滞剂,

临床用于治疗高血压,具有血管选择性高、可显著提高肾脏血液灌注率、能有效减少对靶器官的损伤等优势。该药口服具有较强的肝脏首过效应,生物利用度约为15%,血浆蛋白结合率约为90%,主要在肝脏代谢,经肾脏排出,$t_{1/2}$为11~16 h。本品常温下外观为白色至淡黄色结晶或结晶性粉末;无臭,无味;遇光不稳定;在丙酮、甲醇或乙醇中易溶,在水中几乎不溶。

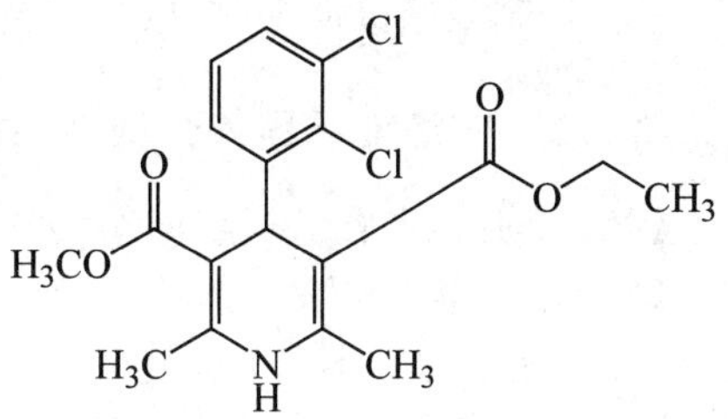

非洛地平

3　实验材料与仪器

3.1　实验材料

非洛地平固体分散体:非洛地平原料药,非洛地平对照品,聚乙二醇6000(PEG6000),聚乙烯吡咯烷酮K30(PVP K30),无水乙醇,甲醇,乙腈,纯化水。

非洛地平缓释型固体分散体:非洛地平原料药,非洛地平对照品,乙基纤维素(EC),羟丙基甲基纤维素E5LV(HPMC E5LV),80%(体积分数)的乙醇,甲醇,乙腈,纯化水。

3.2　实验仪器

电子分析天平,高效液相色谱仪,加热板,恒温水浴锅,旋转蒸发仪,真空干燥箱,熔点仪,智能溶出仪,差示扫描量热仪,X射线衍射仪,磁力搅拌器,标准药筛(60目)。

4　实验内容

4.1　非洛地平固体分散体的制备

4.1.1　非洛地平固体分散体(共沉淀物)的制备

【处方】非洛地平1.0 g,PVP K30 8.0 g,无水乙醇10 mL。

【制备】采用溶剂法。

(1) 非洛地平-PVP K30固体分散体的制备:称取非洛地平0.5 g、PVP K30 4.0 g,加入无水乙醇10 mL,在60~70℃水浴上加热溶解,采用旋转蒸发仪快速蒸去溶剂,于冰水浴中快速冷却,于40℃减压干燥,置于乳钵中研碎,过筛(60目)即得。

(2) 非洛地平-PVP K30物理混合物的制备:称取非洛地平0.5 g与PVP K30 4.0 g,置于乳钵中,研磨使混合均匀,过筛(60目)即得。

【操作注意】

(1) 在共沉淀物的制备过程中,溶剂的蒸发过程尽量快速进行,因为溶剂的蒸发速度是影响药物晶析与共沉淀均匀性的重要因素。加快溶剂的蒸发,则药物的结晶不易析出,可获得均匀性较好的共沉淀物;否则,药物易析出结晶,共沉淀物的均匀性较差。

（2）在制备共沉淀物时，应尽量避免湿气的引入，否则不易干燥，难以粉碎。

4.1.2 非洛地平固体分散体（共熔融物）的制备

【处方】非洛地平 1.0 g，PEG6000 8.0 g。

【制备】采用熔融法。

（1）非洛地平-PEG6000 固体分散体的制备：称取非洛地平 0.5 g、PEG6000 4.0 g，置于 250 mL 烧杯中，于加热板上加热使熔融，搅拌使混合均匀。将烧杯置于冰水浴中，迅速固化，继续冷却 10 min，置于 40℃减压干燥，研碎，过筛（60 目）即得。

（2）非洛地平-PEG6000 物理混合物的制备：称取非洛地平 0.5 g、PEG6000 4.0 g，置于乳钵中，研磨使混合均匀，过筛（60 目）即得。

【操作注意】

（1）加热方式：为避免湿气的引入，建议采用电热套或电热板加热。若采用水浴加热，建议控制温度为 70～80℃，以蒸气浴进行加热，避免烫伤。

（2）熔融法通常选择熔点不同的辅料，温度应该控制在辅料的熔点之上。为了获得可重现的实验数据，一定要温度一致。

（3）搅拌速度不宜过快，以防止引入空气。

（4）搅拌时间：药物在载体中的分散时间影响药物的分散状态与分散程度，进而影响药物的溶出。搅拌时间过短可能导致药物分散不均匀，但搅拌时间也并非越长越好，确保搅拌均匀即可。

（5）固体分散体粉碎过筛的规格（目数）应该与物理混合物中所用 PEG6000 粉体的规格一致，并且物理混合均匀后再过同样规格的筛。

（6）各个操作步骤均应尽量避免湿气引入，否则不易干燥，难以粉碎。

4.2 非洛地平缓释型固体分散体的制备

【处方】非洛地平 1.0 g，EC 7.0 g，HPMC E5LV 0.6 g。

【制备】采用溶剂法。

（1）非洛地平缓释型固体分散体的制备

称取非洛地平 0.5 g，EC 3.5 g，加入 80%的乙醇 250 mL，搅拌至完全溶解。将 HPMC 加入适量热水中使其全部溶解。将上述两种溶液混合，持续搅拌 2 h，使混合均匀。采用旋转蒸发仪快速蒸去溶剂，于 40℃减压干燥，研碎，过筛（60 目）即得。

（2）物理混合物的制备

称取非洛地平 0.5 g，EC 3.5 g，HPMC 0.3 g，置于乳钵中，研磨使混合均匀，过筛（60 目）即得。

【操作注意】

搅拌速度不宜过快，以防引入空气。

4.3 固体分散体样品的质量检查

4.3.1 非洛地平分析方法的建立

（1）高效液相色谱法（HPLC）色谱条件

色谱柱：C18(5 μm，4.6 mm×100 mm)；检测波长：238 nm；流动相：甲醇-乙腈-水，体积比为 50：15：35；流速：1.0 mL·min^{-1}；进样体积：20 μL。

（2）标准曲线的绘制

精密称取非洛地平对照品 2 mg，置于 10 mL 量瓶中，加无水乙醇溶解后，用无水乙醇定容至刻度，摇匀，得浓度为 0.2 mg·mL^{-1} 的非洛地平对照品贮备液。分别精密量取对照品贮备液适量，用无水乙醇稀释，配制浓度分别为 0.1、0.5、1、2、5、10 μg·mL^{-1} 的系列对照品溶液，照 HPLC 方法分析，以非洛地平浓度为横坐标、峰面积为纵坐标，绘制标准曲线。

4.3.2 非洛地平及其固体分散体表观溶解度的测定

分别称取非洛地平原料药 20 mg、物理混合物（含非洛地平约 20 mg）及固体分散体（含非洛地平约 20 mg），置于 50 mL 碘量瓶中，加纯化水 20 mL，在磁力搅拌器上搅拌 2 h，制成饱和溶液后，分别取 1 mL 于离心管中，10 000 r·min^{-1} 离心 10 min，取上清液，采用 HPLC 法测定非洛地平的浓度并计算其表观溶解度(g·100mL^{-1})。

4.3.3 非洛地平及其缓释型固体分散体的体外释放度测定

以纯化水为溶出介质，将 50 mg 非洛地平原料药、非洛地平与载体的物理混合物（含非洛地平约 50 mg）及缓释固体分散体粉末（含非洛地平约 50 mg）分别加入已加热至(37.0±0.5)℃的 900 mL 释放介质中，调节搅拌桨转速为 100 r·min^{-1}，分别在 0.5、1、3、5、8、12 h 时用取样针吸取 5 mL 溶液，同时补充等温、同体积释放介质。取出的样液立即经 0.45 μm 微孔滤膜过滤，取续滤液在色谱条件下测定非洛地平含量。根据式(2-1)计算各时间点(t)的累积释放度(Q)。根据 Q-t 数据，绘制 Q-t 曲线。

$$Q_t = \left(C_t V_0 + \sum_{i=1}^{t-1} C_i V_i \right) / M \times 100\% \tag{2-1}$$

式中，t 为时间(h)，Q_t 为时间 t 的累积释放度(%)，C_t 为时间 t 的浓度(mg·mL^{-1})，V_0 为释放介质总体积，本实验中 V_0＝900 mL，C_i 为时间 i(h)的浓度，V_i 为时间 i(h)的取样体积，本实验中 V_i＝5 mL，M 为测试样品中非洛地平的含量(mg)。

4.3.4 差示扫描量热法(DSC)分析

（1）测试条件

以空铝坩埚为参比物，扫描速度为 5℃·min^{-1}；扫描范围为 20～320℃。

（2）样品测试

分别取非洛地平原料药、非洛地平与 PVP K30 的物理混合物、非洛地平与 PEG6000 的物理混合物、非洛地平-PVP K30 固体分散体、非洛地平-PEG6000 固体分散体、非洛地平与 EC 及 HPMC 的物理混合物、非洛地平缓释型固体分散体适量，进行测定，分析 DSC 图谱。

4.3.5 X 射线衍射法(XRD)分析

分别取非洛地平原料药、非洛地平与 PVP K30 的物理混合物、非洛地平与 PEG6000 的物理混合物、非洛地平-PVP K30 固体分散体、非洛地平-PEG6000 固体分散体、非洛地平与 EC 及 HPMC 的物理混合物、非洛地平缓释型固体分散体适量，进行测定，分析 XRD 图谱。

5 结果与讨论

5.1 非洛地平固体分散体质量检查

（1）比较分析原料药、物理混合物、固体分散体的表观溶解度测定结果。
（2）比较分析原料药、物理混合物、固体分散体的 DSC 测定结果。
（3）比较分析原料药、物理混合物、固体分散体的 XRD 测定结果。

5.2 非洛地平缓释型固体分散体质量检查

（1）比较分析原料药、物理混合物、缓释型固体分散体的溶出或释放测定结果。
（2）比较分析原料药、物理混合物、缓释型固体分散体的 DSC 测定结果。
（3）比较分析原料药、物理混合物、缓释型固体分散体的 XRD 测定结果。

6 思考题

（1）制备固体分散体时如何选择载体？
（2）影响固体分散体稳定性的主要原因有哪些？
（3）简述 DSC 与 XRD 用于固体分散体物相分析的原理与优点。

参考文献

[1] ZHU W J,FAN W L,ZHANG X T,et al. Sustained-release solid dispersion of high-melting-point and insoluble resveratrol prepared through hot melt extrusion to improve its solubility and bioavailability [J]. Molecules,2021,26(16)：4982.

[2] LU Y,CHEN J L,YI S,et al. Enhanced felodipine dissolution from high drug loading amorphous solid dispersions with PVP/VA and sodium dodecyl sulfate[J]. Journal of Drug Delivery Science and Technology,2019,53：101151.

[3] 张守德,衷友泉,赵国巍,等.固体分散体稳定性的影响因素及改善方法的研究进展[J].中国医药工业杂志,2018,49(4)：433-439.

[4] 谭佳威,孙如煜,曾滟棱,等.固体分散技术在制剂领域的研究进展[J].药物评价研究,2017,40(8)：1182-1188.

[5] 金刚,王洁,于世华,等.溶剂法制备阿司匹林缓释固体分散体中载体对药物溶出度的影响[J].吉林化工学院学报,2014,31(9)：28-30.

[6] 梅丽,金方.固体分散体表征手段的研究进展[J].中国医药工业杂志,2014,45(8)：782-788.

[7] 靖博宇,王志远,李燕,等.非洛地平固体分散体的制备和体外溶出度考察[J].沈阳药科大学学报,2010,27(3)：185-190.

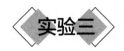

实验三

滴丸的制备与质量评价

1 实验目的

（1）掌握熔融法制备滴丸的基本原理与工艺。
（2）熟悉滴丸的质量评价方法。

2 实验原理

2.1 滴丸的分类与特点

滴丸（dripping pills，DPs）指将原料药物溶解、乳化或混悬于适宜的熔融基质中，保持恒定的温度，并通过一定大小口径的滴管，采用滴制法滴入另一种不相混溶的冷却剂，含有药物的基质骤然冷却、凝固形成的球形或类球形制剂。

滴丸基质包括水溶性基质和非水溶性基质，常用的有聚乙二醇类（如 PEG6000、PEG4000 等）、泊洛沙姆、硬脂酸聚烃氧（40）酯、明胶、硬脂酸、单硬脂酸甘油酯和氢化植物油等。滴丸通常采用水溶性基质，普遍具有溶出起效快、生物利用度高、不良反应小、稳定性好、制备工艺简单以及质量易控制等优点。滴丸冷凝介质必须安全无害，且与原料药物不发生作用。常用的冷凝介质有液状石蜡、植物油、甲基硅油和水等。

除了已上市的普通滴丸外，目前研究较多的还有缓释滴丸、自微乳滴丸、结肠靶向滴丸、肠溶滴丸、脉冲控释滴丸等多种新剂型。①缓释滴丸系用水溶性差的脂质类物质作为基质，将药物滴制而成的丸剂，可达到延缓药物释放的作用，特别是对于一些难溶性药物或生物利用度低的药物较为适宜。如尼莫地平、硝苯地平、盐酸曲马多缓释滴丸等。②自微乳滴丸由药物、油相、乳化剂、助乳化剂及水溶性基质等构成，口服后在消化道内遇消化液可快速乳化，形成微乳，故可改善某些难溶性药物的水溶性，提高其体内生物利用度。如丹参益肝自微乳滴丸、丹参多酚酸复乳滴丸等。③结肠靶向滴丸中的药物在胃及小肠中几乎不释放，主要在结肠部位释放，故药物在结肠中的浓度大大提高，有利于结肠疾病的治疗。④肠溶滴丸中的药物在胃中几乎不释放，只有在进入小肠后才被释放，故可减轻某些药物对胃黏膜的刺激性。此外，还有利于改善某些在胃坏境（胃酸、酶等）中易被破坏药物的稳定性，提高疗效。如布洛芬、头孢克肟、阿司匹林等肠溶滴丸。⑤脉冲控释滴丸在给药后不立即释放药物,经过一定时滞后药物才被释放,有利于某些具有时辰节律性疾病(如心绞痛)的治疗。

2.2 实验药物

乳酸左氧氟沙星(levofloxacin lactate,$C_{21}H_{26}FN_3O_7$,$M=451.451$)属于喹诺酮类抗生素,具有抗菌谱广、抗菌作用强的特点,对多数肠杆菌科细菌,如肺炎克雷白菌、变形杆菌属、伤寒沙门菌属、志贺菌属、流感杆菌、部分大肠杆菌等有较强的抗菌活性;对部分葡萄球菌、肺炎链球菌、衣原体等也有良好的抗菌作用。其主要作用机制为抑制细菌 DNA 旋转酶活性,进而抑制细菌 DNA 复制。本品常温下外观为类白色或淡黄色针状结晶性粉末;无臭,味苦,有吸湿性;在水、冰醋酸、稀盐酸中易溶,在甲醇中略溶,在醋酸乙酯中几乎不溶。

硝苯地平(nifedipine,$C_{17}H_{18}N_2O_6$,$M=346.339$)属于二氢吡啶类钙离子拮抗剂,是临床上治疗高血压、心绞痛等心血管疾病的首选药物之一,目前国内主要以片剂、胶囊、注射剂、滴丸等剂型用于临床。口服后吸收迅速、完全,15 min 起效,1~2 h 达血药峰浓度,嚼碎服或舌下含服达峰时间提前。硝苯地平与血浆蛋白的结合率约为 90%。药物在肝脏内转换为无活性的代谢产物,约 80% 经肾排泄,20% 随粪便排出。本品常温下外观为黄色结晶性粉末或针状结晶;无臭、无味;易溶于丙酮和二氯甲烷,微溶于甲醇、乙醇和冰醋酸,几乎不溶于水;遇光不稳定。

头孢克肟(cefixime,$C_{16}H_{15}N_5O_7S_2$,$M=453.444$)为口服第三代头孢菌素类抗生素,适用于敏感菌所致的呼吸系统、泌尿系统和胆道等部位感染的治疗。头孢克肟对各种细菌产生的 β-内酰胺酶具有较强的稳定性,对革兰阴性杆菌的抗菌作用强于第一代和第二代头孢菌素,对革兰阳性球菌的抗菌作用不如第一代和第二代头孢菌素。本品常温下为白色至淡黄色结晶性粉末,无味,具轻微特异臭;易溶于甲醇、二甲亚砜,略溶于丙酮,难溶于乙醇,几乎不溶于水、醋酸乙酯、乙醚和己烷。

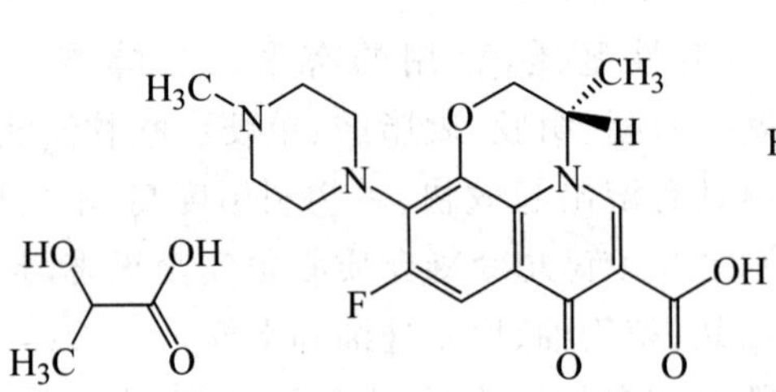

乳酸左氧氟沙星 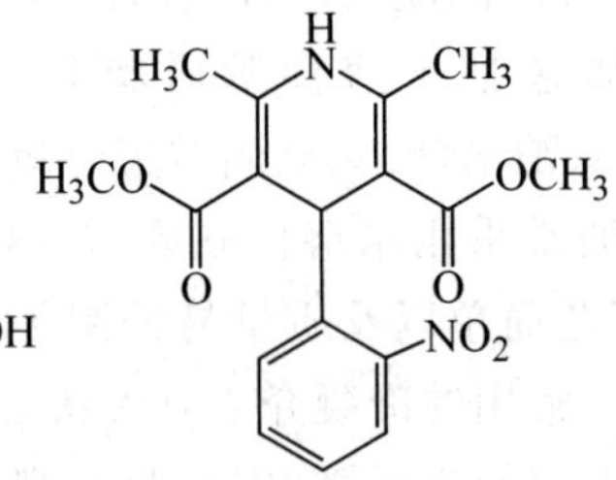   硝苯地平

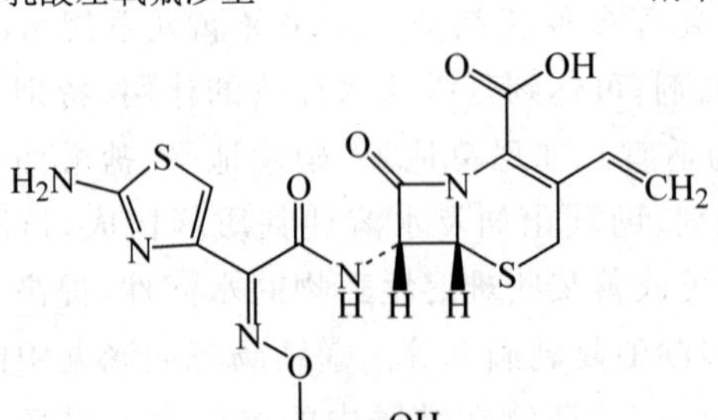

头孢克肟

3　实验材料与仪器

3.1　实验材料

乳酸左氧氟沙星滴丸：乳酸左氧氟沙星原料药，聚乙二醇 400（PEG400），聚乙二醇 1540（PEG1540），聚乙二醇 6000（PEG6000），二甲基硅油。

硝苯地平缓释滴丸：硝苯地平原料药，硝苯地平对照品，PEG4000，PEG6000，硬脂酸，二甲基硅油，甲醇，十二烷基硫酸钠（SDS），枸橼酸-磷酸盐缓冲液（CA-PBS，pH=6.8），纯化水。

头孢克肟肠溶滴丸：头孢克肟原料药，头孢克肟对照品，明胶，纯化水，聚丙烯酸树脂Ⅱ号，无水乙醇，液体石蜡，乙腈，四丁基氢氧化铵，磷酸，盐酸，磷酸盐缓冲液（PBS，pH=6.8）。

3.2　实验仪器

电子分析天平，加热板，恒温水浴锅，滴丸机，小型离心机，包衣机，崩解时限测定仪，智能溶出仪，高效液相色谱仪。

4　实验内容

4.1　乳酸左氧氟沙星滴丸的制备

【处方】乳酸左氧氟沙星 1.8 g，PEG400 23.0 g，PEG1540 40.0 g，PEG6000 35.2 g，共制成 1000 丸。

【制备】称取处方量的 PEG1540 与 PEG6000 于烧杯中，混合均匀，置于加热板上加热使熔融。称取处方量的乳酸左氧氟沙星与 PEG400 置于研钵中，研磨成均匀细腻糊状，加入已加热熔化的 PEG1540、PEG6000 的混合物中，充分搅拌成均匀分布的乳状溶液，静置 30 min 排除气泡。将制得的溶液倒入滴丸机中保持温度为 90℃，以每分钟 50 滴的速度滴入冷凝液二甲基硅油中，冷凝收缩成丸，收集滴丸，用小型离心机甩去附着的冷凝液，并用滤纸将冷凝液搓干净即得。

4.2　硝苯地平缓释滴丸的制备

【处方】硝苯地平 10.0 g，PEG4000 10.0 g，PEG6000 20.0 g，硬脂酸 0.3 g，共制成 1000 丸。

【制备】称取处方量基质 PEG4000、PEG6000 和硬脂酸，于 75℃水浴锅中加热至熔融状态，加入硝苯地平并搅拌至混合均匀，静置 30 min 排除气泡。将制得的溶液倒入滴丸机中，保持温度为 75℃，以每分钟 50 滴的速度滴入冷凝液二甲基硅油中，冷凝收缩成丸，收集滴丸，用小型离心机甩去附着的冷凝液，并用滤纸将冷凝液搓干净即得。

4.3　头孢克肟肠溶滴丸的制备

【处方】头孢克肟 10.0 g，明胶 10.0 g，纯化水 50.0 mL，10％聚丙烯酸树脂Ⅱ号乙醇溶液适量,共制成 1000 丸。

【制备】滴丸制备:精密称取处方量明胶,加 50 mL 纯化水浸泡 30 min,待明胶完全溶胀后,将其置于水浴上加热溶解,然后蒸去多余的水分至明胶与水的比例为 1∶2(质量比,即总质量为 30 g)时,加入头孢克肟(即药物与基质的质量比为 1∶3),充分搅拌使分散均匀,静置 30 min 排除气泡。将制得的溶液倒入滴丸机中,保持温度为 70℃,调整初始制丸速度为每分钟 50 滴,滴制过程中控制滴丸速度,使物料通过滴丸机的滴头能以适当的速度均匀滴入并沉降于液体石蜡冷凝液中。滴丸收缩冷凝后,取出,用滤纸吸去表面的液体石蜡,室温下自然晾干,即得。

滴丸包衣:将滴丸置于包衣机内,喷入 10% 的聚丙烯酸树脂 Ⅱ 号乙醇溶液,使滴丸表面均匀湿润,然后吹入缓和的热风使溶剂蒸发(温度不超过 40℃)。重复上述操作 3 次(即包 3 层),包衣增重 20%。室温下放置 6～8 h,使之固化完全。

【操作注意】

(1)熔融液内气泡必须除尽,才能使滴丸呈高度分散状态且外形光滑。

(2)保温油浴用来控制贮液筒内熔融液的黏度,应以能顺利滴出为度,滴速可用阀门控制。若温度太低则在滴口易凝固,不易滴出。

(3)冷凝液的高度、滴口离冷凝液的距离以及冰浴的温度均可影响滴丸的外形、黏连程度以及拖尾等,应以圆整为度。冷凝液的温度在 2～5℃ 为佳,温度太高时,滴液会因来不及完全凝固而发生粘连。

4.4 质量检查

4.4.1 性状

检查乳酸左氧氟沙星滴丸、硝苯地平缓释滴丸和头孢克肟肠溶滴丸的外观形状、直径大小及分布、圆整度,以及色泽是否均匀,是否有粘连。

4.4.2 重量差异检查

按照《中国药典》2020 年版四部制剂通则"0108 丸剂"项下的规定进行滴丸重量差异检查。分别取各供试品 20 丸,精密称定总重量,求得平均丸重后,再分别精密称定每丸的重量。每丸重量与平均丸重比较,按表 3-1 的规定,超出重量差异限度的不得多于 2 丸,不得有 1 丸超出限度 1 倍。

表 3-1 滴丸重量差异限度

平均丸重	重量差异限度
0.03 g 及 0.03 g 以下	±15%
0.03 g 以上至 0.1 g	±12%
0.1 g 以上至 0.3 g	±10%
0.3 g 以上	±7.5%

4.4.3 乳酸左氧氟沙星滴丸的溶散时限

取乳酸左氧氟沙星滴丸 6 丸,选择适当孔径筛网的吊篮(丸剂直径在 2.5 mm 以下的用孔径约 0.42 mm 的筛网；在 2.5~3.5 mm 的用孔径约 1.0 mm 的筛网；在 3.5 mm 以上的用孔径约 2.0 mm 的筛网），采用崩解时限测定仪，不加挡板检查，应在 30 min 内全部溶散。操作过程中如供试品黏附挡板妨碍检查时，应另取供试品 6 丸检查。上述检查应在规定时间内全部通过筛网。如有细小颗粒状物未通过筛网，但已软化且无硬心者可按符合规定论；如有 1 粒不能完全溶散，应另取 6 粒复试，均应符合规定。

4.4.4 硝苯地平缓释滴丸的体外释放度

（1）硝苯地平分析方法的建立

HPLC 色谱条件：色谱柱：C18（5 μm，4.6 mm×250 mm）；流动相：甲醇-水，体积比为 60：40；检测波长：235 nm；流速：1.0 mL·min⁻¹；进样体积：20 μL。

标准曲线的绘制：精密称取硝苯地平对照品 5 mg，置于 10 mL 量瓶中，用甲醇溶解并稀释至刻度，摇匀，得浓度为 0.5 mg·mL⁻¹ 的对照品贮备液。分别精密量取对照品贮备液适量，加甲醇稀释，配制浓度为 8、16、32、64、96、128 μg·mL⁻¹ 的系列对照品溶液，分别进样检测，以浓度为横坐标、峰面积为纵坐标作图，绘制标准曲线。

（2）体外释放度测定

取硝苯地平缓释滴丸 6 粒，参照《中国药典》2020 年版四部通则"0931 溶出度与释放度测定法"，以 0.35%SDS-CA-PBS（pH=6.8）600 mL 为释放介质，转速 100 r·min⁻¹，分别于 0.5、1、2、4、6、8、10 h 取样 5 mL，并立刻补充等温同体积释放介质，取出样品经 0.45 μm 微孔滤膜滤过，取续滤液进样分析，测定峰面积，用标准曲线方程计算含量。参照本书实验二《药物固体分散体的制备与质量评价》中累积释放计算方法，计算不同取样时间点（t）的累积释放度（Q），绘制体外累积释药曲线。

4.4.5 头孢克肟肠溶滴丸的体外释放度

（1）头孢克肟分析方法的建立

HPLC 色谱条件：色谱柱：Hypersil C18（5 μm，4.6 mm×250 mm）；流动相：乙腈-0.25%四丁基氢氧化铵溶液（取 0.4 mol·L⁻¹ 四丁基氢氧化铵溶液 25 mL，用水稀释至 1000 mL，用 1.5 mol·L⁻¹ 磷酸调 pH 至 7.0），体积比为 1：2；检测波长：288 nm；流速：1.0 mL·min⁻¹；进样体积：20 μL。

标准曲线的绘制：精密称取头孢克肟对照品 5 mg，置于 10 mL 量瓶中，用流动相溶解并稀释至刻度，摇匀，得浓度为 0.5 mg·mL⁻¹ 的对照品贮备液。分别精密量取对照品贮备液适量，用流动相稀释，配制浓度为 10、20、40、80、120、160 μg·mL⁻¹ 的系列对照品溶液，分别进样检测，以浓度为横坐标、峰面积为纵坐标作图，绘制标准曲线。

（2）体外释放度测定

参照《中国药典》2020 年版四部通则"0931 溶出度与释放度测定法"，采用小杯法，转速为 100 r·min⁻¹，以 0.1 mol·L⁻¹ 的盐酸为酸性释放介质，pH=6.8 的 PBS 为碱性释放介质。取 200 mL 酸性释放介质注入 250 mL 溶出杯中，加热使溶液温度保持在（37.0±0.5）℃，调整转数并保持稳定。精密称取 6 份样品，每份含头孢克肟约 50 mg，分别投入溶出杯中，2 h 后取样 6 mL，立即经 0.45 μm 微孔滤膜过滤；取续滤液 4 mL，置于 10 mL 量瓶中，加流动相定容至刻度，摇匀。弃去溶出杯中的酸液，立即加入 200 mL 碱性释放介质，自样品与介质接触时开始记时,分别于 5、15、30、45、60、120 min 取样 6 mL,每次取样后立刻补充等温同体积释放介质,按上述酸样液进行相同处理,进样检测,测定峰面积,用标准曲线回归方程计算含量。参照本书实验二《药物固体分散体的制备与质量评价》中累积释放度计算方法,计算不同取样时间点(t)的累积释放度(Q),绘制体外累积释药曲线。

5 结果与讨论

5.1 滴丸外观性状观察

观察并记录制备的乳酸左氧氟沙星滴丸、硝苯地平缓释滴丸、头孢克肟肠溶滴丸的外观性状。

5.2 重量差异检测

对制备的乳酸左氧氟沙星滴丸、硝苯地平缓释滴丸、头孢克肟肠溶滴丸进行重量差异检测。将实验结果记录于表 3-2 中,并评价其重量差异是否符合规定。

表 3-2 滴丸的重量差异检测结果

品　名	平均丸重/g	重量差异/%	是否符合规定
乳酸左氧氟沙星滴丸			
硝苯地平缓释滴丸			
头孢克肟肠溶滴丸			

5.3 乳酸左氧氟沙星滴丸的溶散时限

记录乳酸左氧氟沙星滴丸的溶散时限,判定是否符合规定。

5.4 硝苯地平缓释滴丸的体外释放度

记录硝苯地平缓释滴丸的体外释放度,分析滴丸的缓释特征。

5.5 头孢克肟肠溶滴丸的体外释放度

记录头孢克肟肠溶滴丸的体外释放度,分析滴丸的肠溶释放特征。

6 思考题

(1)分析硝苯地平缓释滴丸的基质特点与作用。
(2)影响滴丸的成型、形状与重量的因素有哪些?在实际操作中如何进行控制?

参考文献

[1] LIN C P, WU Y C, LIN Z W, et al. Assessment of the thermal and oxidative stability of Antrodia salmonea extract in dripping pills via DSC and TAM air analyses[J]. Journal of Thermal Analysis and

Calorimetry,2021,144(2)：493-501.

［2］ 李爽,谷福根.滴丸剂的剂型研究及临床应用进展［J］.华西药学杂志,2020,35(5)：579-583.

［3］ 杜丽,杜艳,阎爱荣,等.硝苯地平缓释滴丸的制备含量测定和释放度考察［J］.中国药物与临床,2018,18(3)：415-416.

［4］ CHANG C W, WANG C Y, WU Y T, et al. Enhanced solubility, dissolution, and absorption of lycopene by a solid dispersion technique：the dripping pill delivery system［J］. Powder Technology,2016,301：641-648.

［5］ 王俊俊,黄挺,董晓蕾,等.马来酸曲美布汀缓释滴丸的制备工艺研究［J］.中国药学杂志,2014,49(23)：2096-2102.

［6］ 孟戎茜,刘晓燕,付玉佳.穿心莲内酯缓释滴丸的制备及其体外释放度［J］.中成药,2014,36(4)：742-748.

［7］ 何艳,高萌,徐红,等.头孢克肟肠溶滴丸的制备及其质量评价［J］.中国药房,2011,22(21)：1973-1975.

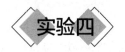

实验四

口腔崩解片的制备与质量评价

1 实验目的

(1) 掌握口腔崩解片的基本原理。
(2) 熟悉口腔崩解片的基本制备方法。
(3) 熟悉口腔崩解片的质量评价要求。

2 实验原理

2.1 口腔崩解片的特点

口腔崩解片(orally disintegrating tablets,ODTs),简称口崩片,系一种在口腔内不需用水即能崩解或溶解的片剂。与普通片剂相比,口腔崩解片为患者提供了一种新的药物服用方式,方便特殊人群如老人、婴幼儿、吞咽困难者或特殊情况下的患者服用。同时,这一新的剂型也为普通用药者提供了全新的服用方式,如外出、睡前、无水、应急情况下都不会影响药物的正常服用,因此可以极大地提高患者的顺应性。口腔崩解片也可设计成使药物在随唾液进入胃的过程中被口颊和食管黏膜吸收的片剂。在这种情况下,药物的生物利用度可能高于普通剂型,同时也可能会降低由首过效应引起的不良反应。此外,口腔崩解片还可设计为由缓释颗粒制成的片剂,发挥快速崩解但缓慢释放药物的特点。

口腔崩解片并非针对某些特定适应证而研发,仅作为普通制剂的部分补充。根据药物的适应证和患者的具体情况,其应用于解热镇痛、催眠镇静、改善消化道运动、抑制胃酸分泌和抗过敏等几类药物时显示出突出优势。

2.2 口腔崩解片的制备工艺

口腔崩解片不仅要求片剂具有一定的硬度,同时又要求能快速崩解,因此,制剂设计有一定的特点与要求。通常,口腔崩解片有以下几种制备方法。

(1) 冷冻干燥法:主要将主药和辅料定量分装在模具中,冷冻干燥去水,制得高孔隙率的固体制剂。冷冻干燥后,成品以干燥形态贮存,因此可消除不利于药物稳定的热效应。

相对于其他制剂手段获得的固体产品,冷冻干燥制品具有更快的溶出速率。该方法的缺点是生产成本高,片剂机械强度低,往往需要特殊包装。

（2）模制法：用水或乙醇等溶剂润湿含活性成分的粉末混合物,置入模盘,形成湿润团块,然后低压下干燥制得。也有将药物直接溶解或分散于成模基质,或将药物溶液或混悬液在标准压力下蒸发溶剂制得。后者中的活性物质通常为水溶性药物,制得的片剂实际为固体分散体,药物以分子或微晶状态分散于基质中。模制法所制备的口腔崩解片的特性如崩解时间、药物溶出速率、口感等取决于药物的分散状态。由于分散基质通常由水溶性糖组成,模制法制备的片剂能快速崩解且味道有所改善。该方法的缺点是机械强度低,在制备过程中可增加片剂硬度,但通常会导致其溶出速率下降。

（3）直接压片法：采用粉末直接压制,是制造片剂最简单的方式,使用常规设备、材料和有限的制备步骤即可,其最大优点为制造成本低。此外,直接压制的片剂通常能容纳高剂量的药物。片剂的崩解和溶解取决于崩解剂、水溶性赋形剂和发泡剂的单一或联合作用。虽然崩解效率在很大程度上受片剂大小和硬度的影响,但崩解时间总体较短。具有最佳崩解特性的产品常常是中小粒径（重量）和（或）低物理强度者。选择适当类型和最佳量的崩解剂是确保高溶解速率的前提,而添加其他制剂成分如水溶性辅料或发泡剂,则能够进一步加快片剂的溶解或崩解。

（4）湿法制粒压片法：通过常规软材制粒-干燥-混合压片的方式制备口腔崩解片。例如将微晶纤维素添加到高水溶性糖类和膨润性赋形剂中,通过湿法制粒的方式可以制得口腔崩解片。该法若要得到具有快速崩解和适当硬度的片剂,须提高微晶纤维素等水不溶性赋形剂的比例,但这种片剂服用时会产生粉状的异物感或沙砾感。

（5）3D打印法：近年来,粉末黏结成型3D打印技术在口腔崩解片领域得到了快速发展,如世界上第一个3D打印上市药品左乙拉西坦即为一种抗癫痫的口腔崩解片。该法通过程序控制喷头在铺设的含药粉末材料上有选择性地喷射黏结剂,固化形成截面层,逐层堆砌形成药物片剂。通过调节粉末层厚度、打印头移动速度、液滴直径、液滴流速、行间距、打印层数等参数而获得不同性质的制剂产品。该技术精度高,产品孔隙率大,适用于粉末状原料。

（6）其他制备工艺：除上述工艺方法外,尚有较多其他制备工艺。如使用流化床将聚合物的水溶液或水分散液同多元醇及其他固体成分制粒,所得颗粒孔隙率高、密度低,其压制片与唾液接触后快速崩解,也可于颗粒中加入发泡剂进一步促进片剂的崩解。也有将湿法制粒所得的干燥片剂在加湿条件下放置后再干燥的方法,称为加湿法。另有无定形糖类加湿法,是将在低压力下成形的含非结晶乳糖的干燥片在高湿度下加湿,非结晶乳糖向结晶转变的过程中药片得以固化。

2.3　口腔崩解片的掩味与改善口感技术

除上述制备技术外,口腔崩解片往往还需要掩味和改善口感技术。

（1）甜味剂或矫味剂：一些活性物质有轻微不良口味,可采用甜味剂或矫味剂来掩味。

（2）喷雾干燥：将味道苦或水溶性差的活性成分同黏合剂、无机物或混合物一起用适当溶剂溶解,使用常规喷雾干燥方法制备为干燥颗粒,颗粒中的活性成分更易溶解,同时药物的味道可以被掩蔽。

（3）包衣：选用各种包衣材料对药物颗粒进行包衣，可较好地解决口味问题。含有掩味物质的崩解片可能会遇到"局部聚集"的问题，当药片在口中崩解，吞咽前可能出现局部粉末聚集。粉末可能黏附在口腔中各个部分，如舌头、黏膜和牙齿间，产生不良口感。若掩味包衣颗粒黏附于口腔，则会增大衣膜的溶解概率，导致药物在口腔释放，溶解的药物通过唾液扩散到达味蕾，导致不良口感。对此，可通过加入黏性增强材料予以改善。黏性增强材料可在口中分解或崩解，和唾液一起形成细腻糊状，黏性唾液糊有助于维持颗粒成松散团块状，防止颗粒分散到整个口腔，口感得以改善，且团块自由滑动易于吞咽。黏性增强材料可以是有助于形成凝胶的物质、胶类或各种聚合物材料。

此外，处方使用泡腾材料具有协同作用。泡腾材料除了刺激唾液产生、加速崩解和帮助掩味的作用外，还有助于提供驱动力和混合作用以加速唾液淤泥的形成，有助于将唾液糊运离药片的溶解和崩解表面，药片则不会被黏性唾液糊完全封闭而无法进一步崩解。

2.4　口腔崩解片的质量评价

口腔崩解片应在口腔内迅速崩解或溶解、口感良好、容易吞咽，对口腔黏膜无刺激性。除冷冻干燥法制备的口腔崩解片外，口腔崩解片应进行崩解时限检查（《中国药典》2020 年版四部通则 0921）。对于难溶性原料药物制成的口腔崩解片，还应进行溶出度检查（《中国药典》2020 年版四部通则 0931）。对于经肠溶材料包衣的颗粒制成的口腔崩解片，还应进行释放度检查（《中国药典》2020 年版四部通则 0931）。采用冷冻干燥法制备的口腔崩解片可不进行脆碎度检查。

此外，有文献报道其他改进方法。例如取片剂 6 片，分别置于装有 2 mL（37.0±0.5）℃纯化水的小烧杯中，即刻计时，静态条件下观察其崩解情况，以完全崩散且能通过 2 号筛网为准。又如，将自制的镶有 2 号筛网、孔内径为 710 μm 的不锈钢吊篮置于 5 mL 平底小烧杯（内径约 18 mm）中，加（37.0±0.5）℃的纯化水 2 mL，取口腔崩解片样品分别置篮中，开始计时直至完全崩解时停止，立刻快速将吊篮提离水面，筛网上应无明显大颗粒留存，若有泡沫状黏性物质黏附于筛网表面，视为已崩解，连续测定 6 片均应符合规定。

2.5　实验药物

阿普唑仑（alprazolam，$C_{17}H_{13}ClN_4$，$M=308.769$），属于苯二氮草类药物，主要用于治疗焦虑症、抑郁症、失眠，可作为抗惊恐药，还能缓解急性酒精戒断症状，也可对药源性顽固性呃逆有较好的治疗作用。口服吸收迅速而完全，1～2 h 血药浓度达峰值，血浆消除半衰期为 12～18 h，2～3 d 血药浓度达稳态。血浆蛋白结合率约为 80%。经肝脏代谢，代谢产物 α-羟基阿普唑仑也有一定药理活性。经肾排泄。体内蓄积量极少，停药后清除快。本品常温下外观为白色或类白色结晶性粉末；在三氯甲烷中易溶，在乙醇或丙酮中略溶，在水或乙醚中几乎不溶。

拉莫三嗪（lamotrigine，$C_9H_7Cl_2N_5$，$M=256.090$），属于抗癫痫药物，主要作用于电压门控钠离子通道，对反复放电有抑制作用，也可能作用于谷氨酸相关神经递质。在肠道内吸收迅速、完全，没有明显的首过代谢，口服后约 2.5 h 达到血浆峰浓度，健康成人的平均血浆消除半衰期为 24～35 h。主要代谢为葡萄糖醛酸结合物，经尿排泄。本品常温下外观为白色或类白略显黄色；微溶于水，易溶于苯、甲苯、热乙醇等有机溶剂。

氯氮平(clozapine, $C_{18}H_{19}ClN_4$, $M=326.828$), 系二苯二氮䓬类抗精神病药, 属于第二代抗精神病药, 抗精神病作用强而锥体外系反应少, 适用于治疗难治性急、慢性精神分裂症、躁狂症和以兴奋躁动为主要症状的其他精神病。口服吸收迅速、完全, 有首过代谢, 1～6 h 血药浓度达峰值, 血浆蛋白结合率高达 95%, 可进入乳汁。几乎完全在肝脏代谢, 代谢产物及极微量原形药物由尿液及类便排出体外。血药浓度达稳态时, 消除半衰期平均为12 h。本品常温下外观为淡黄色结晶粉末; 溶于氯仿、乙醇, 难溶于水。

阿普唑仑　　　　　　　　　拉莫三嗪　　　　　　　　　氯氮平

3　实验材料与仪器

3.1　实验材料

阿普唑仑片: 阿普唑仑原料药, 阿普唑仑对照品, 阿普唑仑片(市售普通片), 微晶纤维素(MCC), 交联聚乙烯吡咯烷酮(PVPP), 甘露醇, 阿斯巴甜, 薄荷香精, 柠檬酸, 硬脂酸镁, 甲醇, 乙腈, 磷酸盐缓冲液(PBS, pH=6.0), $0.1\ mol \cdot L^{-1}$ 盐酸溶液, 纯化水。

拉莫三嗪片: 拉莫三嗪原料药, 异麦芽酮糖醇, MCC, 硬脂酸镁, PVPP, 低取代羟丙基纤维素(L-HPC), 橘味矫味剂, 纯化水。

氯氮平片: 氯氮平原料药, 明胶, 黄原胶, 阿斯巴甜, 山梨醇, 纯化水。

3.2　实验仪器

电子分析天平, 恒温水浴锅, 单冲压片机, 真空冷冻干燥机, 鼓风干燥箱, 片剂硬度仪, 片剂脆碎度测定仪, 智能溶出仪, 口崩片崩解仪, 高效液相色谱仪, 标准药筛(30 目), 定制片剂空泡罩。

4　实验内容

4.1　口腔崩解片的制备

4.1.1　干法直接压片法制备阿普唑仑口腔崩解片

【处方】阿普唑仑 0.1 g, MCC 3.6 g, PVPP 0.72 g, 甘露醇 6.86 g, 阿斯巴甜 0.42 g, 薄

荷香精 0.12 g,柠檬酸 0.06 g,硬脂酸镁 0.12 g,制成 100 片。

【制备】称取处方量阿普唑仑及辅料,按等量递加法混匀,采用直接压片法制备直径 6 mm、片重 0.12 g 的片剂。

4.1.2 预混辅料湿法-粉末直压法制备拉莫三嗪口腔崩解片

【处方】拉莫三嗪 2.5 g,预混辅料 13.7 g(异麦芽酮糖醇 5.4 g,MCC 7.2 g,PVPP 1.1 g),L-HPC 1.44 g,硬脂酸镁 0.18 g,橘味矫味剂 0.18 g,制成 100 片。

【制备】预混辅料的制备:将处方量的异麦芽酮糖醇加入少量水中(约 1.5 mL),在 80℃ 水浴中溶解成过饱和溶液,作为黏合剂。另取过筛后的 MCC 和 PVPP,混合均匀,逐滴缓慢加入上述黏合剂,边加边搅拌,然后加入适量的水,使制得的颗粒"握之成团,触之即散",过 30 目筛制粒,将制粒后的颗粒于 60℃ 干燥 90 min,过 30 目筛整粒,即得。

口腔崩解片的制备:取过筛后的拉莫三嗪原料药,与上述预混辅料和 L-HPC、硬脂酸镁、矫味剂混合均匀,使用压片机直压制成口腔崩解片,硬度为 2.0～2.5 kg。

4.1.3 冷冻干燥法制备氯氮平口腔崩解片

【处方】氯氮平 2.5 g,山梨醇 3.55 g,黄原胶 0.6 g,明胶 1.8 g,阿斯巴甜 0.05 g,纯化水 30 mL,制成 100 片,每片 0.85 g。

【制备】将处方量明胶、黄原胶、阿斯巴甜、山梨醇溶于 30 mL 的纯化水中,然后加入氯氮平微粉,充分搅拌形成均一的混悬液。量取混悬液灌装于 PVC 泡眼,每个泡眼 0.3 mL,在 -40℃ 条件下冷冻 1 h,抽真空达 15 Pa,持续 10 h,将溶剂升华完毕,升高温度至 30℃,保温 2 h,即得。

4.2 口腔崩解片的质量评价

(1) 硬度:测定各不同方法制备的口腔崩解片的硬度。

(2) 崩解时限:取片剂 6 片,分别置于口崩片崩解仪崩解篮中,浸入装有 900 mL、(37.0±0.5)℃ 纯化水的烧杯中,启动仪皿,记录崩解时间。

(3) 口腔崩解时限测定及口感评价:6 名健康志愿者,用水清洁口腔,随机取一药片置于舌面,不用水,也不咀嚼,允许舌头适当上下运动,用秒表记录药片在口腔中完全崩解所需时间,即为口腔内崩解时间。然后将药粉吐出并漱口,立即记录口感:是否有苦感,甜度是否合适,崩解后有无沙砾感和残存片心等。

(4) 溶出度测定:以阿普唑仑口腔崩解片为测定样品,采用 HPLC 法进行含量测定。

HPLC 色谱条件:色谱柱:C18(5 μm,4.6 mm×200 mm);流动相:乙腈-0.02 mol·L^{-1} PBS(pH=6.0),体积比为 45:55;检测波长:240 nm;柱温:40℃;流速:1.0 mL·min^{-1};进样体积:20 μL。

标准曲线的绘制:精密称取阿普唑仑对照品 2 mg,置于 10 mL 量瓶中,用甲醇溶解并稀释至刻度,摇匀,得浓度为 0.2 mg·mL^{-1} 的对照品贮备液。分别精密量取对照品贮备液适量,用流动相稀释,配制浓度为 1、2、4、8、12、24 μg·L^{-1} 的系列对照品溶液,进样分析。以阿普唑仑浓度为横坐标、峰面积为纵坐标,绘制标准曲线。

溶出度测定:溶出介质为 0.1 mol·L^{-1} 盐酸溶液 200 mL,转速 75 r·min^{-1},温度 (37.0±0.5)℃,每一样品重复 3 次。分别于 1、3、5、10、15、20、30 min 取样 3.0 mL,同时补

充等温、同体积溶出介质。样液经 0.45 μm 微孔滤膜过滤,取续滤液进样测定,计算各样品中阿普唑仑含量。参照本书实验二《药物固体分散体的制备与质量评价》中累积释放度计算方法,计算不同取样时间点的溶出度,绘制体外累积溶出曲线。

5　实验结果与讨论

5.1　硬度
三种口腔崩解片的硬度。

5.2　崩解时限
三种口腔崩解片的崩解时限。

5.3　口腔崩解时限测定及口感评价
三种口腔崩解片的口腔崩解时限及口感评价。

5.4　溶出度
阿普唑仑口腔崩解片的溶出度。

6　思考题
(1) 口腔崩解片的崩解原理是什么?
(2) 口腔崩解片与分散片有何异同?
(3) 口腔崩解片研制的一个技术难点为口感问题,目前文献报道的掩味方法有哪些?如何克服沙砾感?

参考文献

[1] KANDE K V,KOTAK D J,DEGANI M S,et al. Microwave-assisted development of orally disintegrating tablets by direct compression[J]. AAPS PharmSciTech,2017,18(6):2055-2066.

[2] 查静,王铁杰,王思明,等.基于预混辅料的拉莫三嗪口腔崩解片的制备[J].药学研究,2015,34(5):249-253,308.

[3] OLMEZ S S,VURAL I,SAHIN S,et al. Formulation and evaluation of clozapine orally disintegrating tablets prepared by direct compression[J]. Pharmazie,2013,68(2):110-116.

[4] 王颖,王喜梅.氯氮平口腔崩解片制备工艺与质量标准研究[J].黑龙江科技信息,2013,29:10.

[5] 毛叶萌,张奇志,钱景时,等.阿普唑仑口腔崩解片的制备及质量评价[J].中国药学杂志,2009,44(1):36-39.

[6] 邓英贤,张晓东.口腔崩解片的概况与制备工艺[J].解放军药学学报,2006,22(3):212-214.

[7] 柯学,王小琼,平其能.口腔崩解片及其制备技术进展[J].中国药学杂志,2005,40(11):801-805.

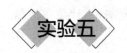

微乳与自微乳的制备与质量评价

1 实验目的

（1）掌握微乳与自微乳的基本原理。

（2）熟悉微乳、自微乳、固体自微乳的基本制备方法。

（3）熟悉微乳、自微乳、固体自微乳的质量评价。

2 实验原理

2.1 微乳、自微乳的特点与制备

微乳（microemulsions，MEs）为自发形成的各向同性的分散体系，除含有油相、水相和乳化剂（surfactant，SA）外，还含有助乳化剂（co-surfactant，Co-SA）。微乳除具有普通乳剂的特点外，还具有透明、热力学稳定等特点。很多种油如薄荷油、丁香油等，以及维生素 A、D、E 等均可制成微乳。微乳的乳化剂，主要为表面活性剂，其亲水亲油平衡值（HLB）应在 15～18 范围内，通常选用吐温-60 和吐温-80 等，乳化剂和辅助成分应占乳剂的 12%～25%。制备时，取油相加乳化剂、助乳化剂混合均匀，然后加于水中或加入水搅拌即可。微乳的配比可通过伪三元相图进行优化。通常设定乳化剂与助乳化剂的不同配比（K_m），然后绘制油相、乳化剂/助乳化剂、水相的相图，根据不同 K_m 条件下各相图的微乳区确定配比范围与最佳配比。

自微乳（self-microemulsions，SMEs）是在微乳的基础上发展起来的，由油相、乳化剂和助乳化剂组成的热力学稳定的均一固体或者液体。自微乳可作为疏水性、难吸收、易水解药物的载体，具有提高难溶性药物的溶解度、提高生物利用度、减少注射引起的疼痛等特点，是难溶性药物的理想注射用载体。

自微乳药物递送系统（self-microemulsifying drug delivery systems，SMEDDSs），是在环境温度适宜（通常指 37℃）及胃肠道蠕动情况下自发分散成粒径在 10～100 nm 的水包油（O/W）型乳剂。SMEDDS 可以通过形成细小的乳剂粒子，增加难溶药物的溶解度，提高不稳定药物的稳定性。当药物以微小的乳滴分布于胃肠道中，可以有效地增大药物与胃肠道的接触面积，进而提高其生物利用度。制备自微乳时，油相与乳化剂的选择非常重要，其首要原则是对机体无刺激性和毒性，其次要对处方量的药物有较高的溶解度，且不影响药物的疗效。

微乳可分布于固体辅料中,制备为片剂等固体剂型,形成固体自微乳系统。通过加入适宜的赋形剂,经过一定的制剂方法,可将液体自微乳固化后得到片剂、丸剂、膜剂、颗粒剂以及半固体制剂等。固体自微乳系统的制备、贮存、运输方便,可一定程度提高患者的依从性。

2.2　实验药物

硝苯地平,参见本书实验三《滴丸的制备与质量评价》。

尼莫地平(nimodipine,$C_{21}H_{26}N_2O_7$,$M=418.446$),为钙拮抗剂,用于缺血性脑血管病、偏头痛、轻度蛛网膜下腔出血所致的脑血管痉挛、突发性耳聋、轻度和中度高血压。尼莫地平口服后迅速吸收,约 1 h 内达到峰值,消除半衰期为 1～2 h,彻底清除时间为 8～9 h。95% 以上的药物与血浆蛋白结合,93%～95% 的药物被肝脏代谢,代谢产物主要由胆汁排出,部分由肾排出。本品常温下外观为淡黄色结晶粉末;不溶于水,溶于乙醇和氯仿。

尼莫地平

3　实验材料与仪器

3.1　实验材料

硝苯地平微乳:硝苯地平原料药,硝苯地平对照品,辛苯昔醇(Octylphenol,OP,又称曲拉通 X-100),油酸乙酯,无水乙醇,亚甲兰,苏丹红,甲醇,纯化水。

硝苯地平自微乳:硝苯地平原料药,油酸乙酯,聚氧乙烯氢化蓖麻油(Cremophor RH-40),二乙二醇单乙醚(Transcutol P),无水乙醇,亚甲蓝,苏丹红,甲醇,纯化水。

尼莫地平自微乳分散片:尼莫地平原料药,丙二醇辛酸酯(Capryol 90),聚氧乙烯蓖麻油(Cremophor EL),聚乙二醇 400(PEG 400),硅酸铝镁(Neusilin UFL2),交联羧甲基纤维素钠(CCS),模拟肠液,甲醇,乙腈,无水乙醇,纯化水。

3.2　实验仪器

电子分析天平,恒温磁力搅拌器,单冲压片机,激光粒度分析仪,紫外可见分光光度计,高速离心机,电热恒温水浴锅,片剂硬度仪,片剂脆碎度测定仪,崩解时限测定仪,高效液相色谱仪,胶体磨。

4　实验内容

4.1　硝苯地平微乳的制备

4.1.1　伪三元相图的绘制

采用加水滴定的方法绘制伪三元相图。称取乳化剂 OP 与助乳化剂无水乙醇,分别按

K_m（乳化剂与助乳化剂的重量比）为 1：1、2：1、3：1 混合均匀。在室温下,按表 5-1 加入不同比例的油酸乙酯（油相）,混合均匀,然后向混合液中缓慢滴加纯化水,同时不断搅拌使各组分充分混匀,体系在即将浑浊的临界点时,微乳体系发生相转变,记录各组分和水的用量。以 OP 与无水乙醇的混合物作为相图的总乳化剂物质（E）,油酸乙酯作为油相（O）,水作为水相（W）,绘制该系统在不同 K_m 值时的伪三元相图。

4.1.2　载药微乳的制备

【处方】硝苯地平 0.6 g,OP 13.5 g,无水乙醇 6.75 g,油酸乙酯 2.25 g,纯化水 27.5 g。

【制备】在具塞锥形瓶中加入处方量 OP、无水乙醇、油酸乙酯,磁力搅拌条件下缓慢滴加处方量的水,得空白微乳。称取处方量硝苯地平,加入空白微乳中,继续搅拌 20 min,取出,在 4000 r·min^{-1} 条件下离心,上清液即为硝苯地平微乳。

4.2　硝苯地平自微乳的制备

【处方】硝苯地平 0.5 g,油酸乙酯 15.0 g,Cremophor RH-40 22.5 g,Transcutol P 12.5 g。

【制备】称取处方量硝苯地平、油酸乙酯、Cremophor RH-40 与 Transcutol P,置于 100 mL 烧杯中,在 37℃条件下磁力搅拌（300 r·min^{-1}）30 min,使充分溶解。然后在 37℃水浴中平衡 24 h,过胶体磨研匀,得硝苯地平自微乳。

4.3　尼莫地平自微乳分散片的制备

4.3.1　液体自微乳的制备

【处方】尼莫地平 1.2 g,Capryol 90 10.0 g,Cremophor EL 15.0 g,PEG 400 15.0 g。

【制备】分别称取处方量油相 Capryol 90、乳化剂 Cremophor EL、助乳化剂 PEG 400,混合均匀后,加入尼莫地平,25℃条件下 100 r·min^{-1} 温和磁力搅拌,直至尼莫地平完全溶解,即得。

4.3.2　自微乳分散片的制备

【处方】尼莫地平液体自微乳 30 mL,Neusilin UFL2 36.0 g,CCS 3.6 g。制成 100 片。

【制备】量取 30 mL 尼莫地平液体自微乳置于研钵中,加入固体吸附材料 Neusilin UFL2,研磨均匀,至混合物可自由流动;加入崩解剂 CCS,混合均匀;混匀后的固体粉末过 40 目筛,压片,片剂直径 13 mm,厚度约 4 mm,硬度 6 kg 左右。

4.4　硝苯地平微乳与自微乳的理化性质

4.4.1　外观性状

（1）观察硝苯地平微乳的外观性状。

（2）取硝苯地平自微乳 1 mL,用水稀释到 100 mL,观察稀释后微乳的外观性状。

4.4.2　微乳类型的鉴别

取 2 支干净的试管,各加入 5 mL 硝苯地平微乳,并滴入 1 滴水溶性染料亚甲蓝(0.2% 的水溶液,质量浓度)和油溶性染料苏丹红溶液(0.5% 的 95% 乙醇溶液,质量浓度),观察其在微乳中的扩散情况。若红色染料扩散速度快于蓝色染料,则为 W/O 型微乳,反之为 O/ W 型。另取 2 支试管,各加入 5 mL 硝苯地平自微乳稀释后的微乳,按上述方法测定。

4.4.3　物理稳定性测试

取 1 mL 硝苯地平微乳、1 mL 硝苯地平自微乳,在 10 000 r·min^{-1} 条件下,高速离心 30 min,观察离心后的微乳性状,是否出现分层,颜色、澄清度是否改变等。

4.4.4　粒径及 Zeta 电位测定

用激光粒度测定仪测定硝苯地平微乳的粒径大小、粒径分布及 Zeta 电位,将硝苯地平自微乳用水稀释(1∶100)后测定乳液粒径大小及 Zeta 电位。

4.4.5　硝苯地平微乳与自微乳载药量测定

(1) 硝苯地平分析方法的建立

参照本书实验三《滴丸的制备与质量评价》中 4.4.4 节 HPLC 法。

(2) 载药量测定

分别取 100 μL 硝苯地平微乳和硝苯地平自微乳用水稀释(1∶100)后的乳液,置于 25 mL 量瓶中加无水乙醇稀释至刻度,混合均匀。样液经 0.45 μm 微孔滤膜过滤,取续滤液按照 HPLC 法进样分析,测定峰面积,计算硝苯地平含量。

4.5　尼莫地平自微乳分散片的质量评价

4.5.1　外观和重量差异检查

(1) 外观性状:观察分散片的外观性状。

(2) 重量差异检查:按照《中国药典》2020 年版四部制剂通则"0101 片剂"项下规定进行重量差异检查。取供试品 20 片,精密称定总重量,求得平均片重后,再分别精密称定每片的重量,每片重量与平均片重比较,超出重量差异限度±5% 的不得多于 2 片,不得有 1 片超出限度 1 倍。

4.5.2　脆碎度检查

取供试品若干片,使其总重量约为 6.5 g。吹去片剂脱落的粉末,精密称重,置脆碎度测定仪圆筒中,转动 100 次。取出,同法除去粉末,精密称重,减失重量不得超过 1%,且不得检出断裂、龟裂及破碎的片。

4.5.3　分散均匀性检查

按照《中国药典》2020 年版通则"0921 崩解时限检查法"规定,测定片剂的分散均匀性。

取供试品 6 片,置于崩解时限测定仪中,在模拟肠液中进行检查,应在 3 min 内全部崩解并通过筛网,如有少量不能通过筛网,但已软化成轻质上漂且无硬心者,符合要求。

4.5.4 尼莫地平含量测定

(1)尼莫地平分析方法的建立

HPLC 色谱条件:色谱柱:C18(5 μm,4.6 mm×150 mm);流动相:甲醇-乙腈-水,体积比为 35:38:27;检测波长:235 nm;流速:1.0 mL·min^{-1};进样体积:20 μL。

标准曲线的绘制:精密称取尼莫地平对照品 2.0 mg,置于 10 mL 量瓶中,加无水乙醇溶解并稀释至刻度,摇匀,得浓度为 0.2 mg·mL^{-1} 的尼莫地平对照品贮备液。分别精密量取对照品贮备液适量,用无水乙醇稀释,配制浓度为 0.1、0.5、1、2、5、10 μg·mL^{-1} 的系列对照品溶液,照 HPLC 方法分析,以尼莫地平浓度为横坐标、峰面积为纵坐标,绘制标准曲线。

(2)尼莫地平含量测定

取分散片 10 片,用研钵研细,精密称取细粉 0.5 g,置于 100 mL 量瓶中,无水乙醇超声溶解后定容,取适量用 0.45 μm 微孔滤膜过滤,精密量取续滤液 1 mL 置于 10 mL 量瓶中,无水乙醇定容。用 HPLC 法检测样品中尼莫地平的含量,计算分散片中的药物含量。

4.5.5 重构性观测

取分散片 1 片,另取片剂对应含量的液体自微乳,分别置于 900 mL 模拟肠液中,37℃恒温搅拌 4 h,收集含有乳化油滴的模拟肠液,测定其中乳状液滴的粒径。

5 实验结果与讨论

5.1 硝苯地平微乳伪三元相图的绘制与分析

根据表 5-1 中硝苯地平微乳伪三元相图的用量记录,绘制伪三元相图。

表 5-1 硝苯地平微乳各组分用量

实验号	K_m	混合乳化剂/g	油相/g	水/g
1		0.50	4.50	
2		0.80	4.20	
3		2.10	2.90	
4		2.40	2.60	
5		3.00	2.00	
6		3.30	1.70	
7		3.60	1.40	
8		3.70	1.30	
9		3.80	1.20	
10		4.00	1.00	

5.2　硝苯地平微乳与自微乳的理化性质

（1）外观性状。

（2）微乳类型的鉴别。

（3）物理稳定性测试。

（4）粒径大小、粒径分布及 Zeta 电位测定。

（5）载药量测定。

5.3　尼莫地平自微乳分散片质量评价

（1）外观性状、重量差异检查。

（2）脆碎度检查。

（3）分散均匀性检查。

（4）尼莫地平含量测定。

（5）重构性观测。

6　思考题

（1）微乳与普通乳剂在组成上有何异同？微乳的形成机理是什么？

（2）自微乳的形成原理是什么？自微乳制剂较微乳制剂的优点是什么？

（3）简述固体自微乳的应用特点。

参考文献

[1] LEE Y H，KIM D，KO B H，et al. Improved aqueous dissolution of nimodipine using self-microemulsifying solid compositions[J]. Acta Poloniae Pharmaceutica，2021，78(3)：427-436.

[2] 马巧芳，曾佳，沙康，等. 口服自微乳给药系统的研究进展[J]. 药学进展，2020，44(6)：466-475.

[3] 孙娟娟，张靖，郭清清，等. 固体自微乳载体、固体化方法及稳定性研究进展[J]. 中国医院药学杂志，2017，37(16)：1645-1648，1654.

[4] 李鑫，郭凌阁，邓蕾，等. 硝苯地平自微乳的性能研究[J]. 中国现代应用药学，2017，34(11)：1576-1581.

[5] CHAI F J，SUN L L，DING Y F，et al. A solid self-nanoemulsifying system of the BCS class IIb drug dabigatran etexilate to improve oral bioavailability[J]. Nanomedicine（Lond），2016，11(14)：1801-1816.

[6] 罗平，罗丽，刘颖. 硝苯地平微乳的制备及其质量评价[J]. 重庆大学学报，2014，37(5)：83-89.

[7] 陆彬，张正全. 用三角相图法研究药用微乳的形成条件[J]. 药学学报，2001，36(1)：58-62.

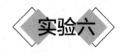

实验六

凝胶剂与原位凝胶剂的制备与质量评价

1 实验目的

（1）掌握凝胶剂的制备原理及方法。

（2）掌握原位凝胶剂的基本原理与制备方法。

（3）熟悉凝胶剂与原位凝胶剂的质量评价方法。

2 实验原理

2.1 凝胶剂的定义、分类及特点

凝胶剂（gels）系药物与能形成凝胶的辅料制成的均一、混悬或乳状液型的稠厚液体或半固体制剂。凝胶剂广泛用于缓释、控释等新型给药系统，可分为局部用凝胶剂和全身用凝胶剂两类。局部用凝胶剂按作用部位可分为皮肤用、口腔用、眼用、鼻用、阴道用、直肠用等。凝胶剂具有较好的稳定性和良好的生物相容性，对药物释放具有缓释、控释作用，制备工艺简单且形状美观，易于涂布使用，局部给药后易吸收、不污染衣物。

凝胶剂基质属单相分散系统，有水性与油性之分。根据基质，可以将凝胶剂分为亲水性凝胶、亲脂性凝胶及乳剂型凝胶。亲水性凝胶多由天然或合成聚合物聚合而成，一般含有-OH、-COOH等亲水性基团，具有生物相容性、生物黏附性、生物可降解性和缓释性等特性，其基质主要包括卡波姆、泊洛沙姆、羟丙基甲基纤维素、壳聚糖、聚丙烯酰胺、聚乙烯醇、聚乙烯吡咯烷酮等。亲脂性凝胶亦称油性凝胶，通常由低分子有机化合物聚合而成，如碳氢化合物、脂肪醇等，具有安全、无毒、促渗、可生物降解、皮肤刺激性小等优点。乳剂型凝胶由凝胶基质、水相、油相及乳化剂组成，兼有乳剂和凝胶的特性，洁白、细腻富有光泽、极易涂布和洗除，无刺激性且稳定。

此外，当外界环境的物理、化学信号发生变化时，凝胶的某些物理或化学性质会发生显著改变，根据其对外界刺激信号响应的不同行为，主要可分为温度敏感型凝胶、pH敏感型凝胶、离子敏感型凝胶以及其他类型（如电场敏感型、光敏型、磁场敏感型、化学物质敏感型和压力敏感型等）的凝胶。

2.2　原位凝胶剂的特点

原位凝胶剂(*in situ* gels)又称在位凝胶剂、即型凝胶剂或环境敏感凝胶剂,在常温下具有一定的流动性,在外界刺激下(如温度、pH、离子等),其物理状态发生改变,形成具有一定黏附性的半固体制剂。原位凝胶剂制备方法简单,使用方便;给药后在给药部位迅速形成半固体凝胶,具有一定的黏附性及组织相容性,在给药部位留存时间长,具有良好的药物缓释和控释作用。

(1) 温度敏感型原位凝胶剂

温度敏感型原位凝胶剂具有临界相转变温度的特征,能随环境温度的改变而发生相变,多由亲水性均聚物或嵌段共聚物组成,其在室温时处于液体状态,给药后在体温(37℃)下可迅速转变为半固体凝胶,形成局部药物储库,实现药物持续且缓慢释放。温度敏感型原位凝胶剂在药物递送方面展现出显著的优势,如定位靶向性、控制药物释放、避免首过效应、提高生物利用度等,常局部外用于皮肤、黏膜以及关节腔、牙周袋和局部注射给药等。

温度敏感型原位凝胶剂的基质常用高分子材料,分为合成材料和天然材料两类。前者包括泊洛沙姆类、聚 N-异丙基丙烯酰胺类、聚氧乙烯-聚乳酸羟基乙酸共聚物等;后者包括壳聚糖、纤维素类、木聚糖等。其中应用较为广泛的是泊洛沙姆类和壳聚糖。

(2) pH 敏感型原位凝胶剂

pH 敏感型原位凝胶剂利用体内外 pH 值的不同而发生相转化,体液中 pH 值的差异会导致聚合物周围环境的 pH 值发生改变,从而诱发胶凝。此类凝胶体系的聚合物分子骨架中均含有大量的可解离基团,其胶凝行为是在电荷间的排斥作用下,分子链伸展与相互缠结的结果。

pH 敏感型原位凝胶剂的基质常用醋酸纤维素酞酸酯、丙烯酸聚合物、壳聚糖以及壳聚糖衍生物等。

(3) 离子敏感型原位凝胶剂

离子敏感型原位凝胶剂的辅料为高分子材料,其对体内外不同的离子具有不同响应,且随着离子强度的不同响应值也不同,进而使自身物理状态发生变化,最终从液态变为半固体的凝胶态。其在一定条件下呈液态,方便给药,进入体内后可随着离子浓度的变化发生相转变为凝胶态,形成局部药物储库,从而实现药物的缓释效果。

离子敏感型原位凝胶剂的代表基质是海藻酸盐(海藻酸钠最为常用)和去乙酰结冷胶。

(4) 复合型原位凝胶剂

单一的原位凝胶剂有其本身的优点,但也存在一些问题,例如相变温度低、凝胶溶蚀快、药物突释等。复合型原位凝胶剂是指两种及两种以上的制剂结合起来制备的原位凝胶,可弥补单一原位凝胶的某些不足。通常是先把药物制备成其他给药形式,如固体分散体、包合物、微乳、纳米粒等,以改善药物的某些特性(如改善溶解性、提高稳定性、减小刺激性等),进而利用载体材料制备成原位凝胶。

原位凝胶在载药系统中应用广泛,目前主要给药途径有黏膜给药、牙周给药、皮肤给药、口服给药、关节腔给药以及瘤内注射给药等。其中,黏膜给药是指药物与生物黏膜表面紧密接触,通过该处上皮细胞进入循环系统的给药方式,给药部位有眼部、鼻腔、直肠、阴道等。

2.3 实验药物

双氯芬酸钠(diclofenac sodium,$C_{14}H_{10}Cl_2NNaO_2$,$M=318.129$),属于非甾体抗炎药,通过抑制前列腺素的合成而产生镇痛、抗炎和解热作用,为抗炎镇痛类药物的典型代表药物,常用于各类轻中度急慢性疼痛的治疗,如骨关节炎、类风湿关节炎、强直性脊柱炎等。经口服、直肠给药或肌内注射后吸收迅速且完全。空腹服用双氯芬酸钠肠溶片时,2 h 左右达血药峰浓度,血药浓度与用药剂量呈线性关系。本品常温下外观为白色或灰白色粉末;易溶于甲醇、乙醇,不溶于氯仿,微溶于丙酮,水中溶解度为 $50\ mg \cdot mL^{-1}$。

布洛芬(ibuprofen,$C_{13}H_{18}O_2$,$M=206.285$),为解热镇痛类非甾体抗炎药,能抑制前列腺素的合成,具有镇痛、解热和抗炎作用。口服易吸收,血管外给药后 1~2 h 内达到血药浓度峰值,且可能因剂型、给药途径和剂量而异。本品常温下外观为微白色结晶性粉末;在乙醇、丙酮、氯仿或乙醚中易溶,在水中几乎不溶或极微溶(三种晶型,溶解度为 $0.03~0.08\ g \cdot L^{-1}$)。

黄芩苷(baicalin,$C_{21}H_{18}O_{11}$,$M=446.364$),是从双子叶唇形科植物黄芩(*Scutellaria baicalensis* Georgi)的干燥根中提取分离出来的一种黄酮类化合物,具有显著的生物活性,如抑菌、利尿、抗炎、抗过敏、解痉以及抗肿瘤作用等。黄芩苷口服经胃肠道吸收缓慢,血药浓度很低,生物利用度仅为 8.34%。口服药代动力学与静脉给药差距明显,静脉给药代谢消除较快,维持有效血药浓度时间较短,半衰期为 0.16 h 左右。本品常温下外观为淡黄色粉末;味苦;难溶于甲醇、乙醇、丙酮,微溶于氯仿和硝基苯,几乎不溶于水,可溶于热冰醋酸。

盐酸伊托必利(itopride hydrochloride,$C_{20}H_{27}ClN_2O_4$,$M=394.896$),为第四代胃动力药,主要通过拮抗多巴胺 D2 受体和抗胆碱酯酶作用发挥药效,适用于缓解功能性消化不良的各种症状。口服吸收完全、迅速,餐前单剂量口服 100 mg,血药浓度达峰时约为 0.5 h,消除半衰期约为 6 h。本品常温下外观为类白色或白色结晶粉末;无臭,味苦;在水中极易溶解,在甲醇中易溶,在乙醇中略溶,在氯仿中极微溶解。

双氯芬酸钠   布洛芬   黄芩苷

盐酸依托必利

3　实验材料与仪器

3.1　实验材料

双氯芬酸钠凝胶剂：双氯芬酸钠原料药，双氯芬酸钠对照品，卡波姆 941，三乙醇胺，生理盐水，甲醇，冰醋酸，甘油，纯化水。

布洛芬温度敏感型凝胶剂：布洛芬原料药，布洛芬对照品，聚乙烯吡咯烷酮 K30（PVP K30），羟丙基甲基纤维素 K4M（HPMC K4M），泊洛沙姆 P407，无水乙醇，乙腈，乙酸钠，冰醋酸，磷酸盐缓冲液（PBS，pH=7.4），纯化水。

黄芩苷 pH 敏感型凝胶剂：黄芩苷原料药，黄芩苷对照品，卡波姆 980NF，HPMC K4M，苯扎溴铵，甘露醇，氢氧化钠，PBS（pH=6.8），纯化水。

盐酸依托必利离子敏感型凝胶剂：盐酸依托必利（ITO）原料药，盐酸依托必利对照品，结冷胶，柠檬酸钠，碳酸钙，羟丙基甲基纤维素 K100M（HPMC K100M），蔗糖，苯甲酸钠，凝胶化溶液（0.1 mol·L^{-1} 盐酸，pH=1.2），纯化水。

3.2　实验仪器

电子分析天平，恒温水浴锅，鼓风干燥箱，真空干燥箱，数显旋转黏度测定仪，pH 计，智能溶出仪，KNX2110 流变仪，智能恒温电热套，紫外可见分光光度仪，高效液相色谱仪，超声波清洗器，恒温磁力搅拌器，旋转蒸发仪标准药筛（60 目）。

4　实验内容

4.1　双氯芬酸钠凝胶剂的制备

【处方】双氯芬酸钠 3.0 g，卡波姆 941 2.0 g，三乙醇胺 3.0 g，甘油 20.0 g，纯化水 172.0 mL。

【制备】称取处方量的卡波姆，用适量的纯化水（18 mL）溶胀过夜，滴加三乙醇胺，边加边搅拌，得到透明凝胶基质。称取处方量的双氯芬酸钠，加纯化水 150 mL，制备含量为 2.0% 的双氯芬酸钠溶液，备用。将卡波姆凝胶基质与甘油混合均匀，分次加入双氯芬酸钠溶液，搅拌均匀后补加纯化水至 200 g，搅拌均匀得双氯芬酸钠凝胶剂。

4.2　布洛芬温度敏感型凝胶剂的制备

【处方】布洛芬 5.0 g，PVP K30 25.0 g，HPMC K4M 1.0 g，泊洛沙姆 P407 20.0 g，无水乙醇 50 mL，纯化水 61 mL。

【制备】布洛芬固体分散体的制备：称取处方量的布洛芬和 PVP K30，加入适量无水乙醇，室温条件下 600 r·min^{-1} 磁力搅拌 15 min，然后使用旋转蒸发仪在 45℃ 条件下减压旋转蒸发 2 h。蒸发后将残留物转移至真空干燥箱，40℃ 减压干燥。完全干燥后，研碎，过 60

目筛,室温保存于干燥器中备用。

布洛芬固体分散体原位凝胶的制备:采用冷法制备原位凝胶。称取 18 g 制得的布洛芬固体分散体,加入 61 mL 纯化水中,超声溶解。加入处方量的 HPMC,室温下用磁力搅拌器搅拌均匀,降温至 4℃后,在冰浴条件下缓慢加入泊洛沙姆,搅拌至溶解完全,得布洛芬温度敏感型凝胶剂。置于 4℃保存。

4.3　黄芩苷 pH 敏感型眼用凝胶剂的制备

【处方】黄芩苷 0.6 g,卡波姆 980NF 0.4 g,HPMC K4M 1.0 g,苯扎溴铵 0.02 g,甘露醇 10.0 g,纯化水 200 mL,0.1 mol·L^{-1} 氢氧化钠溶液适量。

【制备】将处方量的卡波姆、HPMC 用纯化水提前溶胀(放置过夜),使其充分水化溶胀。将处方量的黄芩苷、甘露醇、苯扎溴铵于搅拌条件下缓慢加入卡波姆-HPMC 溶液中,使完全溶解,然后用氢氧化钠溶液调节 pH 至 5.5±0.1,制成 3 mg·mL^{-1} 的黄芩苷 pH 敏感眼用凝胶剂,渗透压约为 295 mosm·L^{-1}。该凝胶在非生理条件下(pH=5.5±0.1),黏度应为 1000 mPa·s,呈自由流动的液态;在生理条件下(pH=7.4±0.1),黏度应为 3300 mPa·s,为具有适宜黏度的凝胶。

4.4　盐酸依托必利离子敏感型凝胶剂的制备

【处方】盐酸依托必利 1.0 g,结冷胶 0.96 g,柠檬酸钠 0.25 g,碳酸钙 1.0 g,HPMC K100M 0.99 g,蔗糖 10.0 g,苯甲酸钠 0.1 g,纯化水 100 mL。

【制备】将处方量的结冷胶分散在适量纯化水中,然后加入柠檬酸钠,将溶液加热到 90℃并搅拌,持续 20 min,结冷胶全部溶解后放冷至 40℃,加入处方量的碳酸钙,连续搅拌,分散均匀后加入处方量盐酸依托必利与 HPMC K100M,最后加入处方量的蔗糖和苯甲酸钠,搅拌均匀,加纯化水至 100 mL 搅拌均匀。

4.5　双氯芬酸钠凝胶剂的质量评价

取制备好的凝胶剂,观察性状,测定 pH 值、黏度、涂展性。

(1)性状:包括颜色、质地、稠度,以及常温下是否分层、干涸或液化。

(2)pH 值:取凝胶剂 2 g,加纯化水 50 mL 搅拌溶解,过滤后,测定 pH 值。

(3)黏度:采用旋转黏度测定仪,4♯转子,转速 6 r·min^{-1},测定凝胶剂黏度。

(4)涂展性:以市售乳膏剂、软膏剂为对照,比较凝胶剂在皮肤上的涂展性。

4.6　布洛芬温度敏感型凝胶剂的质量评价

4.6.1　布洛芬温度敏感型凝胶剂的理化性质

取制备好的布洛芬温度敏感型凝胶剂,观察性状,测定 pH 值、胶凝温度和胶凝时间。

(1)性状:分别在室温(25℃)、相变温度(37℃)条件下观察凝胶剂的外观,包括颜色、质地、稠度、流动性,以及常温下是否分层、干涸或液化。

（2）pH 值：取凝胶剂 2 g，加去离子水 50 mL 搅拌溶解，过滤后，测定 pH 值。

（3）胶凝温度：将凝胶剂样品置于流变仪，在振荡模式下进行温度扫描（temperature sweep，TS），扫描频率固定在 1 Hz，应变 1%，温度范围 4～50℃，以 5℃·min^{-1} 速率加热。测定储能模量、损耗模量和复数黏度随温度的变化，记录溶液凝固时的相变温度即胶凝温度。

（4）胶凝时间：取适量凝胶剂样品于试管中，放置在恒温水浴锅中（设置相变温度，约 32℃），每 15 s 倒置 1 次，记录试管中的液体不再流动的时间，即为胶凝时间，平行重复 3 次。

4.6.2　布洛芬的体外释放度测定

（1）布洛芬分析方法的建立

HPLC 色谱条件：色谱柱：C18（5 μm，4.6 mm×150 mm）；流动相：乙腈-乙酸钠缓冲液（乙酸钠 6.13 g，加 750 mL 水溶解后，用冰醋酸调节 pH 至 2.5），体积比为 60∶40；柱温：30℃；检测波长：263 nm；流速：1.0 mL·min^{-1}；进样体积：20 μL。

标准曲线的绘制：精密称取布洛芬对照品 5 mg，置于 10 mL 量瓶中，加甲醇溶解并稀释至刻度，摇匀，得浓度为 0.5 mg·mL^{-1} 的布洛芬对照品贮备液。分别精密量取对照品贮备液适量，加甲醇稀释，配制浓度为 2、4、8、16、24、40 μg·mL^{-1} 的系列对照品溶液，按照 HPLC 方法分析，以布洛芬的浓度为横坐标、峰面积为纵坐标，绘制标准曲线。

（2）布洛芬的体外累积释放度测定

参照《中国药典》2020 年版四部通则"0931 溶出度与释放度测定法"，采用转篮法，转速 70 r·min^{-1}，以 900 mL pH＝7.4 的 PBS 为释放介质，温度（37.0±0.5）℃。设置 3 组平行实验。用本实验 4.2 节中的方法制得布洛芬温度敏感型凝胶剂 2 g，置于半透纤维素膜管（5 cm×1.5 cm）中，分别于 1、3、5、10、20、30、60、90 min 取样，每次取样 10 mL，同时补充等温、同体积释放介质。样液经 0.45 μm 微孔滤膜过滤，取续滤液在色谱条件下测定布洛芬含量。参照本书实验二《药物固体分散体的制备与质量评价》中累积释放度计算方法，计算不同取样时间点（t）的累积释放度（Q），绘制体外累积释药曲线。

4.7　黄芩苷 pH 敏感型凝胶剂的质量评价

4.7.1　黄芩苷 pH 敏感型凝胶剂的理化性质

取制备好的黄芩苷 pH 敏感型凝胶剂，观察性状，测定其在不同 pH 值条件下的黏度。

（1）性状：分别在 pH＝5.5±0.1 和 pH＝7.4±0.1 条件下，观察凝胶剂的性状，包括颜色、质地、稠度，以及常温下是否分层、干涸或液化。

（2）黏度：采用旋转黏度测定仪，分别在 pH＝5.5±0.1 和 pH＝7.4±0.1 条件下，测定凝胶剂的黏度。

4.7.2　黄芩苷 pH 敏感型凝胶剂的体外释放度测定

（1）黄芩苷分析方法的建立：采用紫外可见分光光度法。标准曲线的绘制：精密称取黄芩苷对照品 2 mg,置于 10 mL 量瓶中,加 50％乙醇溶解并稀释至刻度,摇匀,得浓度为 0.2 mg・mL^{-1} 的黄芩苷对照品贮备液。分别精密量取对照品贮备液适量,用 pH＝6.8 的 PBS 稀释,配制浓度为 0.1、0.5、1、2、3、4 μg・mL^{-1} 的系列对照品溶液。采用紫外可见分光光度仪测定 280 nm 下的吸光度,以黄芩苷的浓度为横坐标,吸光度为纵坐标,绘制标准曲线。

(2) 体外累积释放度测定:参照《中国药典》2020 年版四部通则"0931 溶出度与释放度测定法",采用小杯法。称取黄芩苷凝胶溶液 3 mL,置于西林瓶中,将西林瓶小心放入 200 mL 的溶出杯底部,西林瓶中要充满释放介质。以 200 mL pH＝6.8 的 PBS 为释放介质,转速 50 r・min^{-1},温度为(35±0.5)℃。分别在 0.5、1、2、4、6、8 h 取样,每次 5 mL,同时补充等温、同体积的释放介质。样液经 0.45 μm 微孔滤膜过滤,取续滤液用紫外可见分光光度仪在 280 nm 处测定黄芩苷的吸光度,根据标准曲线计算药物含量。参照本书实验二《药物固体分散体的制备与质量评价》中累积释放度计算方法,计算不同取样时间点(t)的累积释放度(Q),绘制体外累积释药曲线。

4.8 盐酸依托必利离子敏感型凝胶剂的质量评价

4.8.1 盐酸依托必利离子敏感型凝胶剂的理化性质

取所制备的盐酸依托必利离子敏感型凝胶剂,观察性状,测定其 pH 值、胶凝能力及黏度。

(1) 性状:室温下观察凝胶剂的性状,包括颜色、质地、稠度,以及常温下是否分层、干涸或液化。

(2) pH 值:取凝胶剂 2 g,加纯化水 50 mL 搅拌溶解,过滤后,测定 pH 值。

(3) 胶凝能力:将 5 mL 的凝胶化溶液(0.1 mol・L^{-1} 盐酸,pH＝1.2)置于 15 mL 硼硅酸盐玻璃试管中,加热并使温度维持在(37.0±0.5)℃;将制备的凝胶剂样品 1 mL 缓慢滴入试管,观察并记录凝胶剂与凝胶化溶液接触后的胶凝时间,以及是否立即生成固态凝胶。

(4) 黏度:使用旋转黏度测定仪,测定凝胶剂的黏度。

4.8.2 盐酸依托必利离子敏感型凝胶剂的体外释放度测定

(1) 盐酸依托必利分析方法的建立

采用紫外可见分光光度法。检测波长为 248 nm。

标准曲线的绘制:精密称取盐酸依托必利对照品 2 mg,置于 10 mL 量瓶中,加水溶解并稀释至刻度,摇匀,得盐酸依托必利对照品贮备液。精密量取对照品贮备液适量,用 0.1 mol・L^{-1} 的盐酸溶液(pH＝1.2)稀释,配制浓度为 1.5、3、6、12、18、24 μg・mL^{-1} 的系列对照品溶液。采用紫外可见分光光度仪测定 248 nm 下的吸光度,以盐酸依托必利浓度为横坐标、吸光度为纵坐标,绘制标准曲线。

(2) 体外累积释放度测定

参照《中国药典》2020 年版四部通则"0931 溶出度与释放度测定法",采用桨法,转速

50 r・min^{-1},温度(37.0±0.5)℃,以 0.1 mol・L^{-1} 的盐酸溶液 900 mL(pH＝1.2)为释放介质。每个溶出杯中加入 10 mL 原位凝胶(含药 100 mg)。于 1、3、5、8、12 h 取样,每次取样 10 mL,同时补充等温、同体积的释放介质。样液经 0.45 μm 微孔滤膜过滤,取续滤液用紫外可见分光光度仪测定盐酸依托必利的吸光度,根据标准曲线计算药物含量。参照本书实验二《药物固体分散体的制备与质量评价》中累积释放度计算方法,计算不同取样时间点(t)的累积释放度(Q),绘制体外累积释药曲线。

5　结果与讨论

5.1　双氯芬酸钠凝胶剂的质量评价

(1) 性状观察。
(2) pH 值测定。
(3) 黏度测定。
(4) 涂展性测定。

5.2　布洛芬温度敏感型凝胶剂的质量评价

(1) 性状观察。
(2) pH 值测定。
(3) 胶凝温度和胶凝时间测定。
(4) 胶凝时间测定。
(5) 体外累积释放度测定。

5.3　黄芩苷 pH 敏感型凝胶剂的质量评价

(1) 不同 pH 值条件下的性状观察。
(2) 不同 pH 值条件下的黏度测定。
(3) 体外累积释放度测定。

5.4　盐酸依托必利离子敏感型凝胶剂的质量评价

(1) 性状观察。
(2) pH 值测定。
(3) 胶凝能力测定。
(4) 黏度测定。
(5) 体外累积释放度测定。

6　思考题

(1) 简述温度敏感型、pH 敏感型、离子敏感型凝胶剂的剂型特点及优势应用领域。

（2）目前原位凝胶制剂存在的局限性或者仍需研究解决的问题有哪些？

参考文献

［1］ 段小贤,邓曼,陈艳萍,等.离子敏感型凝胶的研究进展［J］.中药与临床,2021,12(4)：81-84.

［2］ 宋亚,祁小乐,沙康,等.温度敏感型原位凝胶药物递送系统的研究进展［J］.国际药学研究杂志,2019,46(4)：245-255.

［3］ LIU Y D,WANG X,LIU Y P,et al. Thermosensitive *in situ* gel based on solid dispersion for rectal delivery of ibuprofen［J］. AAPS PharmSciTech,2017,19(1)：338-347.

［4］ RAO M,SHELAR S U. Controlled release ion sensitive floating oral *in situ* gel of a prokinetic drug using gellan gum［J］. Indian Journal of Pharmaceutical Education and Research,2015,49(2)：158-167.

［5］ 徐亚静,胡容峰. 黄芩苷 pH 敏感眼用原位凝胶的制备与评价［J］.辽宁中医药大学学报,2015,17(12)：39-42.

［6］ 武昊昀,刘志东,李琳,等. pH 敏感型黄芩苷眼用原位凝胶剂的体外研究［J］.中国新药杂志,2011,20(6)：508-513.

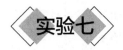

亲水凝胶骨架缓释片的制备与质量评价

1 实验目的

（1）掌握缓释制剂的基本原理与设计方法。

（2）掌握亲水凝胶骨架缓释片的释放度测定方法。

（3）熟悉缓释制剂的释放机制。

2 实验原理

缓释制剂（sustained release preparations，SRPs）指用药后能在较长时间内持续释放药物以达到长效作用的制剂。骨架片（matrix tablets）是药物和一种或多种骨架材料以及其他辅料，通过制片工艺而成型的片状固体制剂。使用不同的骨架材料或采用不同的工艺制成的缓释型骨架片，可通过不同的释放机制延缓药物的释放，从而延长药物的作用时间，维持相对稳定的血药浓度，提高生物利用度，减少服用次数等。根据骨架材料的不同，骨架型缓释片又可分为亲水凝胶型、难溶型和溶蚀型骨架片。

2.1 亲水凝胶骨架片的特点

亲水凝胶骨架片（hydrophilic gel matrix tablets，HGMTs）系采用亲水性凝胶材料所制备的骨架片。该类材料遇水形成凝胶层，随着凝胶层继续水化，骨架膨胀，药物可通过水凝胶层扩散释出，从而延缓了药物的释放。常用的亲水凝胶材料有甲基纤维素、羟丙基甲基纤维素、卡波姆、海藻酸盐、壳多糖等。典型的亲水凝胶骨架缓释片配方包括药物、亲水凝胶材料和辅料。这些成分可直接压成片剂或经过干法、湿法或热熔制粒后压成片剂。亲水凝胶骨架片具有释药变异性小、安全性高、刺激性小、应用范围广和技术成熟等特点。

2.2 亲水凝胶骨架片的释药机制

亲水凝胶骨架片可以分为无孔型和多孔型。无孔型骨架片的释药过程是外层表面的磨蚀-分散-溶出过程，释药速率受生理因素影响较大。可以通过改变骨架材料的用量、采用多种混合骨架材料或采用包衣工艺等来调节骨架片的释药速率，其药物释放过程服从一级或近似一级动力学，少数可调节至零级释放。多孔型骨架片处方中含有致孔剂，致孔剂遇体液后溶出并产生许多孔道,从而促进药物迅速释放,达到具有治疗作用的首剂量,而后缓慢释药以维持有效血药浓度。多孔型骨架片的药物释放机制为药物溶液通过微孔孔道扩散而释放,服从 Higuchi 方程,个别也可达到零级释放。影响多孔型骨架片药物释放的主要因素有药物的溶解度、骨架的孔隙率、孔径和孔的弯曲程度等。

2.3 亲水凝胶骨架片的体外质量评价

亲水凝胶骨架片的质量评价参考《中国药典》2020 年版中"9013 缓释、控释和迟释制剂指导原则"。口服缓释、控释和迟释制剂的质量评价项主要包括性状、鉴别、释放度、重(装)量差异、含量均匀度、有关物质、微生物限度、含量测定等。其中,释放度是为了检测缓释制剂中药物的释放情况。根据不同时间的累积释放度并结合方程拟合,明确其体外释放规律与释放机制。通过相似因子的测定,可判断其与理想的设计释放度或参考制剂释放度的差异,为制剂的质量评价提供重要参考依据。

2.4 实验药物

野黄芩苷(scutellarin,$C_{21}H_{18}O_{12}$,$M=462.363$,又名灯盏乙素),为菊科植物短葶飞蓬 *Erigerm breviscapus*(Vant.) Hand.-Mazz 中分离得到的黄酮类活性成分,临床用于治疗心脑血管疾病,具有较好疗效,但在人体内半衰期较短,约为 1 h。本品常温下外观为黄色针晶;不溶于水,溶于碱和冰醋酸、吡啶以及 pH > 6.8 的 PBS,微溶于一般的有机溶剂。

醋氯芬酸(aceclofenac,$C_{16}H_{13}Cl_2NO_4$,$M=354.183$),是一种新型、强效解热、镇痛、抗关节炎药物,通过抑制环氧合酶和脂氧合酶而产生抗炎、镇痛作用,临床上用于治疗风湿性关节炎、类风湿关节炎、骨关节炎、脊椎炎等,也适用于各种疾病引起的疼痛和发热。醋氯芬酸口服吸收完全,生物利用度几乎达到 100%,1.25~3 h 达血药浓度峰,半衰期为 4~4.3 h。本品常温下外观为白色或灰白色结晶粉末;在丙酮中易溶,在甲醇或乙醇中溶解,在水中几乎不溶。

野黄芩苷   醋氯芬酸

3 实验材料与仪器

3.1 实验材料

野黄芩苷亲水凝胶骨架片:野黄芩苷原料,野黄芩苷对照品,微晶纤维素 PH101(MCC

PH101），淀粉，羟丙基甲基纤维素（HPMC，中黏度，4000～6500 mpa·s），硬脂酸镁，聚乙烯吡咯烷酮 K30（PVP K30），95％乙醇，乙腈，磷酸盐缓冲液（PBS，pH＝6.8），纯化水。

醋氯芬酸双层亲水凝胶骨架片：醋氯芬酸原料，醋氯芬酸对照品，一水合乳糖，微晶纤维素（MCC，PH101、PH102），交联聚乙烯吡咯烷酮（PVPP），低取代羟丙基纤维素（L-HPC），羟丙基纤维素 MXF（HPC MXF），泊洛沙姆 P407，卡波姆 971P NF，气相二氧化硅，硬脂酸镁，乙腈，PBS（pH＝6.8），PBS（pH＝3.0，7.8 g $NaH_2PO_4 \cdot 2H_2O$ 溶于 1 L 纯化水中，用 H_3PO_4 调至 pH 为 3.0），纯化水。

3.2　实验仪器

电子分析天平，鼓风干燥箱，单冲压片机，片剂硬度仪，智能溶出仪，游标卡尺，高效液相色谱仪，标准药筛（60 目，24 目，20 目，18 目）。

4　实验内容

4.1　野黄芩苷亲水凝胶骨架片的制备

【处方】野黄芩苷（60 目）6.0 g，MCC PH101 10.0 g，淀粉 10.85 g，HPMC 3.0 g，硬脂酸镁 0.15 g，5％ PVP K30 乙醇溶液适量（约 20 mL），共制成 100 片。

【制备】将处方量野黄芩苷与 MCC PH101、淀粉、HPMC 混匀，以 5％ PVP K30 的乙醇溶液为黏合剂，制软材，制颗粒（24 目）。置于 60℃烘箱干燥（约 1 h），整粒（24 目），加入硬脂酸镁，混合均匀。压制片径 10 mm、片重 300 mg、片厚约 4.5 mm 的片剂。

4.2　醋氯芬酸双层亲水凝胶骨架片的制备

【处方】醋氯芬酸 20.0 g，一水合乳糖 10.6 g，MCC PH101 4.0 g，MCC PH102 4.5 g，PVPP 0.7 g，泊洛沙姆 P407 0.9 g，HPC MXF 6.0 g，卡波姆 971P NF 1.0 g，硬脂酸镁 0.5 g，气相二氧化硅 0.3 g，5％ L-HPC 溶液（约 10 mL），共制成 100 片。

【制备】制备每片含 200 mg 醋氯芬酸的双层亲水凝胶骨架片，片重 490 mg。其中速释层采用湿法制粒压片技术，含有 110 mg 醋氯芬酸；缓释层采用干粉直接压片技术，含有 90 mg 醋氯芬酸。

速释层的制备：称取醋氯芬酸 11.0 g、一水合乳糖 8.0 g、MCC PH101 4.0 g 充分混匀，以 5％ L-HPC 水溶液为黏合剂，制软材，制颗粒（18 目），60℃烘箱干燥（约 3 h），整粒（20 目），加入 PVPP 0.7 g、泊洛沙姆 0.5 g 和硬脂酸镁 0.3 g，混匀。

缓释层的制备：称取醋氯芬酸 9.0 g、一水合乳糖 2.6 g、MCC PH102 4.5 g、HPC MXF 6.0 g、卡波姆 971P NF 1.0 g 和泊洛沙姆 0.4 g，用研钵充分研磨混合均匀，然后加入气相二氧化硅 0.3 g 和硬脂酸镁 0.2 g，混合均匀。

双层压片：在压片机冲模内手动填充 250 mg 制备的速释层颗粒，然后使用直径为 10 mm 的圆形平面冲头，手动旋转压片机轻轻压缩，使速释层均匀分布在模腔中。将上冲抬起，随后填充 240 mg 制得的缓释层混合物，压片，调节片剂硬度为 8～12 kg。

4.3 质量评价

分别取野黄芩苷亲水凝胶骨架片与醋氯芬酸双层亲水凝胶骨架片,进行质量评价。

(1) 硬度:取供试品 6 片,分别用硬度仪测定硬度,计算平均硬度。

(2) 重量差异:按照《中国药典》2020 年版四部制剂通则"0101 片剂"项下规定进行重量差异检查。取供试品 20 片,精密称定总重量,求得平均片重后,再分别精密称定每片的重量,将每片重量与平均片重比较,超出重量差异限度±5% 的不得多于 2 片,并不得有 1 片超出限度 1 倍。

(3) 厚度:取供试品 6 片,分别用游标卡尺测定厚度,计算平均厚度。

4.4 野黄芩苷亲水凝胶骨架片体外释放度测定

(1) 野黄芩苷分析方法的建立

HPLC 色谱条件:色谱柱:C18(5 μm,4.6 mm×250 mm);流动相:乙腈-水(用磷酸调 pH 为 2.2),体积比为 20∶80;柱温:30℃;检测波长:335 nm;流速:1.0 mL·min^{-1};进样体积:20 μL。

标准曲线的绘制:精密称取野黄芩苷对照品 2 mg,置于 10 mL 量瓶中,加甲醇溶解并稀释至刻度,摇匀,得浓度为 0.2 mg·mL^{-1} 的野黄芩苷对照品贮备液。分别精密量取对照品贮备液适量,用 PBS(pH=6.8)稀释,配制浓度为 0.5、1.0、2.5、5.0、10.0、20.0 μg·mL^{-1} 的系列对照品溶液,照 HPLC 方法分析,以野黄芩苷浓度为横坐标、峰面积为纵坐标,绘制标准曲线。

(2) 累积释放度测定:参照《中国药典》2020 年版四部通则"0931 溶出度与释放度测定法",采用桨法,转速 100 r·min^{-1},以 900 mL PBS(pH=6.8)为溶出介质。于 1、2、3、5、8 h 取样,每次取样 10 mL,同时补充等温同体积溶出介质。样液经 0.45 μm 微孔滤膜过滤,取续滤液在色谱条件下测定野黄芩苷含量。参照本书实验二《药物固体分散体的制备与质量评价》中累积释放度计算方法,计算不同取样时间点(t)的累积释放度(Q),绘制体外累积释药曲线。

(3) 释放机制:根据 Q-t 数据,分别采用零级、一级、Higuchi、Ritger-Peppas 方程进行拟合,根据拟合结果,结合缓释片所用材料、结构及制备方法,解释野黄芩苷亲水凝胶骨架片的释放机制。

(4) 相似因子测定

将野黄芩苷亲水凝胶骨架片设计为每 12 h 服用 1 片的缓释片。结合缓释片的释放度考察要求,设计缓释片的 3 个时间点对应的 Q_t 分别应为:$Q_{2h}=30\%$,$Q_{5h}=60\%$,$Q_{10h}=90\%$。

根据公式(7-1),计算野黄芩苷亲水凝胶骨架片 2、5、8 h 各时间点的实际累积释放度与设计累积释放度的相似因子。式中,f_2 为相似因子,n 为时间点($n=3$),R_t 为设计累积释放度(%),T_t 为实际累积释放度(%)。f_2 值在 50~100 时,表明实测与设计释放曲线在各个观察点的平均差值不超过 10%,即可认为相似。f_2 越接近 100,表明缓释片的释放越接近设计释放度。

$$f_2 = 50 \times \lg\left\{\left[1 + (1/n)\sum_{t=1}^{n}(R_t - T_t)^2\right]^{-0.5} \times 100\right\} \tag{7-1}$$

【计算注意】在进行 f_2 的计算时,30%取 30 进行计算,而非 0.3。

4.5　醋氯芬酸双层亲水凝胶骨架片体外释放度测定

(1) 醋氯芬酸分析方法的建立

HPLC 色谱条件:色谱柱:C18(5 μm,4.6 mm×150 mm);流动相:乙腈-PBS(pH=3.0),体积比为 68:32;柱温:35℃;检测波长:277 nm;流速:1.0 mL·min^{-1};进样体积:10 μL。

标准曲线的绘制:精密称取醋氯芬酸对照品 5 mg,置于 10 mL 量瓶中,加流动相溶解并稀释至刻度,摇匀,得浓度为 0.5 mg·mL^{-1} 的醋氯芬酸对照品贮备液。分别精密量取对照品贮备液适量,加流动相溶液稀释,配制浓度为 4、8、16、32、48、64 μg·mL^{-1} 的系列对照品溶液,照 HPLC 方法分析,以醋氯芬酸浓度为横坐标,峰面积为纵坐标,绘制标准曲线。

(2) 累积释放度测定:参照《中国药典》2020 年版四部通则“0931 溶出度与释放度测定法”,采用桨法,转速 50 r·min^{-1},以 900 mL PBS(pH=6.8)为释放介质,介质温度为 37℃。分别于 0.5、1、2、4、8、16、24 h 取样,每次取样 10 mL,同时补充等温同体积释放介质。样液经 0.45 μm 微孔滤膜过滤后,取续滤液 2.5 mL 置于 10 mL 量瓶中,用流动相稀释至刻度,摇匀。取稀释后样品在色谱条件下测定醋氯芬酸含量。参照本书实验二《药物固体分散体的制备与质量评价》中累积释放度计算方法,计算不同取样时间点(t)的累积释放度(Q),绘制体外累积释药曲线。

(3) 释放机理:根据 Q-t 数据,分别采用零级、一级、Higuchi、Ritger-Peppas 方程进行拟合,根据拟合结果,结合双层缓释片所用材料、结构及制备方法,解释醋氯芬酸双层亲水凝胶骨架片的释放机制。

(4) 相似因子测定

醋氯芬酸的生物半衰期为 4～4.3 h,将其设计为每 24 h 服用 1 片的缓释片。结合缓释片的释放度考察要求,设计双层缓释片的 3 个时间点对应的 Q_t 分别应为:Q_{1h}=45%～65%,Q_{12h}=66%～85%,Q_{24h}>85%。

根据式(7-1),计算醋氯芬酸双层亲水凝胶骨架片 1、12、24 h 各时间点的实际累积释放度与设计累积释放度(Q_{1h}=55%,Q_{12h}=75%,Q_{24h}=100%)的相似因子 f_2。

5　结果与讨论

5.1　野黄芩苷亲水凝胶骨架片的体外质量评价

(1) 野黄芩苷亲水凝胶骨架片的外观、片重、片厚及硬度。
(2) 野黄芩苷亲水凝胶骨架片的体外累积释放度、释放机理及相似因子。

5.2　醋氯芬酸双层亲水凝胶骨架片的体外质量评价

(1) 醋氯芬酸双层亲水凝胶骨架片的外观、片重、片厚及硬度。

（2）醋氯芬酸双层亲水凝胶骨架片的体外累积释放度、释放机制及相似因子。

6　思考题

（1）设计口服缓释制剂时主要考虑哪些因素？

（2）测定缓释制剂的释放度有何意义？在研制一种药物的缓释片时，如何确定该缓释片的释放度标准？

（3）相较于普通缓释片，双层缓释片有何特点？

参考文献

[1]　葛文秀,罗云,谢学恒,等.灯盏花乙素药理作用机制研究进展[J].中国实验方剂学杂志,2020,26(22)：201-208.

[2]　张惠玲,刘石磊,汤秀梅,等.灯盏乙素缓释片的制备及其体外释放度的考察[J].云南中医学院学报,2017,40(3)：83-86.

[3]　TIMMINS P,DESAI D,CHEN W,et al. Advances in mechanistic understanding of release rate control mechanisms of extended-release hydrophilic matrix tablets[J]. Therapeutic Delivery,2016,7(8)：553-572.

[4]　NGUYENA H V,NGUYENA V H,Lee B J. Dual release and molecular mechanism of bilayered aceclofenac tablet using polymer mixture[J]. International Journal of Pharmaceutics,2016,515：233-244.

[5]　桂彬,林巧平,许向阳,等.影响亲水凝胶骨架系统中药物释放的因素[J].药学进展,2012(5)：216-223.

[6]　何燕,张馨欣,潘卫三,等.灯盏花素亲水凝胶骨架缓释片的研究[J].中国药学杂志,2006,41(2)：119-122.

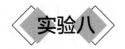

实验八

渗透泵控释片的制备与释放度测定

1 实验目的

（1）掌握渗透泵控释片的基本原理。
（2）熟悉渗透泵控释片的制备方法与常用辅料。
（3）熟悉渗透泵控释片的质量评价要求与检测方法。

2 实验原理

渗透泵控释制剂（osmotic pump controlled release preparations，OPCRPs）是指由药物、半透膜材料、渗透压活性物质和推动剂为主要组成成分，以渗透压为驱动力控制药物释放的一类药物制剂。其中，渗透泵控释片（渗透泵片，osmotic pump tablets，OPTs），是将药物、渗透压活性物质和推动剂制成片芯，在片芯外包被一层聚合物构成的半透性衣膜，用激光在片剂衣膜层上开一个或多个适宜大小的释药孔，从而制成控释型片剂。口服后，胃肠道内的水分通过半透膜进入片芯，因渗透压活性物质使膜内溶液呈高渗，膜内外存在的渗透压使水分继续进入膜内，使药物以溶液或混悬液的形式从小孔泵出，从而达到控制药物释放的目的。

2.1 渗透泵片的特点

渗透泵片以渗透压为驱动力，以零级释放动力学为释药特征，能够在一定的时间范围内以恒定的速率释放药物，释药速率一般不受释放介质的 pH 值、搅拌速度以及胃肠蠕动、食物等因素影响，能够在较长时间内维持恒速释药，减少用药频率，是目前最主要的口服控释制剂。

2.2 渗透泵片的常用材料

制备渗透泵片常用的半透膜材料为醋酸纤维素（CA），此外还有乙基纤维素（EC）、聚氯乙烯（PVC）等。CA 的乙酰化程度决定了包衣膜对水渗透率的高低。通过调整 CA 的乙酰化程度，可以达到控制包衣膜的通透性以及释药速率的目的。渗透压活性物质常用氯化钠、乳糖、果糖、葡萄糖、甘露糖等,以发挥调节药室内渗透压的作用,其用量与零级释药时间长短有关。推动剂常用高分子量的聚乙二醇等,能吸水膨胀,将药物层的药物推出释药小孔。除上述成分外,渗透泵片中还可以加入助悬剂、黏合剂、润滑剂、润湿剂等。

2.3 渗透泵片常见类型

渗透泵型控释制剂按结构特点可分为单层片(monolithic osmotic pump tablets,MOPTs)、双层片(bilayer osmotic pump tablets,BOPTs)、三层片(夹芯型,sandwich osmotic pump tablets,SOPTs)、微孔型片剂或胶囊剂(controlled porosity osmotic pump tablets/capsules,CPOPTs/CPOPCs)等,其中双层及多层推拉式渗透泵(push-pull osmotic pump,PPOP)控释制剂工艺较为成熟。单层渗透泵片的片芯由渗透压活性物质和助悬剂组成,其压片过程和普通片剂制备相同,工艺简单,生产成本较低。单层渗透泵片可分为两种类型:①膜渗透泵片,其半渗透膜常用激光打孔,药物通过释药小孔进行释放;②微孔渗透泵片,其半渗透膜含有水溶性致孔剂,遇水后致孔剂从膜中溶出形成微孔。单层片用于水溶性较好的药物,但常会有释药不完全、释药速率不稳定、释药时滞长等问题。双层渗透泵片的片芯含有含药层和助推层,水通过半透膜进入含药层和助推层,药物在含药层形成混悬液或饱和溶液,助推层吸水膨胀后产生释药动力,推动药物混悬液或饱和溶液由激光孔道排出,直到药物完全释放。片芯压片时多采用二次填料、二次加压的方法。双层片用于难溶性药物的控释,因须在含药层表面中央打释药孔,需要特殊的工业化设备进行制备,包括智能识别(识别含药层)、翻转翻片、激光打孔等环节。三层渗透泵片的助推层夹在含药层之间,其释药原理与双层相同,但由于片芯两面外层均为含药层,无需智能识别、激光打孔设备,只需在上下两面打孔,缓减了包衣膜的压力,有助于提高释药量。

2.4 实验药物

5-单硝酸异山梨酯(isosorbide mononitrate,$C_6H_9NO_6$,$M=191.139$),化学名称为3,6-二脱水-D-山梨糖醇-5-硝酸酯,用于冠心病的长期治疗、心绞痛的预防和心肌梗死后持续心绞痛的治疗。5-单硝酸异山梨酯口服吸收迅速,无肝脏首过效应,绝对生物利用度可达到100%,个体差异小,生物半衰期为4~5 h;制备为缓控释制剂可减少服药次数,提高顺应性,减轻刺激性和不良反应。本品常温下外观为白色针状结晶或结晶性粉末;无臭;在甲醇或丙酮中易溶,在三氯甲烷或水中溶解,在己烷中几乎不溶;受热或受到撞击易发生爆炸。

硝苯地平,参见本书实验三《滴丸的制备与质量评价》。

硝苯地平

3　实验材料与仪器

3.1　实验材料

5-单硝酸异山梨酯渗透泵片：5-单硝酸异山梨酯原料药，5-单硝酸异山梨酯对照品，聚乙烯吡咯烷酮 K30(PVP K30)，氯化钠，微晶纤维素(MCC)，醋酸纤维素(CA)，聚乙二醇 400(PEG 400)，邻苯二甲酸二丁酯(DBP)，硬脂酸镁，丙酮，甲醇，磷酸盐缓冲液(PBS,pH＝6.8)，无水乙醇，95%乙醇，纯化水。

硝苯地平夹心渗透泵片：硝苯地平原料药，硝苯地平对照品，聚氧化乙烯(PEO,分子量：30 000)，聚氧化乙烯(PEO,分子量：8 000 000)，氯化钾，微晶纤维素(MCC)，醋酸纤维素(CA)，硬脂酸镁，三醋酸甘油酯(GTA)，十二烷基硫酸钠(SDS)，丙酮，甲醇，纯化水。

3.2　实验仪器

电子分析天平，单冲压片机，片剂硬度仪，小型包衣锅，智能溶出仪，旋转蒸发仪，磁力搅拌器，鼓风干燥箱，超声波清洗器，恒温水浴锅，高效液相色谱仪，激光打孔机，游标卡尺，标准药筛(100 目、80 目、60 目、20 目)。

4　实验内容

4.1　5-单硝酸异山梨酯渗透泵片的制备

【处方】片芯：5-单硝酸异山梨酯 4 g，PVP K30 16 g，无水乙醇 200 mL，氯化钠(100 目) 3 g，微晶纤维素(100 目)17 g，硬脂酸镁(100 目)0.2 g，95%乙醇适量，共制成 100 片。

包衣液：CA 2 g，PEG 400 0.4 g，DBP 0.5 g，丙酮 97 mL，纯化水 3 mL。

【制备】片芯的制备：以溶剂法制备 5-单硝酸异山梨酯固体分散体。称取处方量的 5-单硝酸异山梨酯、PVP K30，分别用 100 mL 无水乙醇溶解，将 5-单硝酸异山梨酯溶液在不断搅拌下缓慢加入 PVP K30 溶液内，充分搅拌使混合均匀，置于旋转蒸发仪中，50℃旋转除去乙醇，取出固形物置于干燥箱中，45℃干燥 12 h，粉碎过 80 目筛，置于干燥器内避光保存备用。

将上述制得的 5-单硝酸异山梨酯固体分散体 20 g 与处方量的氯化钠、微晶纤维素混匀，加适量 95%乙醇作为润湿剂，制软材，制颗粒(20 目)，于 40℃干燥，整粒(20 目)，加入处方量的硬脂酸镁，混匀，使用片径为 10 mm 的冲模压片，调节片重至 400 mg，即得(每片含 5-单硝酸异山梨酯 40 mg)。

包衣：CA、PEG 400 和 DBP 溶于 100 mL 丙酮-水(体积比为 97∶3)溶液中，搅拌均匀，得到包衣液。将片芯置于包衣锅内，在 50℃、转速为 30 r·min^{-1}、喷雾速率为 3 mL·min^{-1} 的条件下进行包衣，达到包衣膜预定增重(2%)后，于干燥箱中 50℃干燥 10 h，用激光打孔机在包衣膜的一侧打一个直径为 0.5 mm 的小孔,得 5-单硝酸异山梨酯渗透泵片。

4.2 硝苯地平夹心渗透泵片的制备

【处方】含药层:硝苯地平 3.3 g,PEO(分子量:30 000) 10.0 g,氯化钾 5.0 g,MCC 0.7 g,硬脂酸镁 0.04 g,共制成 100 片。

助推层:PEO(分子量:8 000 000) 10.0 g,氯化钾 5.0 g,MCC 4.0 g,硬脂酸镁 0.04 g。

包衣液:醋酸纤维素(CA)2.5 g,三醋酸甘油酯(GTA)0.06 g,丙酮 100 mL。

【制备】片芯的制备:采用粉末直接压片法制备。称取处方量的含药层药物硝苯地平与辅料 PEO、氯化钾和 MCC,过 60 目筛,搅拌混合均匀,加入处方量润滑剂硬脂酸镁,混合均匀,得含药层混合粉末。称取处方量的助推层辅料 PEO、氯化钾和 MCC,过 60 目筛,搅拌混合均匀,得助推层混合粉末。使用直径为 8 mm 的圆形冲头进行压片,先添加一半量的含药粉末(95 mg)轻压成型,后添加全量助推层粉末(190 mg)轻压成型,再添加剩余处方量含药层粉末(95 mg)压制成双层片的片芯,压力为 5×10^6 Pa,压制 2 min,得片芯(每片质量 380 mg,含硝苯地平 33 mg)。

包衣:将处方量 CA、GTA 溶于 100 mL 丙酮中,搅拌均匀,得到包衣液。将片芯置于平底包衣锅内,包衣锅转速为 40 r·min^{-1},喷液速度为 3 mL·min^{-1},热风温度为 50~55℃,控制包衣层厚度为(170±5)μm。包衣完成后,将片剂置于 60℃条件下干燥除去残留溶剂。最后,用激光打孔机在包衣膜的两侧各打一个直径为 0.5 mm 的小孔,得硝苯地平夹心渗透泵片。

4.3 5-单硝酸异山梨酯渗透泵片的体外释放度测定

4.3.1 5-单硝酸异山梨酯分析方法的建立

(1) HPLC 色谱条件

色谱柱:C18(5 μm,4.6 mm×250 mm);流动相:甲醇-水,体积比为 25∶75;柱温:30℃;检测波长:210 nm;流速:1.0 mL·min^{-1};进样体积:20 μL。

(2) 标准曲线的绘制

精密称取 5-单硝酸异山梨酯对照品 5 mg,置于 10 mL 量瓶中,加水溶解并稀释至刻度,摇匀,制得浓度为 0.5 mg·mL^{-1} 的对照品贮备液。分别精密量取贮备液适量,用 pH 为 6.8 的 PBS 稀释,配制浓度分别为 10、20、40、80、120、160 μg·mL^{-1} 的系列对照品溶液,按照 HPLC 法测定,以 5-单硝酸异山梨酯的浓度为横坐标、峰面积为纵坐标,绘制标准曲线。

4.3.2 体外释放度测定

(1) 累积释放度测定:参照《中国药典》2020 年版四部通则"0931 溶出度与释放度测定法",采用桨法,转速 50 r·min^{-1},以 900 mL 经脱气的纯化水为溶出介质,介质温度(37.0±0.5)℃。分别于 3、5、9、12、18 h 取样,每次取样 10 mL,同时补充等温、同体积释放介质。

将样品用 0.45 μm 微孔滤膜过滤,取续滤液按照 HPLC 法测定 5-单硝酸异山梨酯的含量。参照本书实验二《药物固体分散体的制备与质量评价》中累积释放度计算方法,计算不同取样时间点(t)的累积释放度(Q),绘制体外累积释药曲线。

(2) 释放机制:根据 Q-t 数据,分别采用零级、一级、Higuchi 方程进行拟合,根据拟合结果,结合控释片所用材料、结构及制备方法,解释 5-单硝酸异山梨酯渗透泵片的释放机制。

(3) 相似因子测定:5-单硝酸异山梨酯在人体内的半衰期为 4~5 h,将其设计为 18 h 恒速释放的 5-单硝酸异山梨酯渗透泵片,到 24 h 即次日给药前,血药浓度达到最低有效血药浓度,可避免耐药性的发生。结合控释片的释放度考察要求,设计控释片的 5 个时间点对应的 Q_t 分别应为:$Q_{3h}=15\%$,$Q_{5h}=25\%$,$Q_{9h}=45\%$,$Q_{12h}=60\%$,$Q_{18h}\geqslant90\%$。

根据式(8-1),将 5-单硝酸异山梨酯渗透泵片各时间点的实际累积释放度与设计累积释放度比较,计算相似因子。

$$f_2 = 50 \times \lg\left\{\left[1 + \frac{1}{n}\sum_{t=1}^{n}(R_t - T_t)^2\right]^{-0.5} \times 100\right\} \tag{8-1}$$

式中,f_2 为相似因子,n 为时间点($n=5$),R_t 为设计累积释放度(%),T_t 为实际累积释放度(%)。f_2 在 50~100 时,表明实测与设计释放曲线在各个观察点的平均差值不超过 10%,即可认为相似。f_2 越接近 100,表明控释片的释放越接近设计值。

【计算注意】在进行 f_2 的计算时,15% 取 15 进行计算,而非 0.15。

4.4 硝苯地平夹心渗透泵片的体外释放度测定

4.4.1 硝苯地平分析方法的建立

(1) HPLC 色谱条件

参照本书实验三《滴丸的制备与质量评价》中 4.4.4 节 HPLC 法。

(2) 标准曲线的绘制

精密称取硝苯地平对照品 2 mg,置于 10 mL 量瓶中,加甲醇溶解并稀释至刻度,摇匀,制得浓度为 0.2 mg·mL^{-1} 的对照品贮备液。分别精密量取对照品贮备液适量,用 0.5% SDS 溶液稀释,配制浓度为 2、4、8、16、24、40 μg·mL^{-1} 的系列对照品溶液,按照 HPLC 法测定,以硝苯地平的浓度为横坐标、峰面积为纵坐标,绘制标准曲线。

4.4.2 体外释放度测定

(1) 累积释放度测定:参照《中国药典》2020 年版四部通则"0931 溶出度与释放度测定法",采用桨法,转速 100 r·min^{-1},以 900 mL 0.5% SDS 溶液为释放介质,介质温度(37.0±0.5)℃。分别于 1、4、8、12、16、24 h 取样,每次取样 10 mL,同时补充等温、同体积释放介质。取出样品用 0.45 μm 微孔滤膜过滤,取续滤液照 HPLC 法测定硝苯地平含量。参照本书实验二《药物固体分散体的制备与质量评价》中累积释放度计算方法,计算不同取样时间点(t)的累积释放度(Q),绘制体外累积释放度曲线。

(2) 释放机制:根据 Q-t 数据,分别采用零级、一级、Higuchi 方程进行拟合,根据拟合结果,结合控释片所用材料、结构及制备方法,解释硝苯地平夹心渗透泵片的释放机理。

5 实验结果与讨论

5.1 5-单硝酸异山梨酯渗透泵片的体外释放度

(1) 5-单硝酸异山梨酯渗透泵片的体外累积释放度及曲线。

(2) 控释机制及释放度相似性分析。

5.2 硝苯地平夹心渗透泵片的体外释放度

(1) 硝苯地平夹心渗透泵片的体外累积释放度及曲线。

(2) 控释机制及释放度相似性分析。

6 思考题

(1) 渗透泵控释制剂的释药机制是什么?

(2) 设计难溶性药物的渗透泵片时需要考虑哪些因素?

参考文献

[1] 韩云川,司晓菲,徐晓宏,等.双层推拉式渗透泵控释制剂仿制药处方工艺研究的一般考虑[J].中国新药杂志,2022,31(13):1254-1258.

[2] GIRI T K,KUMAR K,ALEXANDER A,et al. A novel and alternative approach to controlled release drug delivery system based on solid dispersion technique[J]. Bulletin of Faculty of Pharmacy,Cairo University,2012,50(2):147-159.

[3] WATERMAN K C,MACDONALD B C,ROY M C. Extrudable core system:development of a single-layer osmotic controlled-release tablet[J]. Journal of Controlled Release,2009,134(3):201-206.

[4] LIU L X,WANG X C. Solubility-modulated monolithic osmotic pump tablet for atenolol delivery[J]. European Journal of Pharmaceutics and Biopharmaceutics,2008,68(2):298-302.

[5] 张宇,刘清飞,罗国安,等.单硝酸异山梨酯渗透泵型控释片的制备及体外释药机制考察[J].中国新药杂志,2007,16(21):1784-1787.

[6] 刘龙孝,徐清,姜吉善,等.单层芯渗透泵片用于水不溶性药物的控制释放[J].药学学报,2003,38(12):966-967.

[7] LU E X,JIANG Z Q,ZHANG Q Z,et al. A water-insoluble drug monolithic osmotic tablet system utilizing gum arabic as an osmotic,suspending and expanding agent[J]. Journal of Controlled Release,2003,92(3):375-382.

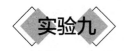

胃漂浮片的制备与体外评价

1 实验目的

（1）掌握胃滞留给药系统的基本原理和特点。

（2）熟悉胃漂浮片的制备方法。

（3）熟悉胃漂浮片的体外质量评价方法。

2 实验原理

胃滞留给药系统（gastroretentive drug delivery systems，GRDDSs）是一类能滞留于胃液中，延长药物在胃肠道中的释放时间，改善药物吸收，或增强药物在胃局部的治疗作用，减少药物不良反应和服药次数，提高临床疗效的新型给药系统。该系统可促进弱酸性药物、在胃肠道特定部位吸收的药物、在十二指肠段主动转运的药物、在肠道环境不稳定的药物以及治疗窗窄的药物的吸收，弥补药物生物半衰期短的缺点。GRDDS 种类繁多，根据释药机制的不同，可分为漂浮型、生物黏附型、展开溶胀型、密度型、磁导向型以及超多孔水凝胶型给药系统等。在各种类型的胃滞留给药系统中，漂浮型 GRDDSs 具有最大的优势。

2.1 漂浮型胃滞留给药系统

漂浮型胃滞留给药系统（floating drug delivery systems，FDDSs）是指药物制剂经口服进入胃，由于其相对密度小于胃液及内容物（$1.004 \sim 1.010 \ \mathrm{g \cdot cm^{-3}}$）而呈现出漂浮状态，从而延长药物在胃内的滞留时间且不影响胃的排空。此类给药系统主要提高胃部尤其是胃肠道上部药物的吸收，进而使血药浓度维持在治疗水平，以改善疗效。FDDS 的漂浮性一般由内在气体如中空微球、含有空腔的材料或低密度材料（泡沫剂、脂肪材料、油等）来提供。根据漂浮机制的不同，FDDS 制剂的漂浮性能可以通过以下三种方式实现：自身低密度、系统膨胀引起的低密度（非泡腾型）和产生气体引起的低密度（泡腾型）。

自身低密度型 FDDS 制剂一般是通过形成空腔或加入低密度的酯类、脂肪醇类、脂肪酸类或其他蜡质材料来实现。泡腾型一般包括含挥发性液体的系统和气体发生系统,利用具有膨胀性质的材料(如甲基纤维素、多糖类如壳聚糖,以及泡腾剂如碳酸氢盐、柠檬酸或酒石酸等)来包载药物,实现胃内漂浮。非泡腾系统通常使用凝胶或高度溶胀的纤维素型胶体、多糖或基质形成聚合物(如聚丙烯、聚碳酸酯、聚甲基丙烯酸酯等)作为基质,在片剂周围形成黏性水合层,控制药物的释放。

2.2 胃滞留制剂的体内外评价

目前,市场上的 GRDDS 制剂还比较少,但种类繁杂,体内外评价方式众多,尚无统一标准。

GRDDS 制剂的体外评价主要对其漂浮性能(胃滞留性能)和体外释放度进行测试。漂浮性能测试一般采用溶出度测定法中的桨法、转篮法或转筒法。释放介质为 $0.1 \ \mathrm{mol \cdot L^{-1}}$ 的盐酸,测定制剂的起漂时滞(floating lag time,FLT)与总漂浮时长(total floating time,TFT)。体外释放度测试一般采用经典固体制剂的桨法或转篮法,释放介质通常为 $0.1 \ \mathrm{mol \cdot L^{-1}}$ 盐酸。

GRDDS 制剂的体内评价手段有 γ 射线-闪烁扫描、X 射线成像、胃镜、磁性标记检测、磁共振成像、超声检查等。但是由于成本、成像清晰度及操作的复杂性,目前主要采用 γ 射线-闪烁扫描和 X 射线成像技术进行体内滞留情况检测。γ 射线-闪烁扫描技术是在胃滞留制剂中加入少量 ^{99}Tc 同位素,使制剂能释放出特征性 γ 射线,射线被捕获后转变为图像,从而在不影响胃滞留性能的条件下可实时监测制剂在体内的滞留情况。X 射线成像技术是在胃滞留制剂中添加造影剂硫酸钡,由于在 X 射线成像时,射线不能穿透硫酸钡,在图像上出现暗影,从而可监测制剂在体内的滞留情况。

2.3 实验药物

法莫替丁(Famotidine,$C_8H_{15}N_7O_2S_3$,$M=337.435$)是第三代 H_2 受体拮抗剂,是一种咪噻唑衍生物,能够抑制胃酸分泌,适用于胃及十二指肠溃疡、反流性食管炎、上消化道出血、卓-艾氏综合征等疾病的治疗。法莫替丁属于生物药剂学分类系统(BCS)中的 Ⅲ 类药物,极性较强,膜透过性差,导致其口服后吸收不完全,生物利用度为 45%～50%。其吸收部位主要在胃及小肠上端,且溶解度具有 pH 依赖性,在胃中易溶,而在小肠 pH 环境下溶解度下降。本品常温下外观为白色或略呈黄白色结晶;无臭、味略苦,遇光色变深;易溶于二甲基甲酰胺和冰醋酸,难溶于甲醇,极难溶于水、乙腈、无水乙醇和丙酮,在氯仿或乙醚中几乎不溶。

法莫替丁

3　实验材料与仪器

3.1　实验材料

法莫替丁原料药,法莫替丁对照品,聚氧乙烯(PEO)WSR 303,碳酸氢钠,聚甲基丙烯酸树脂(Eudragit L100-55),微晶纤维素 PH102(MCC PH102),硬脂酸镁,甲醇,盐酸溶液(pH=1.2)。

3.2　实验仪器

电子分析天平,单冲压片机,紫外可见分光光度计,片剂硬度仪,智能溶出仪,标准药筛(80目)。

4　实验内容

4.1　法莫替丁胃漂浮片的制备

【处方】法莫替丁 4.0 g,PEO WSR 303 13.8 g,碳酸氢钠 7.4 g,Eudragit L100-55 6.2 g,MCC PH102 3.425 g,硬脂酸镁 0.175 g,共制成 100 片。

【制备】分别将处方中的原辅料过 80 目筛,称取处方量的法莫替丁、PEO WSR 303、碳酸氢钠、Eudragit L100-55 及 MCC PH102,置于研钵中,研磨 5 min 混匀,加入硬脂酸镁继续研磨 1 min,采用单冲压片机 8 mm 浅凹冲直接压片,得法莫替丁胃漂浮片,硬度为 5～7 kg,片重为 350 mg。

4.2　法莫替丁胃漂浮片的体外评价

4.2.1　法莫替丁分析方法的建立

采用紫外可见分光光度法测定法莫替丁的含量。

标准曲线的绘制:精密称取法莫替丁对照品 20 mg,置于 10 mL 量瓶中,加无水乙醇溶解并稀释至刻度,摇匀,制得 2 mg・mL^{-1} 对照品贮备液。分别精密量取适量贮备液,用甲醇稀释,配制浓度为 0.1、0.2、0.3、0.4、0.6、0.8 mg・mL^{-1} 的系列对照品溶液。按照紫外可见分光光度法,于 267 nm 处测定样品的吸光度值,以法莫替丁的浓度为横坐标、吸光度值为纵坐标,绘制标准曲线。

4.2.2　体外释放度测定

采用《中国药典》2020 年版四部通则"0931 溶出度与释放度测定法"中的桨法,转速为 100 r・min^{-1},温度为(37.0±0.5)℃,释放介质为盐酸溶液(pH=1.2)900 mL。将制备的片剂置于溶出杯内,分别于 1、2、4、6、8、10、12、16、24 h 取样 10 mL,同时补加同温度、等体积的释放介质,样品溶液经 $0.45\ \mu m$ 微孔滤膜过滤,取续滤液按照紫外可见分光光度法于 267 nm 处测定吸光度值,将测定值代入标准曲线,计算药物的含量。参照本书实验二《药物固体分散体的制备与质量评价》中累积释放度计算方法,计算不同取样时间点(t)的累积释放度(Q),绘制体外累积释药曲线。观察法莫替丁胃漂浮片的体外释放特点,以零级模型、一级模型、Higuchi 模型及 Ritger-Peppas 模型对释放度数据进行拟合,以拟合程度结合片剂材料与结构判断分析药物的释放机制。

4.2.3　体外漂浮行为测定

采用溶出度测定法第二法浆法装置,转速为 $100\ r\cdot min^{-1}$,温度为(37.0 ± 0.5)℃,释放介质为 HCl 溶液(pH=1.2)900 mL,将制备的法莫替丁胃漂浮片置于溶出杯内,测定其起漂时滞(FLT)与总漂浮时长(TFT)。总漂浮时长观测 24 h,可与 4.2.2 节中的体外释放度测定同时进行。

5　结果与讨论

(1) 法莫替丁胃漂浮片的体外释放度特征。
(2) 法莫替丁胃漂浮片的体外漂浮行为:FLT、TFT。

6　思考题

(1) 分析本实验处方中各辅料的作用。
(2) 影响胃漂浮片药物释放的生理因素与制剂因素有哪些?

参考文献

[1]　RAJORA A,NAGPAL K. A critical review on floating tablets as a tool for achieving better gastric retention[J]. Critical Reviews in Therapeutic Drug Carrier Systems,2022,39(1):65-103.

[2]　曲绪楷,赵志南,王澍,等.法莫替丁胃漂浮控释片的制备与体外释药评价[J]. 中南药学,2020,18(5):726-730.

[3]　张纯刚,于子尧,于琛琛,等.胃滞留给药系统的研究进展及其在中药制剂中的应用[J].中国现代应用药学,2020,37(7):877-885.

[4]　国家药典委员会. 中华人民共和国药典:2020 年版.四部[M].北京:中国医药科技出版社,2020.

[5]　霍涛涛,陶春,姚枫枫,等.胃滞留给药系统的研究进展[J].中国新药杂志,2017,26(4):420-426.

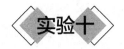

微丸的制备与质量评价

1 实验目的

（1）掌握载药微丸的基本原理。

（2）熟悉挤出滚圆法、离心造粒法、流化床法制备微丸的原理与工艺。

（3）熟悉载药微丸的质量评价方法。

2 实验原理

微丸（pellets），又称小丸，是指直径在 $0.5\sim1.5$ mm 的球形或类球形的剂型，既可以压制成片剂，也可以将速释微丸和缓释微丸装入同一个胶囊中，制作成缓控释胶囊剂，提高治疗效果。

微丸的制备过程主要包括成核（nucleation）、聚结（coalescence）、层结（layering）和磨蚀转移（abrasion trasion transfer）四个阶段。成核是将液体加入或喷入药粉中，通过液桥聚集形成空气-水-固体三相核，体系中不断加入固体粉末和黏合剂，丸核数量也随之增加；聚结是表面稍带有过量水分的丸核随机碰撞形成较大粒子的过程；层结为在已成核体系中加入干燥或润湿的原粉使核成长的过程，加入物的粒径必须小于已成核直径，因每次加入量较少，核的成长速度也较慢；磨蚀转移是丸芯在相互撞击过程中，物质从一个丸芯上剥落而黏附到另一个丸芯表面的过程。

2.1 微丸的分类

按照释放速度划分，微丸的类型主要有速释微丸和缓控释微丸。

2.1.1 速释微丸

速释微丸是将主药和相应的辅料，制作成释放较为迅速的微丸。一般情况下，速释微丸 30 min 内的释放率高于 70%。微丸处方通常通过崩解剂的使用与调控实现对药物释放速度的控制。

2.1.2 缓控释微丸

缓控释微丸是药物与阻滞剂混合制得，或先制成普通丸芯再包缓控释衣膜。根据其组成结构及释药机制的不同可分为三类。

（1）骨架型微丸：由药物与适合的骨架材料、致孔剂混合制备而成。药物通过微丸的骨架结构与水形成黏稠的凝胶层，随着骨架的溶蚀逐渐扩散，其释放速度取决于药物通过凝胶层的扩散速度。骨架材料包括亲水凝胶、水不溶性高分子聚合物以及蜡质脂肪类。亲水性凝胶骨架型微丸的释药机制主要包括骨架溶蚀和药物扩散过程。水不溶性高分子聚合物和蜡质脂肪类骨架型微丸的释药机制是通过胃肠液溶蚀，分散成小颗粒，最后释放出药物。

（2）膜控型微丸：通常由丸芯和外层聚合物包衣膜组成，通过选择合适的衣膜材料、衣膜厚度以及加入致孔剂等方法来控制微丸的释药速率，从而实现定时、定位、定速释放药物。

（3）骨架膜控型微丸：将骨架与膜控技术结合，在骨架型微丸的基础上再对其进行包衣而制成，其可通过选择合适的骨架材料和衣膜材料调控药物的释放，从而获得更好的缓控释效果。

2.2　微丸的制备工艺

微丸的制备方法主要有挤出滚圆法、热熔挤出法、冷凝制粒法、冷冻干燥制粒法、离心造粒法、流化床法和流化床喷涂法等。

（1）挤出滚圆法：该法是目前在实际生产中应用最广泛的一种制丸技术，主要分为 5 个基本步骤，混合、制软材、挤出、滚圆和干燥，即将药物、辅料和黏合剂等充分混匀，置于挤出设备中挤成条柱状，再切割、滚圆、干燥，制成粒径均匀的小球。

（2）热熔挤出法：该法常用单螺杆和双螺杆式熔融挤出机。该法包括热熔软化、成型和固化 3 个步骤。该法制备微丸时不需加水或其他溶剂，不需要干燥过程，因此药物不易发生表面迁移，且该方法操作简便，节省空间，总成本较低，制得的微丸硬度高、稳定性好。但该法不适用于热敏药物。

（3）冷凝制粒法：该法是将熔融的载体材料与药物充分混合形成溶液或混悬液后，喷入惰性液体中，固化形成微丸。此过程分为成形和固化两步，通常前者温度为 25～100℃，为加热-熔融过程；后者温度为 0～40℃，为冷却-固化过程。为使微丸在沉降或上浮的过程中充分冷却，应依据熔融混合物与惰性液体的密度决定熔融物从顶端或底端喷入惰性液体中。该法制得的微丸圆整度好、粒径分布窄，但硬度较差。

（4）冷冻干燥制粒法：该法是将含药的溶液、乳液或混悬液快速喷入－160℃的液氮中，使其骤冷固化，随后通过冷冻干燥除去水分或有机溶剂。该法的主要优点包括能够制备多孔洞的微丸，可以减少热敏性药物的分解，物料浪费少，产量高及可回收有机溶剂等。

（5）离心造粒法：该法是将药物和辅料的混合物喷洒在离心造粒机内制成颗粒状小球，然后滚圆抛光。该法具有操作简单、收率高、成本低以及机械化程度高等优点，且制备的含药微丸释放药物时无骨架效应。喷浆流量和供粉速率是影响造粒质量的重要因素。

（6）流化床制粒法：该法是将药物与辅料加入流化床中并喷入一定量的黏合剂，在气流的作用下使药物和辅料充分混匀，并使之成为具有一定粒径的颗粒。该法的优势在于省时省力;另外,流化床的空间较为密闭,不会浪费较多的物料。在包衣过程中,由于微丸为流化状态,因此可以降低微丸的黏连状况。该制备方法的主要优点有操作简单、粒径均匀、圆整度高。

(7) 流化床喷涂法:该法也叫空气悬浮包埋法。该方法的特点包括:物料高度分散,与衣膜喷涂同步进行,可有效避免黏连问题;采用底喷方式,雾粒和物料同向进行,距离物料较近,有利于保持水分,并更好地附着于物料上;大风量对流,物料为喷泉状流态化,还可进行自转,具有与雾粒均匀接触的机会;干燥同步进行,蒸发强度较高,可采用混悬液或者溶液的方式喷涂主药。

2.3　微丸的特点

微丸制剂属于多单元给药剂型,个别微粒制备工艺上的缺陷不会对整个制剂的释药行为产生影响,释药重现性较好。微丸可增加药物与胃肠道接触面积,从而提高药物的生物利用度。微丸本身具有高载药量的优点,通过几种不同释药速率的小丸组合,可获得理想的释药速率。微丸血药浓度稳定,维持时间较长,可避免对胃黏膜的刺激等不良反应。

2.4　实验药物

奥美拉唑(omeprazole,$C_{17}H_{19}N_3O_3S$,$M=345.417$)为质子泵抑制剂(PPI),主要应用于消化性溃疡及与胃酸有关的消化系统紊乱性疾病,并具有疗效高、疗程短、耐受性好及复发率低的优点。奥美拉唑口服经小肠迅速吸收,1 h 内起效,$0.5 \sim 7$ h 血药浓度达峰值,达峰浓度为 $0.22 \sim 1.16$ mg·L^{-1}。奥美拉唑结构中含有磺酰基苯并咪唑化学结构,属于弱碱性化合物,其稳定性易受各种因素的影响,尤其是在酸性条件下,会很快分解。本品常温下外观为白色或类白色结晶性粉末;无臭;遇光易变色;在甲醇或乙醇中略溶,在丙酮中微溶,在水中溶解度为 0.5 mg·L^{-1},在 0.1 mol·L^{-1} 的氢氧化钠溶液中溶解。

左氧氟沙星(levofloxacin,$C_{18}H_{20}FN_3O_4$,$M=361.373$)作为第三代喹诺酮类抗菌药物,为氧氟沙星的左旋体,具有广谱抗菌作用,其体外抗菌活性约为氧氟沙星的两倍。口服后吸收完全,生物利用度接近 100%。单剂量空腹口服 0.1 g 和 0.2 g 后,血药峰浓度分别达 1.36 mg·L^{-1} 和 3.06 mg·L^{-1},达峰时间约为 1 h。血浆消除半衰期为 $5.1 \sim 7.1$ h。蛋白结合率为 $30\% \sim 40\%$。本品常温下外观为黄色或灰黄色结晶性粉末;无臭,有苦味;微溶于水、丙酮、乙醇、甲醇,极易溶于冰醋酸。

奥美拉唑　　　　　　　　　　　左氧氟沙星

3 实验材料与仪器

3.1 实验材料

奥美拉唑速释微丸：奥美拉唑原料药，奥美拉唑对照品，微晶纤维素（MCC）空白丸芯（28 目），碳酸氢钠，微晶纤维素 PH101（MCC，PH101），滑石粉，羟丙基甲基纤维素 E5（HPMC E5），甲醇，乙腈，盐酸溶液（pH＝1.2），甲醇，0.1 mol·L^{-1} 磷酸氢二钠溶液，磷酸盐缓冲液（PBS，pH＝11.0），纯化水。

左氧氟沙星缓释微丸胶囊：左氧氟沙星原料药，左氧氟沙星对照品，微晶纤维素（MCC）空白丸芯（30～40 目），HPMC E5，欧巴代（Opadry）YS-1-7027，苏丽丝®（Surelease®）乙基纤维素水分散体，硬明胶胶囊壳，0.05 mol·L^{-1} 柠檬酸溶液（用三乙胺调 pH 为 5.5），乙腈，纯化水。

奥美拉唑肠溶微丸：奥美拉唑原料药，奥美拉唑对照品，甘露醇，交联聚乙烯吡咯烷酮（PVPP），HPMC E5，丙烯酸树脂（Eudragit，L30D-55），甲醇，乙腈，氯化钠的盐酸溶液（取氯化钠 2 g，加盐酸 7 mL，加水至 1 L），磷酸氢二钠溶液（0.235 mol·L^{-1}），磷酸盐缓冲液（PBS，pH＝11.0），纯化水。

3.2 实验仪器

电子分析天平，离心造粒机，多功能流化床，智能溶出仪，高效液相色谱仪，挤出滚圆造粒机，鼓风干燥箱，超声波清洗器。

4 实验内容

4.1 奥美拉唑速释微丸的制备

【处方】奥美拉唑 30.0 g，微晶纤维素（MCC）空白丸芯（28 目）300.0 g，碳酸氢钠 200.0 g，MCC PH101 60.0 g，滑石粉 3.2 g，1.5% HPMC 水溶液适量。

【制备】采用离心造粒法制备。将 MCC 空白丸芯放入离心造粒机中，调节主机转速至 200 r·min^{-1}；以 1.5% HPMC 水溶液为黏合剂，打开喷浆泵使丸芯均匀润湿；再将处方量奥美拉唑、碳酸氢钠 100.0 g、MCC PH101 30.0 g 和滑石粉 3.2 g 充分混匀，倒入供粉器中，缓慢调节供粉速度使喷浆供粉状态达到平衡，平衡时喷浆转速 23 r·min^{-1}，供粉转速 7 r·min^{-1}。待供粉结束，再将已充分混匀的 100.0 g 碳酸氢钠和 MCC PH101 30.0 g 加入供粉器中，调节供粉转速至 3 r·min^{-1}。供粉完毕后将微丸取出，放入烘箱内 40℃干燥 12 h，取 18～24 目的微丸进行质量评价。

4.2 左氧氟沙星缓释微丸胶囊的制备

【处方】左氧氟沙星 22.0 g，微晶纤维素（MCC）空白丸芯（30～40 目）20.0 g，HPMC E5

5.5 g,Opadry YS-1-7027 2.0 g,乙基纤维素水分散体 2.1 g,纯化水适量。

【制备】采用流化床喷涂法分别制备左氧氟沙星速释微丸与缓释微丸。称取处方量左氧氟沙星,加入配制好的 5% 的 HPMC E5 水溶液 110 mL 中,搅拌均匀,得上药液。取处方量 MCC 空白丸芯,置流化床内,采用底喷包衣方式包载药层。设置仪器参数:雾化压力 0.8 bar,流化压力 0.5 bar,包覆液流速 0.5 g·min^{-1},舱室温度 50～55℃。载药完成后,继续在舱室内 60℃干燥 30 min,得左氧氟沙星速释微丸。

取上述速释微丸 40 g 置于流化床内,喷涂隔离层,进一步制备缓释微丸。隔离层溶液为固含量 10% 的 Opadry YS-1-7027,喷涂增重 5%。设置仪器参数:雾化压力 1 bar,流化压力 0.6 bar,喷涂液流速 0.2 g·min^{-1},温度 40℃。结束后,在流化床内 60℃恒温流化 30 min。

取上述喷涂隔离层的载药微丸称重后,进一步进行包衣处理,包衣液为 7% 的乙基纤维素水分散体,包衣增重 5%。设置仪器参数:雾化压力 0.8 bar,流化压力 0.6 bar,喷涂速度 0.3 g·min^{-1},温度 40℃。喷涂完成后微丸在 60℃保温 30 min 后出舱,得左氧氟沙星缓释微丸。

将上述制得的速释微丸和缓释微丸按 15∶85(质量比)的比例混合均匀后,填装入硬明胶胶囊壳中,制得左氧氟沙星缓释微丸胶囊,每粒胶囊含左氧氟沙星 0.15 g,装量 0.35 g。

4.3　奥美拉唑肠溶微丸的制备

【处方】奥美拉唑 4.2 g,甘露醇 35.8 g,PVPP 10.0 g,HPMC E5 2.5 g,丙烯酸树脂 L30D-55 30.0 g,纯化水适量。

【制备】采用挤出滚圆法制备。称取处方量的奥美拉唑、PVPP 及甘露醇,混合均匀,加纯化水适量制成软材,经挤出筛板(孔径 0.8 mm)挤成直径相当的条状,进滚圆机使颗粒完全滚圆,于 40℃烘干,取 18～24 目微丸进行包衣。

采用流化床包衣。用 3.0% 的 HPMC 水溶液包隔离层,增重 5%,包衣结束后继续 40℃干燥约 10 min,然后用丙烯酸树脂 L30D-55 水分散体包肠溶衣,增重 60%,包衣完成后 40℃干燥 2 h。包衣参数设置:鼓风机频率 27.5 Hz,喷气压力 0.2 MPa,喷液流速 1 mL·min^{-1},流化温度 33℃。

4.4　奥美拉唑速释微丸的质量评价

4.4.1　奥美拉唑分析方法的建立

(1) HPLC 色谱条件

色谱柱:C18(5 μm,4.6 mm×150 mm);流动相:乙腈-0.1mol·L^{-1}磷酸氢二钠溶液,体积比为 45∶55;柱温:25℃;检测波长:302 nm;流速:1.0 mL·min^{-1};进样体积:10 μL。

(2) 标准曲线的绘制

精密称取奥美拉唑对照品 2 mg,置 10 mL 棕色量瓶中,加乙醇 2 mL 与 PBS(pH=11.0)约 6 mL,振摇使溶解,用 PBS(pH=11.0)稀释至刻度,摇匀,得浓度为 0.2 mg·

mL^{-1}的对照品贮备液。分别精密量取对照品贮备液适量,用流动相稀释,配制浓度为 2、4、8、12、16、20 μg·mL^{-1}的系列对照品溶液。照 HPLC 方法分析,以奥美拉唑浓度为横坐标、峰面积为纵坐标,绘制标准曲线。

4.4.2　奥美拉唑速释微丸的质量评价

(1)圆整度:采用测定微丸平面临界稳定性(one plane critical stability,OPCS)的方法来反映其圆整度。将 1 g 微丸置于平板上,将平板一侧抬起,测量微丸开始滚动时平板与水平面的夹角,夹角越小表示圆整度越好。

(2)载药量:精密称取适量奥美拉唑速释微丸(含药约 15 mg),研磨粉碎后置于100 mL 量瓶中,加入适量甲醇,超声溶解后加甲醇至刻度,摇匀,经 0.45 μm 微孔滤膜过滤。取续滤液用流动相适当稀释后按照 HPLC 方法进样测定,由标准曲线方程计算奥美拉唑含量,计算速释微丸载药量。

(3)体外释放度测定:参照《中国药典》2020 年版四部通则"0931 溶出度与释放度测定法",采用转篮法,转速 80 r·min^{-1},以超声脱气的 900 mL 盐酸溶液(pH=1.2)为释放介质。分别于 5、10、20、30、45、60 min 取样 10 mL,同时补充同温度、等体积释放介质。取出样液经 0.45 μm 微孔滤膜过滤,取续滤液按 HPLC 方法进样测定,由标准曲线方程计算奥美拉唑含量。参照本书实验二《药物固体分散体的制备与质量评价》中累积释放度计算方法,计算不同取样时间点(t)的累积释放度(Q),绘制体外累积释药曲线。

4.5　左氧氟沙星缓释微丸胶囊质量评价

4.5.1　左氧氟沙星分析方法的建立

(1)HPLC 色谱条件

色谱柱:C18(5 μm,4.6 mm×250 mm);流动相:乙腈-0.05 mol·L^{-1}柠檬酸溶液(pH=5.5),体积比为 20∶80;柱温:35℃;检测波长:293 nm;流速:1.0 mL·min^{-1};进样体积:10 μL。

(2)标准曲线的绘制

精密称取左氧氟沙星对照品 2 mg,置于 10 mL 量瓶中,用 0.1 mol·L^{-1}的盐酸溶解并稀释至刻度,摇匀,得 0.2 mg·mL^{-1}的对照品贮备液。分别精密量取对照品贮备液适量,用纯化水稀释,配制浓度为 0.5、1、2、4、10、25 μg·mL^{-1}的系列对照品溶液。照 HPLC方法分析,以左氧氟沙星为横坐标、峰面积为纵坐标,绘制标准曲线。

4.5.2　左氧氟沙星缓释微丸胶囊的质量评价

(1)圆整度:采用 OPCS 的方法,分别测定速释微丸和缓释微丸的圆整度。具体方法同 4.4.2。

(2)胶囊体外累积释放度测定:参照《中国药典》2020 年版四部通则"0931 溶出度与释放度测定法",采用转篮法,转速 100 r·min^{-1},以超声脱气的 900 mL 纯化水为释放介质。分别于 0.5、1、1.5、2、4、6、8、12、24 h 取样 10 mL,同时补充同温度、等体积释放介质。取出样液经 0.45 μm 微孔滤膜过滤,取续滤液按 HPLC 方法进样测定,由标准曲线方程计算左氧氟沙星含量。参照本书实验二《药物固体分散体的制备与质量评价》中累积释放度计算方法,计算不同取样时间点(t)的累积释放度(Q),绘制体外累积释药曲线。

4.6 奥美拉唑肠溶微丸的质量评价

(1)圆整度:采用 OPCS 的方法测定肠溶微丸的圆整度。具体方法同 4.4.2 节。

(2)载药量测定:取肠溶微丸适量(含药 20 mg),置于 100 mL 量瓶,加 PBS(pH=11.0)适量,加乙醇 10 mL,超声 15 min,放冷,用 PBS(pH=11.0)稀释至刻度,摇匀。取上述溶液,经 0.45 μm 微孔滤膜过滤,精密量取续滤液适量,用纯化水定量稀释,制成每 1 mL 中约含 20 μg 奥美拉唑的溶液,照 HPLC 方法进样测定,由标准曲线方程计算奥美拉唑含量。

(3)耐酸力的测定:参照《中国药典》2020 年版四部通则"0931 溶出度与释放度测定法"中第一法测定。以氯化钠的盐酸溶液 500 mL 为介质,转速为 100 r · min^{-1},2 h 后取下转篮。以水冲洗微丸表面酸液,将冲洗后的微丸置于乳钵中,加入少量 PBS(pH=11.0)研细,并转移至 100 mL 棕色量瓶中,加乙醇 20 mL 与 PBS(pH=11.0)约 60 mL,超声使奥美拉唑溶解,用 PBS(pH=11.0)稀释至刻度,摇匀。取上述溶液,经 0.45 μm 微孔滤膜过滤,精密量取 1 mL 续滤液,置于 10 mL 量瓶中,用纯化水稀释至刻度,摇匀。照 HPLC 方法进样测定,由标准曲线方程计算奥美拉唑含量。

(4)体外释放度测定:参照《中国药典》2020 年版四部通则"0931 溶出度与释放度测定法"中第一法测定。首先以 500 mL 氯化钠的盐酸溶液为释放介质,转速为 100 r · min^{-1},2 h 后,在溶出杯中加入预热至 37℃ 的磷酸氢二钠溶液(0.235 mol · L^{-1})400 mL,转速不变,于 5、10、20、30、45、60 min 时取样 10 mL,同时补充同温度、等体积释放介质(0.235 mol · L^{-1}的磷酸氢二钠溶液)。取释放液经 0.45 μm 微孔滤膜过滤,精密量取续滤液 5 mL,加入 0.25 mol · L^{-1} 的氢氧化钠溶液 1 mL,摇匀。照 HPLC 方法进样测定,由标准曲线方程计算奥美拉唑含量。参照本书实验二《药物固体分散体的制备与质量评价》中累积释放度计算方法,计算不同取样时间点(t)的累积释放度(Q),绘制体外累积释药曲线。

5 结果与讨论

5.1 奥美拉唑速释微丸的质量评价

(1)载药微丸的圆整度测定。
(2)载药微丸载药量测定。
(3)载药微丸体外释放度测定。

5.2 左氧氟沙星缓释微丸胶囊的质量评价

(1)药微丸的圆整度测定。
(2)缓释微丸胶囊的体外释放度测定。

5.3 奥美拉唑肠溶微丸的质量评价

（1）载药微丸的圆整度测定。

（2）载药微丸的载药量测定。

（3）载药微丸的耐酸力测定。

（4）载药微丸的体外释放度测定。

6 思考题

（1）设计口服缓控释微丸时主要考虑哪些因素？

（2）微丸剂有何优点？微丸包衣的目的是什么？

（3）微丸胶囊和普通胶囊有何区别？

参考文献

[1] 国家药典委员会.中华人民共和国药典：2020年版.四部[M].北京：中国医药科技出版社,2020.

[2] SUN Z Y,ZHAO H N,LIU Z M. Preparation of 1-deoxynojirimycin controlled release matrix pellets of capsules and evaluation in vitro-in vivo to enhance bioavailability[J]. Journal of Drug Delivery Science and Technology,2019,52：477-487.

[3] 袁鹰,常晓敏,肖帆.奥美拉唑肠溶胶囊的制备研究[J].化学与粘合,2019,41(5)：363-365.

[4] 刘毓婷,苏峰,刘为中,等.缓控释微丸制剂的研究进展[J].广州化工,2017,45(24)：34-36.

[5] 王立,马维阳,张文君,等.离心造粒法制备奥美拉唑速释微丸[J].中国医药工业杂志,2016,47(2)：183-187.

[6] 王立,马维阳,张文君.微丸的研究进展[J].药学研究,2014,33(9)：528-530.

[7] YIN L F,HUANG S J,JIANG S G,et al. In vitro and in vivo evaluation of levofloxacin sustained-release capsules[J]. Drug Development and Industrial Pharmacy,2011,37(1)：33-40.

[8] 刘清飞,周莉玲.水性包衣制备银杏总内酯缓释微丸及其质量评价[J].中国药学杂志,2009,44(14)：1074-1080.

[9] 胡海洋,宋华先,陈大为,等.奥美拉唑肠溶微丸的制备及其处方优化[J].中国药学杂志,2003,38(10)：780-781.

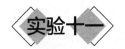

微囊的制备与质量评价

1 实验目的

(1) 掌握微囊的基本原理。

(2) 熟悉复凝聚法和喷雾干燥法制备微囊的基本原理和工艺。

(3) 熟悉微囊质量评价的常用方法。

2 实验原理

微囊(microcapsules,MCs)是指固态或液态药物被载体辅料包封成的微小胶囊。通常粒径在 $1\sim250\ \mu m$ 的称微囊,粒径在 $0.1\sim1\ \mu m$ 的称亚微囊,粒径在 $10\sim100\ nm$ 的称纳米囊。微囊的优点包括:囊材能够防止活性成分受到酸、碱、热、氧化、光或湿气等外界环境的破坏,提高药物的稳定性;有针对性地控制活性成分的释放,制备为缓释或控释制剂;掩盖药物的不良口感和气味;减少胃肠道刺激和潜在毒性。微囊化药物还可以改善传统药物递送途径存在的药物生物利用度和相容性差、吸收率低,以及半衰期短等缺点。目前,采用微囊化技术的制剂主要有解热镇痛药、抗生素、多肽、避孕药、维生素、矿物盐、抗癌药及诊断用药等,特别是蛋白质、酶、激素、肽类等生物技术药物存在口服活性低或注射生物半衰期短的不足,将其微囊化后通过口服或非胃肠道缓释给药,可减少活性的损失或变性,显著提高药物的生物利用度。

2.1 常用制备材料

微囊的囊芯物可以是单一的固体、液体或气体,也可以是固液、液液、固固或气液混合体等,除主药外,还包括为提高微囊化质量而加入的附加剂,如稳定剂、稀释剂、控制释放速度的阻滞剂、促进剂以及改善囊膜可塑性的增塑剂等。微囊的制备通常将主药与附加剂混匀后微囊化;亦可先将主药单独微囊化,再加入附加剂;若有多种主药,可将其混匀再微囊化,亦可分别微囊化后再混合,具体取决于设计要求以及药物、囊材、附加剂的性质与工艺条件等。

微囊的囊材作为影响微囊应用的关键因素,应具有稳定的理化性质,不与囊芯药物发生配伍变化,无毒、无刺激性,有适当的载药和释药能力。目前常用的微囊材料按来源可大致分成四类：天然高分子材料、半合成高分子材料、合成高分子材料和无机材料。天然高分子材料在体内有良好的生物相容性和生物降解性，如海藻酸盐、壳聚糖、阿拉伯胶、透明质酸、淀粉等；半合成高分子材料黏性大、毒性低、成膜性良好，常用的有纤维素衍生物，如甲基纤维素、乙基纤维素、羧甲基纤维素盐、羟丙基甲基纤维素等；合成高分子材料具有机械性能好、热稳定性好等优点包括生物不降解（聚酰胺、硅橡胶等）和生物可降解（聚丙烯酸树脂、聚乙烯醇等）两类；无机材料通常具有良好的化学稳定性和热稳定性，常用的有碳酸盐、磷酸盐等。囊材的选择决定了微囊制剂的性能，可改变药物原有的代谢方式，因此囊材的选型需综合考虑药物代谢过程及其药物微囊的制备工艺。

2.2　微囊制备工艺

微囊根据药物、囊材、剂型功能（粒径、释放、靶向性等要求）的不同，选择不同的囊化制备方法。微囊的制备方法大致可分为物理化学法、化学法和物理机械法。

物理化学法是指囊芯物乳化或悬浮在囊材溶液中，在一定条件下囊材析出，并包覆在囊芯表面而形成微囊。物理化学法在液相中进行，囊芯物与囊材在一定条件下形成新相析出，故又称相分离法，主要包含单凝聚法、复凝聚法、溶剂-非溶剂法和液中干燥法等，其中以单凝聚法和复凝聚法最为常用。单凝聚法是指在囊芯和囊材聚合物如明胶、醋酸纤维素酞酸酯、甲基纤维素、聚乙烯醇等的混合溶液中加入凝聚剂，通过降低聚合物的溶解性，促使聚合物和囊芯一起从溶液中析出成囊。这种凝聚是可逆的，一旦解除形成凝聚的条件，就可发生解凝聚。复凝聚法是以两种或多种带相反电荷的囊材（高分子材料），将芯材乳化、分散或混悬于囊材水溶液中，在静电作用下形成复凝物，从溶液中析出成囊。常用于复凝聚法的复合囊材为明胶-阿拉伯胶、明胶-邻苯二甲基化物、海藻酸盐-壳聚糖等。

化学法系指在溶液中单体或高分子通过聚合反应、缩合反应或交联反应，形成不溶型囊壁的微囊，主要可分为界面聚合法、原位聚合法、锐孔法和化学镀法等，其中界面聚合法和原位聚合法较为常用。界面聚合法是通过分别溶解在不互溶的溶剂中的两种活性单体，在两者界面处发生聚合反应，生成的壁材把芯材包覆。这种方法既适用于包埋水溶性芯材，也能包埋油溶性芯材。原位聚合法是指在微囊胶囊化过程中，生成囊壁的单体和催化剂全部位于囊芯的内部（或外部），单体聚合时逐步形成不溶性的高聚物，包覆在囊芯表面形成微囊。

物理机械法是将固态或液态药物在气相中进行微囊化的方法。该法需要一定的设备条件，有喷雾干燥法、喷雾冻凝法、空气悬浮法、多孔离心法、锅包衣法等，其中喷雾干燥法与喷雾冻凝法应用较多。喷雾干燥法制备微囊的原理是将微细芯材稳定地乳化分散于包囊材料的溶液中形成乳化分散液，然后通过雾化装置将乳化分散液在干燥的热气流中雾化成微细液滴，溶解壁材的溶剂受热迅速蒸发，从而使包埋在微细化芯材周围的壁材形成一种具有筛分作用的网状膜结构，分子较大的芯材被保留在形成的囊膜内，而壁材中的水或其他溶剂等小分子物质因热蒸发而透过网孔顺利移出，使膜进一步干燥固化，得到干燥的粉状微囊。喷雾冻凝法是将芯料分散于熔融的囊材中，然后将混合物喷雾于冷气流中，使囊膜凝固形成微囊。室温为固体。但在较高温度能熔融的囊材，如蜡类、脂肪酸和脂肪醇等，均可采用喷雾冻凝法。

近年来,随着微囊的广泛应用,出现了一些新的微囊制备技术,如溶剂挥发/溶剂萃取法、微流控技术和超临界流体快速膨胀技术等。

2.3　微囊的质量评价

微囊在制剂生产中往往需要进一步加工成片剂、胶囊剂以及肌内注射剂等剂型,所以微囊的质量评价是重要环节。微囊的质量除应符合药典有关制剂的规定外,主要还包括以下内容。

(1)囊形与粒径:微囊的形态应为圆形、椭圆形的封闭囊状物,大小均匀,分散性好。微囊粒径大小应根据所要制成的剂型及用药途径而定。

(2)药物含量:微囊因有囊壁存在,所以在测定主药含量时,首先应将微囊壁粉碎或用少量不溶解囊芯物的溶剂将囊壁溶解,然后采用溶剂提取法提取主药。溶剂的选择原则是使药物最大限度溶出而囊材溶解最少,且溶剂本身不干扰含量测定。

(3)载药量与包封率:对于粉末状微囊,可以仅测定载药量;对于液态介质中的微囊,可用适当方法(如凝胶柱色谱法、离心法或透析法)进行分离后,再测定载药量和包封率。

(4)药物释放速率:为了掌握微囊中药物的释放规律、释放时间及起效部位,必须对微囊进行释放速率的测定。根据微囊的特点,可参考《中国药典》2020年版四部通则"0931 溶出度与释放度测定法"进行。

2.4　实验药物

对乙酰氨基酚(acetaminophen,$C_8H_9NO_2$,$M=151.165$)是苯胺类解热镇痛药,通过抑制前列腺素合成酶,减少前列腺素的合成和释放,发挥解热镇痛的作用。口服吸收迅速、完全,在体液中分布均匀,口服后 $0.5 \sim 2$ h 可达峰值,作用维持 $3 \sim 4$ h。本品常温下外观为无色结晶性粉末;溶于甲醇、乙醇、二氯乙烯、丙酮和乙酸乙酯,微溶于乙醚和热水,几乎不溶于冷水。

非诺贝特(fenofibrate,$C_{20}H_{21}ClO_4$,$M=360.834$)是第三代苯氧芳酸类调脂药,可显著降低血中的甘油三酯、总胆固醇水平及中度升高的高密度脂蛋白胆固醇水平。口服后胃肠道吸收良好,$4 \sim 7$ h 血药浓度达峰值,与食物同服可使非诺贝特的吸收增加。单剂量口服后吸收半衰期与消除半衰期分别为 4.9 h 与 26.6 h。本品常温下外观为白色或类白色结晶性粉末;无臭,无味;极易溶于氯仿,易溶于丙酮或乙醚,略溶于乙醇,几乎不溶于水。

对乙酰氨基酚　　　　　　　　　　　　　非诺贝特

3 实验材料与仪器

3.1 实验材料

对乙酰氨基酚缓释微囊：对乙酰氨基酚原料药，对乙酰氨基酚对照品，阿拉伯胶，明胶，37％甲醛溶液，5％醋酸溶液，20％氢氧化钠溶液，0.4％氢氧化钠溶液，磷酸盐缓冲液（PBS，pH＝5.0），纯化水。

非诺贝特明胶微囊：非诺贝特原料药，非诺贝特对照品，明胶，乙腈，磷酸，吐温-80，无水乙醇，纯化水。

3.2 实验仪器

电子分析天平，恒温磁力搅拌器，pH 计，高速离心机，真空冷冻干燥机，正置电子显微镜，激光粒度分析仪，智能溶出仪，高效液相色谱仪，紫外可见分光光度仪，恒温振荡器，制冰机，喷雾干燥机，蠕动泵，扫描电子显微镜。

4 实验内容

4.1 对乙酰氨基酚缓释微囊的制备

【处方】对乙酰氨基酚 8.0 g，阿拉伯胶 7.0 g，明胶 7.0 g，37％甲醛溶液 2 mL，5％醋酸溶液、20％氢氧化钠溶液适量，纯化水 600 mL。

【制备】采用复凝聚法制备。称取处方量明胶，用纯化水适量浸泡溶胀后，加热溶解，加纯化水至 100 mL，搅匀，制得 7％（质量浓度）的明胶溶液。取纯化水 80 mL 置烧杯中，加入处方量阿拉伯胶粉末，加热至 80℃左右，轻轻搅拌使溶解，加纯化水至 100 mL，制得 7％（质量浓度）的阿拉伯胶溶液，50℃保温备用。称取处方量的对乙酰氨基酚，加入 7％阿拉伯胶溶液中，在 50℃恒温条件下搅拌均匀；然后加入配制好的 7％明胶溶液，继续恒温磁力搅拌 30 min，使其成均匀的混合体系。在不断搅拌下，滴加 5％醋酸溶液于混合液中，调节 pH 至 4.1，进行固化处理，持续搅拌 30 min。将约 30℃纯化水 400 mL 加至上述混合液中，停止加热，继续搅拌，待自然冷却至 32～35℃时，将烧杯置于冰浴中，继续搅拌至温度为 10℃以下。加入 37％甲醛溶液 2 mL，搅拌 15 min，再用 20％氢氧化钠溶液调节 pH 至 8.0，撤去冰浴，继续搅拌 40 min 使固化。停止搅拌后，将微囊混合液静置沉降，小心倾倒弃去上清液，4000 r·min^{-1} 离心 10 min，收集微囊沉淀，用纯化水清洗微囊沉淀至无甲醛味，离心收集沉淀，经冷冻干燥后得类白色对乙酰氨基酚缓释微囊。

【操作注意】

(1) 静置前微囊混合液适当留样备用，用以测定包封率。

(2) 用 5％醋酸溶液调 pH 时，应逐渐滴入，特别是当接近目标 pH 时应更加小心。

(3) 制备微囊过程中，始终伴随搅拌，切勿中断或停止。

4.2　非诺贝特明胶微囊的制备

【处方】非诺贝特 0.6 g，明胶 4.8 g，无水乙醇 800 mL，纯化水 1200 mL。

【制备】采用喷雾干燥法制备。称取处方量的明胶，置于 500 mL 的烧杯中，加入 1200 mL 纯化水，用恒温磁力搅拌器在 50℃条件下高速搅拌使之完全溶解。称取处方量的非诺贝特，溶解在 800 mL 的无水乙醇中。随后，在 50℃搅拌条件下，将非诺贝特乙醇溶液与明胶溶液混合，转移至具塞锥形瓶中，封口膜密封，在恒温振荡器中保持 50℃剧烈摇晃，直至完全混合为澄清的溶液。

在持续磁力搅拌的条件下，将混合溶液用蠕动泵以 7 mL·min^{-1} 的流量推入喷雾干燥机喷嘴（直径 0.7 mm）。喷雾干燥机参数设置：雾化空气压力为 4 kg·cm^{-2}，进风温度为 120℃，出风温度为 65～70℃。干燥空气的抽吸设置为 100%，显示过滤容器压力为 −50 mPa。通过喷雾干燥，制得非诺贝特明胶微囊。

4.3　对乙酰氨基酚缓释微囊的质量评价

4.3.1　对乙酰氨基酚分析方法的建立

采用紫外可见分光光度法。

标准曲线的绘制：精密称取对乙酰氨基酚对照品 5 mg，置于 50 mL 量瓶中，加 0.4% 氢氧化钠溶液 10 mL 溶解后，加纯化水稀释至刻度，摇匀，得浓度为 0.1 mg·mL^{-1} 的对照品贮备液。分别精密量取对照品贮备液 0.2、0.4、0.8、1.2、1.6、2.0 mL，置于 10 mL 量瓶中，加 0.4% 氢氧化钠溶液 1 mL，加纯化水稀释至刻度，摇匀，配制浓度为 2、4、8、12、16、20 μg·mL^{-1} 的系列对照品溶液。以纯化水为空白，按照紫外可见分光光度法于 257 nm 处测定样品的吸光度值，以对乙酰氨基酚浓度为横坐标、吸光度值为纵坐标，绘制标准曲线。

4.3.2　微囊的囊形与粒径

（1）囊形观察：取适量对乙酰氨基酚缓释微囊，加入适量纯化水稀释，制成混悬液，置于载玻片上，在正置电子显微镜下观察微囊的囊形，并拍照记录。

（2）粒径测定：取适量对乙酰氨基酚缓释微囊，加入适量纯化水稀释，制成混悬液，利用激光粒度分析仪测定微囊的粒径及粒径分布。

4.3.3　包封率和载药量

（1）包封率测定：取 1 mL 沉降前的微囊混悬液置于低速离心管中，4000 r·min^{-1} 离心 10 min，用纯化水清洗微囊 3 次，收集上清液与每次洗涤液，合并后转移至 10 mL 量瓶中，加纯化水至刻度，混匀。取 1 mL 定容后的溶液，采用超滤离心管（截留分子量：3 kDa）离心，5000 r·min^{-1} 离心 8 min，取滤出液按 4.3.1 节中的方法测定吸光度，计算未包封药量（$M_{游离药物}$，mg）。另取 1 mL 沉降前的微囊混悬液置于 10 mL 量瓶中，加 0.4% NaOH 溶液至刻度，摇匀，适当稀释后按 4.3.1 节中的方法测定吸光度，计算总药量（$M_{总药量}$，mg）。根据式（11-1）计算包封率（EE）。

$$\text{EE}(\%) = \frac{M_{总药量} - M_{游离药物}}{M_{总药量}} \times 100\%$$ (11-1)

（2）载药量测定：采用溶剂提取法。精密称取 0.5 g 最终制备的微囊粉末（记为 $M_{载药微囊}$，mg）置于烧杯中，加入 5 mL 0.4％氢氧化钠溶液，80℃水浴高温搅拌破坏微囊。将上述溶液转移至 25 mL 量瓶中，加纯化水至刻度，摇匀。取 1 mL 定容后的溶液，采用超滤离心管（截留分子量：3 kDa）离心，5000 r·min^{-1} 离心 8 min，取滤出液经适当稀释后按 4.3.1 节中的方法测定其在 257 nm 处的吸光度，计算微囊包封药量（$M_{包封药物}$，mg）。根据式（11-2）计算载药量（DL）。

$$\text{DL}(\%) = \frac{M_{包封药物}}{M_{载药微囊}} \times 100\%$$ (11-2)

4.3.4 体外释放度测定

参照《中国药典》2020 年版四部通则"溶出度与释放度测定法"中第二法，采用桨法，转速为 100 r·min^{-1}，温度为(37.0±0.5)℃，释放介质为 900 mL PBS(pH=5.0)。取 1 g 微囊粉末置于透析袋（截留分子量：3.5 kDa，使用前在 100℃纯化水中煮沸 1 h）中，夹子封口后置于溶出杯中。分别于 1、3、5、8、12 h 分别取样 5 mL，同时补加同温度、等体积的释放介质。取出样液经 0.45 μm 微孔滤膜过滤，取续滤液经适当稀释后按 4.3.1 节中的方法测定其在 257 nm 处的吸光度，根据标准曲线计算对乙酰氨基酚的含量。参照本书实验二《药物固体分散体的制备与质量评价》中累积释放度计算方法，计算不同取样时间点(t)的累积释放度(Q)，绘制体外累积释药曲线。根据 Q-t 数据分别进行零级、一级、Higuchi 释药方程拟合。

4.4 非诺贝特明胶微囊的质量评价

4.4.1 非诺贝特分析方法的建立

（1）HPLC 色谱条件

色谱柱：C18(5 μm，4.6 mm×250 mm)；流动相：乙腈-0.1％磷酸溶液，体积比为 75：25；检测波长：286 nm；柱温：30℃；流速：1 mL·min^{-1}；进样体积：20 μL。

（2）标准曲线的绘制

精密称取非诺贝特对照品 2 mg，置于 10 mL 量瓶中，加甲醇溶解并稀释至刻度，摇匀，得浓度为 0.2 mg·mL^{-1} 的对照品贮备液。分别精密量取对照品贮备液适量，用甲醇稀释，配制浓度为 2、4、6、8、10、12 μg·mL^{-1} 的系列对照品溶液。按照 HPLC 方法进样分析，以非诺贝特浓度为横坐标、峰面积为纵坐标，绘制标准曲线。

4.4.2 非诺贝特明胶微囊的囊形

采用扫描电子显微镜对非诺贝特微囊进行形貌观察。将适量微囊样品均匀洒落在贴有双面胶带的样品台上，用洗耳球吹去未粘牢的颗粒，喷镀铂导电层后进行非诺贝特微囊的囊形观测。

4.4.3　包封率和载药量

精密称取适量非诺贝特明胶微囊(约含 10 mg 药物,记为 $M_{载药微囊}$,mg),加入装有 200 mL 乙腈-水溶液(50:50,体积比)的具塞锥形瓶中,用恒温磁力搅拌器(50℃)搅拌溶解。取 1 mL 溶液经 0.45 μm 微孔滤膜过滤,取续滤液按照 4.4.1 节中的 HPLC 方法测定,计算微囊中包封非诺贝特的含量($M_{包封药物}$,mg)。分别按式(11-3)与式(11-2)计算包封率(EE)和载药量(DL)。

$$EE(\%) = \frac{M_{包封药物}}{M_{理论药量}} \times 100\%$$　　　　　　(11-3)

式中,$M_{理论药量}$为制备实验中加入的总药量(mg)。

4.4.4　体外溶出度测定

参照《中国药典》2020 年版四部通则"0931 溶出度与释放度测定法"中第二法测定,采用桨法,转速为 100 r·min^{-1},温度为(37.0±0.5)℃,溶出介质为 900 mL 2% 的吐温-80 溶液。称取适量制得的非诺贝特明胶微囊(约含 40 mg 药物),置于明胶硬胶囊壳中,装入沉降篮内,放入溶出杯。分别于 5、10、20、30、40、60、90 min 取样 5 mL,同时补加同温度、等体积的溶出介质。取出溶出液经 0.45 μm 微孔滤膜过滤,取续滤液经适当稀释后按 4.4.1 节中的 HPLC 方法测定,计算非诺贝特的含量。参照本书实验二《药物固体分散体的制备与质量评价》中累积释放度计算方法,计算不同取样时间点(t)的累积溶出度(Q),绘制体外累积溶出曲线。

5　结果与讨论

5.1　对乙酰氨基酚缓释微囊的质量评价

(1)囊形观察与粒径测定。
(2)包封率和载药量测定。
(3)体外释放度测定。

5.2　非诺贝特明胶微囊的质量评价

(1)囊形观测。
(2)包封率和载药量测定。
(3)体外溶出度测定。

6　思考题

(1)影响复凝聚法制备微囊的关键因素是什么?
(2)复凝聚法制备微囊时,微囊的大小与哪些因素有关,如何调节?

（3）喷雾干燥技术制备微囊的主要影响因素有哪些？

参考文献

［1］ 干婷婷,江昌照,陈杭,等.微囊在口服药物制剂中的应用研究进展［J］.中国药学杂志,2022,57(11)：874-880.

［2］ 国家药典委员会.中华人民共和国药典：2020 年版.四部［M］.北京：中国医药科技出版社,2020.

［3］ 王磊,丁四海,刘秀茹,等.对乙酰氨基酚复合微囊缓释栓的制备及体外释放度研究［J］.中国医院药学杂志,2016,36(9)：714-718.

［4］ 许良葵.中药微囊制剂制备及应用研究进展［J］.亚太传统医药,2016,12(10)：55-56.

［5］ YOUSAF A M,KIM D W,KIM J K,et al. Novel fenofibrate-loaded gelatin microcapsules with enhanced solubility and excellent flowability：preparation and physicochemical characterization［J］. Powder Technology,2015,275：257-262.

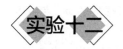

口服液体缓控释制剂的制备与质量评价

1 实验目的

(1) 掌握口服液体缓控释制剂的基本原理与分类。

(2) 熟悉静态法制备药物-离子交换树脂复合物的方法。

(3) 熟悉口服液体缓控释制剂的质量评价方法。

2 实验原理

口服液体缓控释制剂(oral liquid sustained and controlled release preparations, OLSCRPs)是一种将缓控释药物颗粒分散在液体介质中形成的口服多相复合体系。该类制剂可减少患者的服药次数,易于吞咽,提高患者用药依从性;血药浓度稳定,生物利用度高,有利于增强疗效。对于临床上半衰期短、需要频繁给药且不良反应较大的药物,可以考虑制成口服液体缓控释制剂。口服液体缓控释制剂可直接以液体形式服用,也可以临时调配成液体形式服用。目前口服液体缓控释制剂以缓控释混悬液为主,分散的微粒可以是微囊、微球或乳滴,分散介质可以是水、糖浆或其他可供服用的油性液体。

2.1 常用的制备方法

口服液体缓控释制剂包括缓控释混悬剂和纳米乳剂。目前,离子交换树脂、缓释微粒、纳米晶、纳米乳等技术已经成功应用于制备口服液体缓控释制剂。

(1) 离子交换树脂:离子交换树脂是一种药物载体,药物在溶液中电离为带电荷的药物离子,药物离子在溶液中扩散至离子交换树脂的表面和骨架网状结构的内部,并与其活性基团上的平衡离子发生交换反应,以化学键的形式与离子交换树脂结合,且药物本身的理化性质基本不发生改变。由于离子交换是一个可逆反应,药物树脂经口服后,与胃肠道内存在的大量生理性离子发生交换反应,从而实现药物的持续释放。此外,将药物树脂复合物包衣或微囊化能更好地控制药物的释放速率。以药物树脂复合物为核心,选择适当的水不溶性但可渗透的聚合物(如乙基纤维素)进行包衣,可以获得更理想的缓释效果。以离子交换树脂为载体制备的口服液体缓控释制剂具有可以控制药物释放速率、减少药物的苦味、提高药物的稳定性、降低药物的不良反应等优点，但仅适用于酸性或碱性药物，且生产工艺也较为复杂。

（2）缓释微粒：微粒缓释技术在口服液体缓释制剂开发中具有很好的应用潜力，主要包括微球制剂和微囊制剂两种。微球是指药物分散或吸附在高分子聚合物基质中而形成的微粒分散体系，微囊是指固态或液态药物被高分子囊材包裹而成的药库型微型胶囊。

（3）纳米晶：纳米晶是一项提高难溶性药物溶解度的新型纳米给药系统。其缓释机制是将难溶性药物的晶体或前药分散在液体介质中，经粉碎或重结晶处理得到纳米级别的药物晶体。口服后，颗粒缓慢溶解，从而达到长效的目的。除了必要的稳定剂外，纳米晶不需要任何其他辅料，以药物本身为递送系统，安全性高，载药量高。

（4）纳米乳：纳米乳是由水、油、表面活性剂和助表面活性剂等自发形成，乳滴粒径为 $1\sim100$ nm，具有热力学稳定性的胶体溶液。由于药物被包载于油相中，可避免与水直接接触，显著提高了药物的溶解度，在外水相中药物含量非常小，从而减轻药物对胃肠道的刺激性。

2.2 体外质量评价方法

口服缓控释制剂的质量研究项目主要包括性状、鉴别、释放度、重（装）量差异、含量均匀度、有关物质、微生物限度、含量测定等。其中，释放度方法研究及其限度确定是口服缓控释制剂质量研究的重要内容。通常采用经典的释放度测定法，此外还有流通池法、往复运动筒法等。在不同温度、转速、介质等条件下测定释放度并进行数据拟合，其中缓释制剂的释药数据可用一级方程和 Higuchi 方程等拟合，控释制剂的释药数据可用零级方程拟合。

2.3 实验药物

磷酸奥司他韦(oseltamivir phosphate, $C_{16}H_{28}N_2O_4 \cdot H_3PO_4$, $M=410.404$)是目前公认最为有效的流感治疗药物之一，为一线治疗药物。OP 作为前药进行口服给药，其活性代谢物奥司他韦羧酸盐(oseltamivir carboxylate, OC)是选择性的神经氨酸酶抑制剂，通过阻断子代病毒粒子的释放，可有效抑制甲型和乙型流感病毒的复制。口服给药后，OP 在胃肠道被迅速吸收转化为 OC, OC 浓度在 5 h 内达到最高水平。OP 的半衰期为 $1\sim3$ h，而 OC 的半衰期为 $6\sim10$ h。OC 主要通过肾小球滤过和肾小管分泌被肾脏消除。本品常温下外观为白色或类白色结晶性粉末；在水或甲醇中易溶，在 N,N-二甲酰胺中微溶，在乙醚中几乎不溶。

马来酸卡比沙明(carbinoxamine maleate, $C_{20}H_{23}ClN_2O_5$, $M=406.863$)是第一代乙醇胺类的抗组胺药，用于各种儿童过敏性疾病的治疗和荨麻疹的对症治疗，并且胃肠道不良反应少。口服本品的缓释剂型 16 mg，达峰时为 6.7 h，$t_{1/2}$ 约为 17.0 h，与服用常释剂型 8 mg、每 6 h 一次具有生物等效性。本品常温下外观为白色结晶性粉末；无味；在水中极易溶解，乙醇和三氯甲烷中易溶，乙醚中微溶。

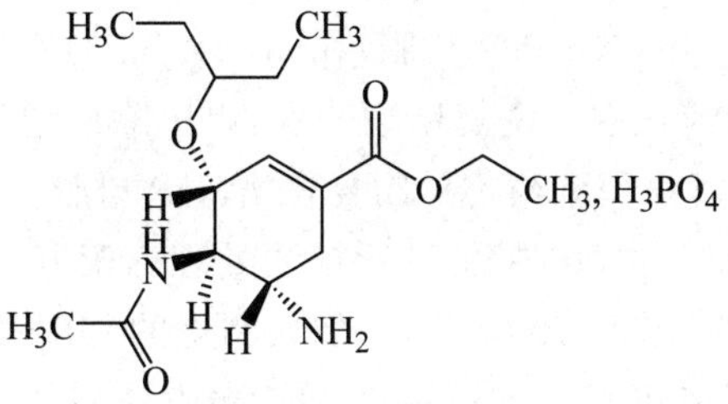

磷酸奥司他韦 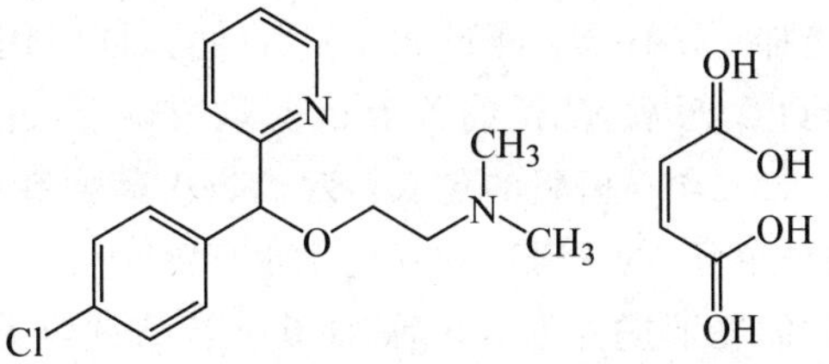　　　　　　　　　　　　马来酸卡比沙明

3　实验材料与仪器

3.1　实验材料

磷酸奥司他韦口服缓释混悬液：磷酸奥司他韦原料药，磷酸奥司他韦对照品，Amberlite®IRP69 树脂，聚乙二醇 4000（PEG 4000），聚乙二醇 400（PEG 400），Eudragit RS100，Eudragit RL100，乙醇，液体石蜡，司盘-80，甘露醇，蔗糖，黄原胶，对羟基苯甲酸甲酯，对羟基苯甲酸丙酯，丙二醇，二甲基硅油，甜橙香精，FD&C 黄 6 号，石油醚，磷酸氢二钾，磷酸，甲醇，乙腈，氯化钠，氢氧化钾，纯化水。

马来酸卡比沙明口服缓释混悬液：马来酸卡比沙明原料药，马来酸卡比沙明对照品，Amberlite®IRP69 树脂，PEG 4000，1,2-丙二醇，Kollicoat SR 30D，柠檬黄，蔗糖，麦芽糊精，甘油，羟苯甲酯，羟苯丙酯，黄原胶，焦亚硫酸钠，胭脂红，草莓香精，香蕉香精，吐温-80，三水合磷酸氢二钾，三乙胺，磷酸，磷酸二氢钾，甲醇，纯化水。

3.2　实验仪器

电子分析天平，恒温磁力搅拌器，恒温水浴锅，超声波清洗器，pH 计，高效液相色谱仪，激光粒度分析仪，智能溶出仪，真空泵，鼓风干燥箱，流化床，扫描电子显微镜，X 射线荧光光谱仪，标准药筛（100 目）。

4　实验内容

4.1　磷酸奥司他韦口服缓释混悬液的制备

【处方】磷酸奥司他韦（OP）1.5 g，Amberlite®IRP69 树脂 1.5 g，PEG 4000 2.5 g，PEG 400 1.88 g，Eudragit RS100 75 mg，Eudragit RL100 75 mg，乙醇 6 mL，液体石蜡 40 mL，司盘-80 2 mL，甘露醇 500 mg，蔗糖 500 mg，黄原胶 400 mg，对羟基苯甲酸甲酯 16 mg，对羟基苯甲酸丙酯 5 mg，丙二醇 40 mg，二甲基硅油 50 mg，甜橙香精 5 mg，FD&C 黄 6 号 5 mg，石油醚 100 mL，纯化水适量。

【制备】

（1）含药树脂的制备：称取处方量 OP 溶于 500 mL 的纯化水中，搅拌溶解，制得

3 mg·mL^{-1} 的 OP 溶液；然后加入处方量 Amberlite® IRP69 树脂,在(37.0±0.5)℃下恒温搅拌 3 h 载药；静置 0.5 h 后抽滤,同时用适量纯化水冲洗滤留物 3 次,以去除残留的游离药物；最后,滤留物置于 50℃烘箱烘干,过 100 目筛得到药物树脂复合物(OP 树脂)。

(2) 含药树脂的包衣:为了防止药物突然释放,对 OP 树脂进行浸渍处理。配制 25%(质量浓度)的 PEG 4000 纯化水溶液 10 mL 为浸渍剂,升温至 60℃,加入制得的 OP 树脂,于此温度下搅拌 0.5 h 后,抽滤取滤渣并烘干得浸渍树脂。采用乳化-溶剂蒸发法对预处理后的含药树脂进行微胶囊化。分别取处方量的 Eudragit RS100 和 Eudragit RL100,在 40℃水浴加热下溶于 6 mL 乙醇中,待充分溶解后加入 1.88 g 的 PEG 400,并搅匀得到分散相(内相),再缓慢加入 1.25 g 浸渍后的 OP 树脂,磁力搅拌使保持混悬状态。另取一个空烧杯,加入 40 mL 液体石蜡和 2 mL 司盘-80,持续搅拌,作为连续相(外相)。对连续相进行水浴加热,待温度升至 40℃,吸取分散相溶液,少量多次滴加入连续相,并恒温持续搅拌 4 h,搅拌过程中注意使树脂一直均匀分散。反应结束后静置冷却,最后进行抽滤处理并用 100 mL 石油醚清洗滤渣表面残留的液体石蜡,取滤留物烘干得到 OP 包衣微囊(OP-CM)。

(3) 混悬液的制备:将处方量甘露醇和蔗糖溶解于约 50 mL 纯化水中,制为糖醇溶液。在搅拌状态下将 400 mg 黄原胶少量多次加入到糖醇溶液中,然后继续搅拌 1 h。另取处方量的对羟基苯甲酸甲酯和对羟基苯甲酸丙酯溶于 40 mg 丙二醇,涡旋 60 s。将两部分溶液混合,搅拌 30 min 后,加入处方量二甲基硅油、甜橙香精和 FD&C 黄 6 号,使用纯化水定容至 100 mL 得混悬基质。取制备的 OP-CM 加入混悬基质混合,分散均匀,得磷酸奥司他韦缓释混悬液(每 mL 约含 12 mg OP)。

4.2 马来酸卡比沙明口服缓释混悬液的制备

【处方】马来酸卡比沙明 20.0 g,Amberlite® IRP69 树脂 20.0 g,PEG 4000 100.0 g,1,2-丙二醇 0.5 g,Kollicoat SR 30D 31.65 g,柠檬黄 0.501 g,蔗糖 150.0 g,麦芽糊精 100.0 g,甘油 25.0 g,羟苯甲酯 0.9 g,羟苯丙酯 0.1 g,黄原胶 1.5 g,焦亚硫酸钠 0.25 g,胭脂红 0.001 g,草莓香精 0.05 g,香蕉香精 0.05 g,吐温-80 0.55 g,纯化水适量。

【制备】

(1) 含药树脂的制备:称取处方量马来酸卡比沙明加入 250 mL 的纯化水中,充分搅拌溶解,然后加入处方量的 Amberlite® IRP69 树脂,在 40℃水浴条件下,搅拌 2 h 使混合完全,静置 0.5 h,抽滤,同时用适量纯化水冲洗滤留物 2 次,以去除残留的游离药物,滤留物置于 50℃烘箱干燥 3~4 h,过 100 目筛得到药物树脂复合物(CM-树脂)。

(2) 含药树脂的包衣:配制 40%(质量浓度)的 PEG 4000 水溶液 250 mL 为浸渍剂,加入制得的 CM-树脂,搅拌浸渍 0.5 h,然后抽滤,取滤留物置于 50℃烘箱干燥,得浸渍 CM-树脂。利用底喷流化床对浸渍 CM-树脂包衣处理。称取处方量的 1,2-丙二醇加入 68 mL 纯化水中,充分搅拌溶解,加入处方量的 Kollicoat SR 30D,搅拌混合均匀,得包衣液。用流化床将包衣液喷在浸渍 CM-树脂上,包衣增重为 30%,包衣条件:进风温度为 40℃,风量为 40 m^3·h^{-1},雾化空气压力为 3.0 kg·cm^{-2},物料温度为 30℃,包衣液流速为 1 g·min^{-1}。包衣后 CM-树脂在 40℃条件下固化 8 h,得包衣 CM-树脂。

(3) 混悬液的制备:将 0.5 g 柠檬黄溶解在 250 mL 的纯化水中,加入蔗糖,室温搅拌溶解,然后加入麦芽糊精 100.0 g,室温搅拌使麦芽糊精完全溶解,此溶液为主溶液。另取一个烧杯,加入处方量的甘油、羟苯甲酯和羟苯丙酯,50℃条件下搅拌 5 h,冷却至室温,搅拌条件下将黄原胶 1.5 g 缓慢加入溶液中,室温搅拌 30 min,形成均匀分散的胶质溶液。将胶质溶液在搅拌条件下加入主溶液中,室温搅拌 24 h。称取焦亚硫酸钠 0.25 g,0.001 g 柠檬黄和 0.001 g 胭脂红,0.55 g 吐温-80,用 100 mL 纯化水溶解后加入上述溶液中。分别称取草莓香精和香蕉香精,直接加入上述溶液中。最后,将制得的包衣 CM-树脂用 100 mL 纯化水分散,搅拌均匀后加入主溶液,以纯化水定容至 500 mL,得马来酸卡比沙明口服缓释混悬液。

4.3　磷酸奥司他韦口服缓释混悬液的质量评价

4.3.1　磷酸奥司他韦分析方法的建立

(1) HPLC 色谱条件

色谱柱:C18(5 μm,4.6 mm×250 mm);流动相:甲醇-乙腈-0.05 mol·L^{-1} 磷酸氢二钾溶液(用 1 mol·L^{-1} 的氢氧化钾溶液调节 pH 值至 5.6),体积比为 245∶135∶620;柱温:50℃;检测波长:207 nm;流速:1.0 mL·min^{-1};进样体积:20 μL。

(2) 标准曲线的绘制

精密称取 OP 对照品 2 mg,置于 10 mL 量瓶中,纯化水溶解后,加纯化水至刻度,摇匀,得浓度为 0.2 mg·mL^{-1} 的对照品贮备液。分别精密量取对照品贮备液适量,用纯化水稀释,配制浓度为 5、10、20、40、60、80 μg·mL^{-1} 的系列对照品溶液。按照 HPLC 方法进样分析,以 OP 浓度为横坐标、峰面积为纵坐标,绘制标准曲线。

4.3.2　磷酸奥司他韦口服缓释混悬液的质量评价

(1) 外观观测:振摇 OP-CM 缓释混悬液,观察其外观及流动性。使用扫描电镜对空白树脂、载药树脂以及包衣载药树脂颗粒外观进行显微观察。

(2) pH 值测定:使用 pH 计检测 OP-CM 缓释混悬液的 pH 值。

(3) 粒径大小及粒度分布测定:使用激光粒度仪,测定 OP-CM 的粒径大小及粒度分布。

(4) 沉降体积比(F)测定:用密塞量筒取 50 mL 自制的 OP-CM 缓释混悬液,密塞,用力振摇 1 min,记录混悬液的初始高度 H_0,静置 3 h,记录沉降物的高度 H,通过式(12-1)计算 F 值。

$$F = H/H_0 \qquad\qquad (12\text{-}1)$$

根据《中国药典》2020 年版 0123 规定,F 值应不小于 0.90。F 值越大,表明混悬液越不易沉降。

(5) 含量测定:精密量取 0.5 mL 自制的 OP-CM 缓释混悬液于 100 mL 量瓶中,加入 4 mL 甲醇和 0.5 mol·L^{-1} 氯化钠溶液适量,并将其于(60±0.5)℃下水浴搅拌 4 h,超声 10 min,待冷却后定容。样液经 0.45 μm 微孔滤膜滤过,取续滤液按 4.3.1 节中的 HPLC 色谱条件进样检测,计算缓释混悬液中 OP 含量。

(6) 体外释放度测定:参照《中国药典》2020 年版四部通则"0931 溶出度与释放度测定

法",采用浆法,转速 50 r·min^{-1},以 900 mL 0.15 mol·L^{-1} 的氯化钠溶液为释放介质,溶出仪温度保持在(37.0±0.5)℃。分别精密称取 OP 树脂、OP-CM 和自制 OP-CM 缓释混悬液(约含 OP 60 mg)加入释放介质中,分别于 0.5、1、2、4、6、8、12 h 取样 5 mL,同时补充等温、同体积释放介质。样液经 0.45 μm 微孔滤膜过滤,取续滤液按 4.3.1 节中的 HPLC 方法进样检测。参照本书实验二《药物固体分散体的制备与质量评价》中累积释放度的计算方法,计算 OP 树脂、OP-CM 和自制 OP-CM 缓释混悬液不同取样时间点(t)的累积释放度(Q),绘制体外累积释药曲线。根据 Q-t 数据,分别采用零级方程与一级方程进行释放拟合。

4.4   马来酸卡比沙明口服缓释混悬液的质量评价

4.4.1   马来酸卡比沙明分析方法的建立

(1)HPLC 色谱条件

色谱柱:C18(5 μm,4.6 mm×250 mm);流动相:甲醇-磷酸盐缓冲液(pH=5.5,4.4 g K$_2$HPO$_4$·3H$_2$O 用纯化水溶解并定容至 1000 mL,加三乙胺 1 mL,用磷酸调节 pH 值至 5.5),体积比为 40∶60;柱温:30℃;检测波长:225 nm;流速:1.0 mL·min^{-1};进样体积:20 μL。

(2)标准曲线的绘制

精密称取马来酸卡比沙明对照品 2 mg,置于 10 mL 量瓶中,加甲醇溶解并稀释至刻度,摇匀,制得 0.2 mg·mL^{-1} 的对照品贮备液。分别精密量取对照品贮备液适量,用甲醇稀释,配制浓度为 0.1、0.5、1、2、4、8 μg·mL^{-1} 的系列对照品溶液。按照 HPLC 方法进样分析,以马来酸卡比沙明浓度为横坐标、峰面积为纵坐标,绘制标准曲线。

4.4.2   马来酸卡比沙明口服缓释混悬液的质量评价

(1)外观观测:同磷酸奥司他韦口服缓释混悬液。

(2)pH 值测定:同磷酸奥司他韦口服缓释混悬液。

(3)粒径大小及粒度分布测定:同磷酸奥司他韦口服缓释混悬液。

(4)沉降体积比(F)测定:同磷酸奥司他韦口服缓释混悬液。

(5)药物树脂 X 射线衍射测定:分别取马来酸卡比沙明原料药、空白 Amberlite IRP69 阳离子交换树脂,以及药脂比为 1∶1 的载药树脂复合物和物理混合物适量,进行 X 射线衍射扫描,扫描速率为 2° min^{-1},2θ 角度为 5°~60°。

(6)载药量测定:精密称取包衣药物树脂 5 mg(记为 $M_{载药树脂}$,mg),置于 100 mL 磷酸二氢钾溶液(0.4 mol·L^{-1})中,20℃搅拌 6 h 使药物解离,取上清液用 0.22 μm 微孔滤膜过滤,取续滤液按照 4.4.1 节中的 HPLC 法测定,计算树脂中包封的药物量($M_{包封药物}$,mg),根据式(12-2)计算载药树脂的载药量(DL)。

$$DL(\%) = \frac{M_{包封药物}}{M_{载药树脂}} \times 100\% \tag{12-2}$$

(7)体外释放度测定:参照《中国药典》2020 年版四部通则"0931 溶出度与释放度测定法",采用浆法,转速 50 r·min^{-1},以 900 mL 0.4 mol·L^{-1} 的磷酸二氢钾溶液为释放介质,溶出仪温度保持在(37.0±0.5)℃。精密量取马来酸卡比沙明口服缓释混悬液加入释放介质中并计时,分别于 0.5、1、2、4、6、8、12 h 取样 5 mL,同时补充等温、同体积释放介质。样液经 0.45 μm 微孔滤膜过滤,取续滤液按 4.4.1 节中的 HPLC 法进样检测。参照本书实验二《药物固体分散体的制备与质量评价》中累积释放度计算方法,计算缓释混悬液在不同取样时间点(t)的累积释放度(Q),绘制体外累积释药曲线。根据 Q-t 数据,采用一级方程、Higuchi 方程、Ritger-Peppas 方程和 Weibull 方程进行释放行为拟合。

5　结果与讨论

5.1　磷酸奥司他韦口服缓释混悬液的质量评价

(1) 外观观测、pH 值、粒径大小及粒度分布测定。
(2) 沉降体积比测定。
(3) 药物含量、体外累积释放度及释放机制。

5.2　马来酸卡比沙明口服缓释混悬液的质量评价

(1) 外观观测、pH 值、粒径大小及粒径分布测定。
(2) 沉降体积比测定。
(3) 药物树脂 X 射线衍射测定。
(4) 药物载药量、体外累积释放度及释放机制。

6　思考题

(1) 口服缓释混悬液的制备常用的制备技术有哪些? 试分析其特点及局限性。
(2) 离子交换树脂的分类及其特点是什么?

参考文献

[1] 陈晓琳.磷酸奥司他韦口服缓释混悬液的制备及其体内外评价[D].镇江:江苏大学,2022.
[2] 孟月,张自强,何淑旺,等.儿童口服给药液体剂型研究进展[J].中国药科大学学报,2021,52(1):113-121.
[3] 李金龙,王甜甜,王艳娇,等.马来酸卡比沙明树脂复合物包衣缓释系统的制备工艺研究[J].中国药剂学杂志,2020,18(2):79-92.
[4] QU Y,LAI W L,XIN Y R,et al. Development,optimization,and evaluation in Vitro/in Vivo of oral liquid system for synchronized sustained release of levodopa/benserazide[J]. AAPS PharmSciTech, 2019,20(8):312.
[5] TORNE S R,SHEELA A,SARADa N C. A review on oral liquid as an emerging technology in controlled drug delivery system[J]. Current Pharmaceutical Design,2018,24(13):1349-1356.
[6] 张玉枝.马来酸卡比沙明口服缓释混悬液的研究报告[D].延吉:延边大学,2018.

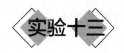

膜剂的制备与质量评价

1 实验目的

(1) 掌握常用成膜剂的制备原理。

(2) 熟悉流延法、热熔挤出法和3D打印技术制备膜剂的方法和操作要点。

(3) 熟悉膜剂常用的质量评价方法。

2 实验原理

膜剂(films/pellicles)系指药物与适宜的成膜材料经加工制成的膜状制剂。可供口服、口含、舌下或黏膜给药,也可用于眼结膜囊内或阴道内,或外用于皮肤和黏膜创伤、烧伤或炎症表面的覆盖。膜剂的形状、大小和厚度等视用药部位的特点和含药量而定。一般膜剂的厚度为 $0.1 \sim 0.2$ mm,通常不超过 1 mm,面积为 1 cm^2 的可供口服,0.5 cm^2 的供眼用,5 cm^2 的供阴道用,其他部位应用时可根据需要剪切成适宜大小。

2.1 膜剂的分类及特点

膜剂根据结构可分为单层膜剂、多层膜(复合)剂与夹心膜剂等,根据给药途径可分为口服膜剂、黏膜用膜剂,如口腔贴膜以及舌下、口含、眼用、鼻用及阴道用膜等。

相比于传统制剂,膜剂具有独特的优势:生产工艺简单,成本低;给药方便,患者顺应性高;口溶膜无需饮水即可服用,特别适合有吞咽困难的老人和儿童;相比液体制剂,易于精确分剂量;舌下膜、颊黏膜黏附膜和阴道膜中的药物经黏膜吸收,可避免首过效应,生物利用度高;若采用适宜的成膜材料可以延缓药物的释放,减少给药频率和给药剂量。

膜剂也有一定的局限性:又轻又薄,易吸潮,对包装材料的要求较高;载药量低,不适于剂量较大的药物制剂;苦味药物的口腔膜剂需进行掩味或矫味处理;重量差异不易控制,收率不高。

2.2 常用成膜材料及附加剂

膜剂的处方一般包括主药、成膜材料、增塑剂、表面活性剂、矫味剂和色素等。常用的成膜材料有天然材料(如淀粉、纤维素、明胶、白及胶等)与合成材料(如纤维素衍生物、聚乙烯醇等)两大类,最常用的有羟丙基甲基纤维素(HPMC)、聚乙烯醇(PVA)、羟丙基纤维素(HPC)、聚乙烯吡咯烷酮(PVP)等。增塑剂能使制得的膜柔软并具有一定的抗拉强度。常用的增塑剂有甘油、乙二醇、山梨醇等。其他常用辅料还有:①着色剂,常用食用色素,增加膜剂的美观度和识别度;②遮光剂,常用二氧化钛,增加药物对光的稳定性;③矫味剂,常用蔗糖、甜菊苷等,掩盖药物苦味以改善口感;④填充剂,常用碳酸钙、淀粉等,有利于成型和分剂量;⑤表面活性剂,常用吐温-80、十二烷基硫酸钠、豆磷脂等,使不溶性药物更易分散。

2.2　膜剂的常用制备工艺

膜剂的制备方法有流延法、热熔挤出法、3D打印技术及静电纺丝技术等,目前的上市品种多采用流延法制备。

(1) 流延法又称涂膜法、匀浆制膜法,是将药物与辅料溶解或分散在适当的溶剂中,制备均匀的浆液,经脱泡处理后,涂布、干燥成膜。其简要过程是将成膜材料溶于适当的溶剂中滤过,与药物溶液或细粉及附加剂充分混合成药浆,然后用涂膜机涂膜成所需要的厚度,烘干后根据主药含量计算出单位剂量膜的面积,剪切成单剂量的小格,包装即得。小量制备时,可将药浆倾于洁净的平板玻璃上涂成宽厚度一致的涂层即可。

(2) 热熔挤出法是将药物与各辅料混合均匀,加热熔融后挤出成膜。制备过程中,将药物、成膜材料和其他辅料混合加热至熔点,使其成为均匀的熔融状态的混合物,施加外力将混合物通过带孔的模具,形成所需薄膜,待挤出的薄膜冷却后,再进行切割和包装形成膜剂。该法具有使用辅料较少、成本低、无需溶剂和水、操作简单高效、易实现扩大生产等优势,但对处方组成的要求较高,适用的药物有限,尤其不适用于热敏感药物。

(3) 3D打印技术主要包括喷墨打印和柔性打印。喷墨打印是将药物溶液喷射至空白膜上,干燥成膜;柔性打印是通过一系列转动辊将定量的含药溶液或混悬液沉积至空白膜上成膜。3D打印技术具有稳定性好、载药量准确、灵活性强等优势,可实现患者个性化给药,但其制备的膜剂均面临载药量不够的问题,影响药物的释放和吸收。

(4) 静电纺丝技术是一种在高压静电场作用下,将聚合物溶液喷射至接收装置,形成纤维膜的纳米纺丝技术。近年来该技术被广泛应用于基于纳米纤维制备的膜剂,除了因纳米纤维比表面积大提高载药量外,还能有效地提高药物的溶解度和渗透性,并具有优良的机械强度和柔韧性,可实现对药物的控释。

2.3　质量评价

对于膜剂的质量评价,在对其作为药用产品基本质量特性评价的基础上,还要针对膜剂的制剂特点,在物理、化学和生物学特性上进行评价。

2.3.1　外观性状

(1)《中国药典》2020年版规定膜剂外观应完整光洁、厚度一致、色泽均匀、无明显气泡。多剂量的膜剂,分格压痕应均匀清晰,并能按压痕撕开。

（2）平均厚度及重量差异

平均厚度：膜剂的厚度会影响膜剂的均匀性及质量，厚度偏小、偏大都会对膜剂的脱膜产生影响，并直接关系到剂量的准确性。

重量差异：《中国药典》2020 年版规定了膜剂重量差异限度，根据膜剂平均重量不同，规定在 ±7.5％、±10％、±15％ 三个限度内。凡进行含量均匀度检查的膜剂，一般不再进行重量差异检查。

（3）理化特性

理化特性包括机械性能、物相分析、含量均匀度等。

① 机械性能：通常采用拉伸试验测定拉伸强度和断裂伸长率等参数，以评价膜剂的机械性能。一般情况下，随着增塑剂含量的增加，膜材的伸长率也随之增加。也可通过反复折叠膜剂，考察耐折性能，即在膜剂相同位置重复折叠和展开数次直到薄膜破裂，通过记录折叠和展开的次数来确定其折叠耐力。由于使用时并不会折叠膜剂，因而耐折性能考察实际意义不大。

② 物相分析：膜剂中药物结晶的形成会降低药物的黏膜透过量，进而影响药物溶出，降低吸收效率，可通过差示扫描量热技术、X 射线粉末衍射技术、扫描电镜分析法等对膜剂进行物相分析鉴别。在制备膜剂中应抑制药物的结晶，以无定型固态存在的药物生物利用度更高，吸收更好。

③ 含量均匀度：可参考《中国药典》2020 年版四部通则"0941 含量均匀度检查法"，检查膜剂中含量均匀度是否符合规定。

2.3.2 生物学特性

常见的生物学特性评价指标包括崩解时限、体外溶出度、黏膜黏附性和黏膜透过性等。

（1）崩解时限（溶化时限）：崩解时限是速溶膜剂的重要特征，通常控制在 30～120 s。测定时一般是将膜剂固定，滴加溶液，或将膜置于溶液中，搅拌或往返升降装置，记录膜崩解或溶解的时间。

（2）体外溶出度：可将膜剂用沉降篮等装置固定，采用桨法测定，也可用漏槽式溶出仪考察。

（3）黏膜黏附性和黏膜透过性：可用物性分析仪测定从黏膜上剥离膜剂所需的力，或将空白膜剂按压在受试者口腔黏膜上，以其完全溶蚀或脱落的时间来评价膜剂的黏膜黏附性。口腔黏膜透过性常以离体动物口腔黏膜为生物膜，用 Franz 扩散池测定扩散至接受池中的药量和速率来评价。

此外，根据产品自身特性及应用，还可能需考察含水量、稳定性、表面 pH 值、黏性、抗撕裂性、膨胀性能等。口腔膜剂还需评价其口感，通常采用志愿者进行感官评价，但主观性较强，且不适用于毒性药物。

2.4 实验药物

利培酮（risperidone，$C_{23}H_{27}FN_4O_2$，$M=410.493$）为苯丙异恶唑衍生物，是一种精神类药物，用于治疗急性和慢性精神分裂症。口服吸收迅速、完全，不受食物影响，用药 1 h 后即达血药峰浓度,消除半衰期约为 3 h,大多数患者在 1 d 内达到稳态。在体内部分代谢为 9-羟利培酮,具有药理活性,其消除半衰期为 24 h。本品常温下外观为白色或类白色粉末或结晶性粉末;在甲醇中溶解,在乙醇中略溶,在水中几乎不溶,在 0.1 mol·L^{-1} 的盐酸溶液中略溶。

对乙酰氨基酚,参见本书实验十一《微囊的制备与质量评价》。

利培酮

3　实验材料与仪器

3.1　实验材料

利培酮口溶膜:利培酮原料药,利培酮对照品,枸橼酸,羟丙甲基纤维素 E15(HPMC E15),微晶纤维素(MCC),麦芽糊精,甘油,二氧化钛,甲醇,醋酸铵,冰醋酸,人工唾液(8.00 g·L^{-1} 氯化钠,0.19 g·L^{-1} 磷酸二氢钾,2.38 g·L^{-1} 磷酸氢二钠,pH=6.8),生理盐水,纯化水,猪口颊黏膜(将电休克的猪口颊小心取下,用生理盐水冲洗干净,仔细去除黏膜下组织,分离出厚度 600~800 μm 的黏膜层,置于 pH=7.8 的磷酸盐缓冲液中备用)。

对乙酰氨基酚非晶态口腔膜:对乙酰氨基酚原料药,对乙酰氨基酚对照品,羟丙基纤维素(HPC,HF),聚乙烯己内酰胺-聚醋酸乙烯酯-聚乙二醇接枝共聚物(PCL-PVAC-PEG,Soluplus®),甲醇,人工唾液,人工肠液(无胰酶,0.02 mol·L^{-1} 的磷酸二氢钾用氢氧化钠调节 pH 至 6.8),纯化水。

3.2　实验仪器

电子分析天平,pH 计,全数控小型涂膜机,加热型热压机,双螺杆挤出机,3D 打印机,光学显微镜,螺旋测微器,拉力器,差示扫描量热仪,粉末 X 射线衍射仪,恒温磁力搅拌器,恒温水浴锅,药物透皮扩散实验仪,高效液相色谱仪,智能溶出仪,高速离心机,超声波清洗器。

4　实验内容

4.1　利培酮口溶膜的制备

【处方】利培酮 0.1 g,枸橼酸 0.05 g,HPMC E15 0.8 g,MCC 1.2 g,麦芽糊精 0.4 g,甘油 0.04 g,二氧化钛 0.01 g,纯化水 12 mL,制成 100 片。

【制备】采用流延法制备。称取处方量的利培酮、枸橼酸、HPMC E15、MCC、麦芽糊精、甘油和二氧化钛,置于研钵中,加入 12 mL 的纯化水,充分研磨,搅拌均匀。超声消泡后加入连续式涂膜机中连续涂膜,70℃充分干燥,冷却,根据检测得到的膜片药物含量,裁剪即得(规格:1 mg 药物/片)。

【注意】成膜材料的制备过程中研磨、搅拌溶解的操作要缓慢,保证材料充分溶解而不引入太多气泡。

4.2 对乙酰氨基酚非晶态口腔膜的制备

【处方】对乙酰氨基酚(APAP)3.0 g,HPC 5.0 g,PCL-PVAC-PEG 2.0 g,制成 100 片。按该处方准备 3 份药物原料与辅料。

【制备】分别采用熔融铸造法、热熔挤出法和 3D 打印三种不同方法制备。

(1)熔融铸造法:按处方量称取 APAP、HPC 和 PCL-PVAC-PEG,置于研钵中充分研磨,混合均匀。将研磨均匀的物理混合物放置在加热型热压机的上下板之间的中间部位,上下板均设置为 160℃,压力设置为 10 000 磅,压制 3 min。收集熔铸薄膜,自封袋密封,室温保存。

(2)热熔挤出法:按处方量称取 APAP、HPC 和 PCL-PVAC-PEG,置于研钵中充分研磨,混合均匀。将研磨均匀的物理混合物加入双螺杆挤出机中,螺杆外径 12 mm,8 个独立加热机桶区温度在 10 min 内由 40℃梯度上升至 165℃,使用 1 mm 的模具制备薄膜;进料速率设定为 5 g·min^{-1},转速设置为 75 r·min^{-1}。手工收集挤压薄膜,自封袋密封,室温保存。

(3)3D 打印技术:称取处方量 APAP、HPC 和 PCL-PVAC-PEG,置于研钵中充分研磨,混合均匀。将研磨均匀的物理混合物加入双螺杆挤出机中,使用 3 mm 孔径的圆模将物料挤压为长丝。收集制得的丝材后进行 3D 打印,使用 3D builder 软件将薄膜设计为 20 mm×20 mm×0.3 mm(长×宽×高)的长方体。使用 Cura 软件对三维模型进行切片设计,选择线条填充模式和 100%填充密度。在垂直方向,将薄膜切成 3 层,每层厚度为 0.1 mm。采用孔径为 0.4 mm 的喷嘴制膜,打印温度设定为 170℃,印刷速度设置为 50 mm·s^{-1}。收集 3D 打印薄膜,自封袋密封,室温保存。

4.3 利培酮口溶膜的质量评价

4.3.1 利培酮分析方法的建立

(1)HPLC 色谱条件

色谱柱:C18(5 μm,4.6 mm×250 mm);流动相:甲醇-0.05 mol·L^{-1} 醋酸铵溶液(用冰醋酸调 pH 值至 6.80±0.05),体积比为 60:40;柱温:35℃;检测波长:275 nm;流速:1.0 mL·min^{-1};进样体积:20 μL。

(2)标准曲线的绘制

精密称取利培酮对照品 2 mg,置于 10 mL 量瓶中,加甲醇溶解并稀释至刻度,摇匀,得 0.2 mg·mL^{-1} 的对照品贮备液。分别精密量取对照品贮备液适量,加流动相稀释,配制浓度为 0.5、1、2、5、10、20 $\mu g \cdot mL^{-1}$ 的系列对照品溶液,按照 HPLC 方法分析,以利培酮浓度为横坐标、峰面积为纵坐标,绘制标准曲线。

4.3.2　外观性状观测

(1) 外观:膜剂应表面光滑,色泽均匀,无明显气泡。目视检查并在显微镜下观察。

(2) 平均厚度:用螺旋测微器(量程 0~25 mm,分辨率 0.001 mm)测定膜剂厚度,测试点为膜剂的四角,计算平均厚度($n=6$)。

(3) 重量差异:取膜剂 20 片,精密称定总重量,求得平均重量,再分别精密称定各片的重量。每片重量与平均重量相比较,按《中国药典》2020 年版四部通则中膜剂的重量差异限度规定(表 13-1),超出重量差异限度的不得多于 2 片,并不得有 1 片超出限度的 1 倍。

表 13-1　膜剂重量差异限度

平　均　重　量	重量差异限度
0.02 g 及 0.02 g 以下	±15%
0.02 g 以上至 0.2 g	±10%
0.2 g 以上	±7.5%

4.3.3　机械性能测定

取 1 片成品膜剂,用夹具夹住膜剂一端并固定,另一端用拉力器在垂直状态下匀速拉伸直至膜剂断裂。拉伸开始时两夹具距离即为原始长度($L_{原始}$,cm),拉伸过程中拉力所达到的峰值即为拉伸强度(N),膜剂断裂时两夹具距离即为拉伸长度($L_{拉伸}$,cm)。按照式(13-1)计算膜剂的延伸率(E,%)。

$$E(\%) = \frac{L_{拉伸} - L_{原始}}{L_{原始}} \times 100\% \tag{13-1}$$

4.3.4　崩解时限测定

取洁净滤纸,用纯化水润湿后平铺于洁净的培养皿中,取 1 片膜剂置于上述润湿的滤纸表面,观察并记录成品膜剂全部崩解融化所需要的时间。

4.3.5　含量测定

取制备的膜剂,剪碎,精密称取适量(理论利培酮含量约为 1 mg),置于 10 mL 量瓶中,加入流动相适量,超声 10 min 助溶,冷却至室温,用流动相稀释至刻度,摇匀,用 0.45 μm 微孔滤膜过滤。精密量取续滤液 2 mL,置于 10 mL 量瓶中,用流动相稀释至刻度,摇匀,按照 4.3.1 节中的 HPLC 法测定样品中的药物含量。

4.3.6　体外溶出度测定

参照《中国药典》2020 年版四部通则"0931 溶出度与释放度测定法",采用桨法,转速 30 $r \cdot min^{-1}$,以 500 mL 人工唾液为溶出介质,介质温度(37.0±0.5)℃。分别于 1、3、5、10、15、20、30 min 取样 5 mL,同时补充等温、同体积的溶出介质。样液经 0.45 μm 微孔滤膜过滤,取续滤液按 4.3.1 节中的 HPLC 方法测定利培酮含量。参照本书实验二《药物固体分散体的制备与质量评价》中累积释放度计算方法,计算膜剂在不同取样时间点(t)的累积溶出度(Q),绘制体外累积溶出曲线。

4.3.7　体外渗透率测定

选择猪口颊黏膜作为利培酮口溶膜的体外渗透研究模型,采用 Franz 模型评价利培酮口溶膜的体外稳态渗透速率。

应用 Franz 扩散池,药物池为人工唾液(2 mL),接受池为生理盐水(10 mL),磁力搅拌转速为 300 r·min^{-1}。取制备的膜剂(规格:0.2 mg)置于药物池中,系统稳定后开启实验,分别于 1、2、3、4、5、6、7 h 取样 1 mL,同时补充等温、同体积的接受介质,样液经 0.45 μm 微孔滤膜过滤,取续滤液按 4.3.1 节中的 HPLC 方法测定利培酮含量。参照本书实验二《药物固体分散体的制备与质量评价》中的累积释放度计算方法,计算各时间点药物单位面积的累积渗透量,绘制药物累积渗透曲线。按式(13-2)计算药物的稳态渗透速率(P)。

$$P = \frac{\Delta Q}{A \Delta t} \tag{13-2}$$

式中,ΔQ 为 Δt 时间内累积透过黏膜的药物量,A 为药物透过黏膜的有效面积。

4.4　对乙酰氨基酚非晶态口腔膜的质量评价

4.4.1　对乙酰氨基酚分析方法的建立

参照本书实验十一《微囊的制备与质量评价》中的对乙酰氨基酚 HPLC 法。

4.4.2　外观性状观测

分别观察熔融铸造法、热熔挤出法和 3D 打印 3 种方法制备的膜剂的外观,平均厚度,重量差异,方法同 4.3.2 节。

4.4.3　机械性能测定

取 3 种方法制得的口腔膜各 1 片,采用 4.3.3 节中的方法测定。

4.4.4　固相分析

(1) 差示扫描量热法(DSC)分析

测试条件:以空白铝坩埚为参比物,扫描速度为 5℃·min^{-1},扫描范围为 35～220℃。

样品测试:分别取 APAP 原料,HPC,PCL-PVAC-PEG,以及 APAP、HPC 与 PCL-PVAC-PEG 的物理混合物(组成比例同膜剂)以及熔融铸造法、热熔挤出法和 3D 打印 3 种方法制得的膜剂样品适量,进行测定,分析 DSC 图谱。

(2) 粉末 X 射线衍射(PXRD)分析

分别取 APAP 原料,HPC,PCL-PVAC-PEG,以及 APAP、HPC 与 PCL-PVAC-PEG 的物理混合物(组成比例同膜剂)以及熔融铸造、热熔挤出和 3D 打印 3 种方法制得的膜剂样品适量,进行测定,2θ 扫描角度为 5°～60°,扫描速度为 2°·min^{-1},扫描步长为 0.02°,分析

PXRD 图谱。

4.4.5　人工唾液中的崩解时限及体外溶出度检测

以人工唾液作为溶出介质,考察 3 种不同方法制备膜剂的崩解及体外释药情况。取 3 种不同方法制备的膜剂各 1 片,分别置于 30 mL 人工唾液中,在(37.0±0.5)℃ 条件下用磁力搅拌器搅拌,转速 100 r·min^{-1}。分别于 2.5、5、10、15、20 min 观察膜剂的崩解情况,并拍照记录。同时,在上述各设定时间点取出溶出介质 1 mL,同时补充等温、同体积溶出介质。取出样品置于离心管中,10 000 r·min^{-1} 离心 10 min,取上清液 1 mL,置于 10 mL 量瓶中,用流动相稀释至刻度摇匀。取稀释后的样品,采用 HPLC 法测定对乙酰氨基酚的浓度。参照本书实验二《药物固体分散体的制备与质量评价》中的累积释放度计算方法,计算膜剂在人工唾液中不同取样时间点(t)的累积释放度(Q),绘制体外累积释药曲线。每种膜剂重复测定 3 片。

4.4.6　人工肠液中的体外溶出度测定

参照《中国药典》2020 年版四部通则"0931 溶出度与释放度测定法",采用桨法,转速 50 r·min^{-1},以 300 mL 的人工肠液为溶出介质,介质温度(37.0±0.5)℃。分别将采用 3 种制备方法制得的膜剂置于溶出介质中,分别于 2.5、5、10、15、30、60、120 min 取样 5 mL,同时补充等温、同体积的溶出介质。样液经 0.45 μm 微孔滤膜过滤,取续滤液按 4.4.1 节中的 HPLC 法测定对乙酰氨基酚的浓度。参照本书实验二《药物固体分散体的制备与质量评价》中累积释放度计算方法,计算膜剂在人工肠液中不同取样时间点(t)的累积溶出度(Q),绘制体外累积溶出度曲线。

5　结果与讨论

5.1　利培酮口溶膜的质量评价

(1) 外观性状观测。
(2) 机械性能测定。
(3) 崩解时限测定。
(4) 含量测定。
(5) 体外溶出度测定。
(6) 体外渗透率测定。

5.2　对乙酰氨基酚非晶态口腔膜的质量评价

(1) 外观性状观测。
(2) 机械性能测定。
(3) 固相分析。
(4) 人工唾液中崩解时限测定。

（5）人工唾液和人工肠液中的体外溶出度测定及溶出行为比较分析。

6　思考题

（1）利培酮口溶膜处方中，各成分有何作用？

（2）膜剂制备中常用的成膜材料有哪些？理想的成膜材料应具备哪些特点？

（3）除了本实验中提到的方法外，还有哪些膜剂的制备方法？阐述其特点及局限性。

参考文献

[1]　刘木洪,周晓橦,覃亮.HPLC 法测定小儿氨酚黄那敏颗粒中对乙酰氨基酚含量[J].生物化工,2022, 8(6)：92-99.

[2]　ZHANG J X,LU A Q,THAKKAR R S,et al. Development and evaluation of amorphous oral thin films using solvent-free processes：comparison between 3D printing and hot-melt extrusion technologies[J]. Pharmaceutics,2021,13(10)：1613.

[3]　江卓芩,江昌照,叶金翠,等.口腔膜剂的研究进展及市售药物概述[J].中国新药杂志,2020,29(6)： 634-641.

[4]　国家药典委员会.中华人民共和国药典：2020 年版.四部[M].北京：中国医药科技出版社,2020.

[5]　陈立,陈芳.膜剂的研究和应用进展[J].中国医药工业杂志,2018,49(5)：557-564.

[6]　杨慧,何东升,李亚楠,等.口腔膜剂制备工艺的研究进展[J].药学研究,2018,37(7)：413-415.

[7]　吴小玉,常娱,常学军.利培酮口溶膜剂的制备及质量评价[J].中国医院药学杂志,2017,37(22)： 2251-2254.

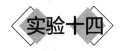

実验十四

凝胶剂的体外经皮药物递送

1 实验目的

（1）掌握体外经皮给药的原理。

（2）熟悉体外经皮给药实验方法与数据处理方法。

2 实验原理

2.1 经皮给药实验原理

药物的体外经皮给药（transdermal drug delivery systems，TDDSs）实验是经皮给药系统开发必不可少的研究手段，可以研究和预测药物经皮吸收的速率，研究介质、处方组成和促渗剂等对药物经皮渗透速率的影响，是药物经皮制剂有效性和安全性的前提和保障。实验时，将剥离的皮肤（或人工膜）夹在扩散池（一般采用立式扩散池，即改进的 Franz 扩散池）的两个半池中，角质层朝向给药池。将药物置于给药池中，于给定的时间测定接受池内介质中的药物浓度，根据式（14-1）计算不同时间药物通过单位面积皮肤的累积量 $M(\mathrm{mg \cdot cm^{-2}})$。

$$M = \frac{C_t V_0 + \sum\limits_{i=1}^{t-1} C_i V_i}{A} \tag{14-1}$$

式中，A 为药物的有效扩散面积（$\mathrm{cm^2}$），C_t 为时间 t 时溶出介质中药物的浓度（$\mathrm{mg \cdot mL^{-1}}$），$V_0$ 为溶出介质的体积（mL），C_i 为时间 i 时溶出介质中药物的浓度（$\mathrm{mg \cdot mL^{-1}}$），$V_i$ 为时间 i 时的取样体积（mL）。

皮肤由角质层、表皮、真皮、皮下组织等组成。药物置于皮肤表面后向皮肤内渗透，通过表皮到达真皮，由于真皮内有丰富的毛细血管，药物能很快被吸收进入体循环，因此，药物在皮肤内表面的浓度很低，接近于零，符合漏槽条件。在体外实验条件下，如果置于皮肤表面的药物浓度保持不变，而接受介质中的药物满足漏槽条件（即接受池中的药物浓度远小于给药池中的药物浓度），以 t 时刻药物通过单位面积皮肤的累积量 $M(\mathrm{mg \cdot cm^{-2}})$ 为纵坐标，以时间 t（h）为横坐标作图，则在达到稳态后可以得到一条直线，直线的斜率为药物的稳态流量,即稳态经皮吸收速率。通常可以将皮肤看作简单的均质膜,用 Fick 扩散定律分析药物在皮肤内的通透行为,药物的稳态经皮吸收速率 J(又称稳态流量)与皮肤中的药物浓度梯度成正比,可以用式(14-2)表示。

$$J = \frac{\mathrm{d}M}{\mathrm{d}t} = \frac{DK}{h}(C_0 - C_t) \tag{14-2}$$

式中,J 为稳态经皮吸收速率[$\mathrm{mg/(h \cdot cm^2)}$];$D$ 为药物在皮肤中的扩散系数($\mathrm{cm^2 \cdot h^{-1}}$);$K$ 为药物在皮肤/介质中的分配系数;h 为药物在皮肤中的扩散路径(cm);C_0 为给药池中药物的浓度($\mathrm{mg \cdot mL^{-1}}$);$C_t$ 为 t 时刻接受池中药物的浓度($\mathrm{mg \cdot mL^{-1}}$)。

如果接受池介质中的药物浓度符合漏槽条件,即 $C_0 \gg C_t$,则式(14-2)可以改写为:

$$J = \frac{\mathrm{d}M}{\mathrm{d}t} = \frac{DK}{h}C_0 \tag{14-3}$$

对于特定的皮肤和介质来说,D、K 和 h 均为常数,所以令 $\frac{DK}{h} = P$,P 为通透系数(或渗透系数,$\mathrm{cm \cdot s^{-1}}$ 或 $\mathrm{cm \cdot h^{-1}}$),式(14-3)可写作:

$$J = PC_0 \tag{14-4}$$

通透系数 P 是扩散阻力的倒数,其大小由皮肤与药物的性质决定,即由 D、K 和 h 所决定,而与药物浓度无关,P 值大,表示药物容易透过皮肤。根据求得的稳态流量、给药池中药物的浓度和有效扩散面积,可以求出药物经皮的通透系数。

M-t 曲线中的直线部分反向延长线与时间轴交点处的时间称为滞后时间(简称时滞 T_L),见式(14-5)。

$$T_L = \frac{h^2}{6D} \tag{14-5}$$

经皮给药实验所用的皮肤除人的皮肤外,还常用一些动物皮肤,如猴、乳猪、无毛小鼠、豚鼠和大鼠等动物的皮肤,也可用人工膜。理想的人工膜体外实验应可以在一定程度上反映动物皮肤或人体皮肤的实验结果,从而进行取代。例如 Strat-M 皮肤膜是一种合成的非动物模型,厚度约为 $300~\mu m$,含有与角质层成分相似比例的神经酰胺、胆固醇、游离脂肪酸,顶层 2 层为多孔聚醚砜,底层为聚烯烃织物载体。Strat-M 皮肤膜用于透皮扩散测试,可预测药物在人体皮肤中的扩散情况。实验装置可以是单室、双室或流通扩散池。常用的接受介质为 pH=7.4 的磷酸盐缓冲液(PBS)与生理盐水,有时为增加药物溶解度,可采用一定浓度不影响皮肤通透性的非水溶剂。

药物经皮实验中,动物的毛发往往妨碍药物的有效渗透、吸收。如何有效脱除毛发并保证皮肤完好无损,是保证实验结果真实性的关键步骤。目前常用的方法主要有硫化钠法、刀剃法、电推剪法、激光法等。这些方法各有优缺点:硫化钠法可以很好地去除动物的毛发,但因具有腐蚀性难以确保皮肤无损伤;刀剃法操作不方便,不容易脱掉所有毛发(残留 1~2 mm),且容易损伤皮肤;电推剪法操作简便,稍加注意可避免皮肤损伤,但会残留约 1 mm 的毛发;激光法是一种新型、强效、维持时间长的脱毛方法,但价格昂贵,成本较高。

2.2　实验药物

双氯芬酸钠,参见本书实验六《凝胶与原位凝胶的制备及质量评价》。

3　实验材料与仪器

3.1　实验材料

双氯芬酸钠原料药,双氯芬酸钠对照品,水溶性氮酮,卡波姆(941型),三乙醇胺,生理盐水,甲醇,冰醋酸,甘油,纯化水,Strat-M皮肤膜。

昆明小鼠:体重(20±2)g,雄性。

3.2　实验仪器

电子分析天平,电动剃毛刀,恒温水浴锅,药物透皮扩散试验仪,数显旋转黏度测定仪,pH计,高效液相色谱仪。

4　实验内容

4.1　双氯芬酸钠凝胶的制备

【处方】双氯芬酸钠3.0 g,卡波姆2.0 g,三乙醇胺3.0 g,甘油20.0 g,纯化水172.0 g。

【制备】称取处方量的卡波姆,用适量的纯化水(16 g)溶胀过夜,滴加3.0 g三乙醇胺,边加边搅拌,得到透明凝胶基质。称取处方量的双氯芬酸钠,加150 mL纯化水制备含量为2.0%的双氯芬酸钠溶液,备用。将卡波姆凝胶基质与20.0 g甘油混合均匀,分次加入双氯芬酸钠溶液,搅拌均匀后补加纯化水至200 g,搅拌均匀得双氯芬酸钠凝胶。

4.2　含促渗剂的双氯芬酸钠凝胶的制备

【处方】双氯芬酸钠3.0 g,卡波姆2.0 g,三乙醇胺3.0 g,甘油20.0 g,水溶性氮酮6.0 g,纯化水166.0 g。

【制备】称取处方量的卡波姆,用适量的纯化水(16 g)溶胀过夜,滴加3.0 g三乙醇胺,边加边搅拌,得到透明凝胶基质。称取处方量的双氯芬酸钠,加150 mL纯化水制备含量为2.0%的双氯芬酸钠溶液,加入氮酮混合均匀,备用。将卡波姆凝胶基质与20.0 g甘油混合均匀,分次加入双氯芬酸钠氮酮混合液,搅拌均匀后补加纯化水至200 g,搅拌均匀得含促渗剂的双氯芬酸钠凝胶。

4.3　双氯芬酸钠分析方法的建立

参照本书实验六《凝胶剂与原位凝胶剂的制备及质量评价》中双氯芬酸钠HPLC法。

4.4　凝胶剂的理化性质

分别取制备好的凝胶剂,观察性状,测定pH值、黏度、涂展性。

(1) 性状：包括颜色、质地、稠度，以及常温下是否分层、干涸或液化。

(2) pH 值：取凝胶 2 g，加纯化水 50 mL 搅拌溶解，过滤后，测定 pH 值。

(3) 黏度：采用旋转黏度测定仪，4♯转子，转速 6 r·min^{-1}，测定凝胶剂黏度。

(4) 涂展性：以市售乳膏剂、软膏剂为对照，比较凝胶剂在皮肤上的涂展性。

4.5 离体鼠皮的制备

取小鼠，用二氧化碳吸入或断颈方法处死后立即用电动剃毛刀剃去腹部与背部的毛，剥离去毛部位皮肤，去除皮下组织后用生理盐水冲洗干净，置于生理盐水中，4℃保存备用。使用前用滤纸吸干水分。

4.6 受试药物及分组

取双氯芬酸钠凝胶、含促渗剂的双氯芬酸钠凝胶各 2 g，分别以小鼠腹皮、背皮、Strat-M 皮肤膜进行实验。每组实验平行 3 次。

4.7 体外透皮特性测试

(1) 基于小鼠皮肤：将处理好的鼠皮置于扩散池两个半池之间（将转子先置于接受池中），用夹子固定。角质层朝向给药池，真皮层朝向接受池。给药池中加入受试药 2.0 g，接受池中加入生理盐水 6.0 mL（注意接受液与真皮层之间应无气泡）。将接受池置于 32℃水浴中，在 300 r·min^{-1} 持续搅拌下，分别于 0.5、1、2、3、4、6、8 h 从接受池中取样 1.5 mL，并立即补充等温、同体积的生理盐水。将取出的接受液用 0.45 μm 微孔滤膜过滤，弃去初滤液，取续滤液用 HPLC 法测定双氯芬酸钠的浓度。

(2) 基于 Strat-M 皮肤膜：将裁剪合适的 Strat-M 皮肤膜（人工膜）固定在透皮实验装置的给药池和接受池之间。其余操作同(1)，测定不同时间接受池中双氯芬酸钠的浓度。

【操作注意】因接受池个体差异，每个装置的接受面积会有差异，需准确测定每个接受池口的直径及接受池中加入生理盐水的体积。

4.8 体外透皮参数的计算

(1) 计算不同时间的单位面积皮肤累积通透量 M，绘制 M-t 关系图。

(2) 计算稳态经皮吸收速率 J、通透系数 P 与时滞 T_L。

(3) 比较不同类型的皮肤（鼠皮、人工膜）、不同部位的皮肤（腹皮、背皮）、含或不含促渗剂对药物通透特性的影响。

5 结果与讨论

(1) 凝胶剂的理化性质评价。

(2) 凝胶剂体外渗透的 M-t 关系图。

(3) 凝胶剂经皮吸收参数的计算。

（4）不同皮肤、不同配方的药物通透特征比较。

6　思考题

（1）测定药物经皮通透速率的意义是什么？影响药物经皮通透速率和通透系数的因素有哪些？

（2）不同动物、不同部位的皮肤对药物通透的屏障作用是不同的，如何理解和看待这些差异？

（3）除了实验中用到的 Strat-M 皮肤膜，还有哪些可用于透皮扩散实验的人工膜？

参考文献

[1]　岑月眉,闻萍,李久盛,等.体外实验用人工皮肤模型的研究简介[J].药物分析杂志,2020,40(9)：1543-1549.

[2]　董王明,杨根生.经皮给药制剂促透方法研究进展[J].中国新药杂志 2020,29(18)：2089-2097.

[3]　周逸轩,金银秀,蒋旻昀,等.微针与新型经皮给药载体结合的研究进展[J].中国现代应用药学,2020,37(17)：2170-2176.

[4]　黄珍珍,曹晖.凝胶剂的研究及应用概况[J].中南药学,2019,17(2)：210-215.

[5]　柳晓凤,施璐,吴永娟,等.不同基质的双氯芬酸钠凝胶透皮吸收的比较[J].广东化工,2018,45(5)：33-34.

[6]　REHMAN K,ZULFAKAR M H. Recent advances in gel technologies for topical and transdermal drug delivery[J]. Drug Development and Industrial Pharmacy,2014,40(4)：433-440.

[7]　马平勃.水溶性氮酮对双氯芬酸钠凝胶透皮效果的影响[J].医药导报,2004,6：55-56.

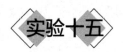

实验十五

载药微针的制备与体外经皮药物递送

1 实验目的

（1）掌握载药微针的原理与分类。

（2）熟悉常用的载药微针制备方法。

（3）熟悉载药微针的体外质量评价方法。

2 实验原理

微针（microneedles，MNs）由诸多以阵列方式排列在基座支架上的微米级的微小针尖构成，针体长度通常在 $25\sim1000~\mu m$。微针作为一种新型药物经皮递送系统，通过刺穿皮肤的角质层产生允许药物分子甚至药物颗粒直接传入皮下的微米级通道实现药物递送。微针以非侵入性的方式破坏角质层屏障，在皮肤表面创建微通道来提高药物分子的递送效率，在不破坏血管的前提下使外用药物通过微孔进入血液发挥作用，极大地避免了传统经皮给药存在的药物难以吸收、治疗效果不理想的问题。

微针直接刺破角质层，并于真皮层中释放药物，可以有效解决传统经皮给药时大分子化合物或亲水性化合物难以透过角质层的问题，显著提高了药物透皮吸收效率，扩大了经皮给药适用的药物种类。微针穿刺形成的微通道可以快速透过分子量大于 1000 的大分子物质，如基因、蛋白质、胰岛素、DNA 和疫苗等。此外，由于微针给药不易刺激神经末梢，不会或较少产生疼痛感。与传统的皮下、皮内、肌肉给药相比，微针给药具有微创、便捷而又精确有效的优点，可以提高患者依从性，减轻医护人员负担，提高给药的安全性和有效性，已广泛用于药物递送、疫苗接种、组织液提取、生物标志物检测及医疗美容等领域。

2.1 微针的分类

根据给药方式的不同，微针主要分为五类：固体微针、涂层微针、空心微针、可溶性微针和水凝胶微针。临床常见微针器械或设备有滚轮微针、印章微针、电动微针及射频微针等。

（1）固体微针（solid MNs）通常不携带药物，最常见的用途是用作物理促渗剂，增强皮肤渗透性，以增加药物透过皮肤的量。固体微针需要制作材料具有足够的韧性，通常由硅、陶瓷、不锈钢、钛、钯、玻璃等制备而得，一些智能纳米材料也可用于固体微针的制备。使用固体微针时往往需要进行两次操作：先将微针刺入给药处皮肤留下微小孔洞，后将药物涂抹于穿刺区域；或先涂抹药物，后使用微针致孔。使用固体微针促渗药物往往受到多种因素的影响，比如针体的长度、针体在皮肤内保留的时间等。固体微针具备优秀的机械性能，制造工艺简单，但操作繁琐，且微针由非生物相容性材料组成，存在较高的生物风险。

（2）涂层微针（coated MNs）是指将药物涂抹覆盖于固体微针的针体外，当固体微针刺入角质层时，涂层进入真皮层溶解，从而释放药物。涂层微针具有良好的机械性能，与固体微针相比，涂层微针省去了涂抹药物的过程，更为便捷，但涂层微针最大的问题是只能于针体表面载药，载药量偏低，并且易受涂层溶液的理化性质、涂层工艺等多种因素的影响涂层可能提早脱落。

（3）空心微针（hollow MNs）是预先在微针针体留下细小孔洞，当针体刺入皮肤后，在压力、浓度差、电位等因素影响下释放药物进入真皮层的一种给药形式。使用空心微针时可以通过控制在微针针体上预留的孔洞大小、压力、浓度差或电位等控制药物释放的速率，使释药更精准，便于设计个体化给药方案，且空心微针可以作为一种无痛的皮内注射针头使用，用于输送药物、疫苗等或用于吸取组织间液进行临床检测。空心微针的制造材料有聚乳酸、硅、金属和二氧化硅等。空心微针可以控制给药速度和给药剂量，可大剂量给药，但空心微针制备工艺要求较高，且针体上预留的孔洞在刺入皮肤后往往容易堵塞，从而影响药物释放，且机械性能也不如其他类型的微针。

（4）可溶性微针（dissolvable MNs）的结构类似于固体微针，大多由药物与生物相容性好、毒性低、可塑性佳和成本低的可溶性或可降解的聚合物或多糖等材料制备而成。目前，制备可溶性微针常用的基质材料有透明质酸、壳聚糖、聚乙烯吡咯烷酮、硫酸软骨素、明胶和淀粉等。可溶性微针在刺穿角质层后，针体在皮肤内溶解并释放药物。与固体微针相比，可溶性微针可以在皮肤内溶解，即使在皮肤内断裂也不会对人体产生较为严重的损伤，且残留少，生物污染风险更低。与涂层微针及空心微针相比，可溶性微针的载药量更高、更安全。可溶性微针操作简便，安全性高，无生物污染，但其机械性能和稳定性差。

（5）水凝胶微针（hydrogel MNs）由药物与可溶胀聚合物构成，当其刺入皮肤后，针体迅速吸收皮肤间质液体溶胀为凝胶状态，在凝胶内产生连续畅通的孔道，药物通过组织液渗透和扩散进入皮肤组织内。此外，水凝胶微针在提取用于检测的皮肤间质液体后，可以无残留或较少残留取出，从而降低对人体的潜在危害，故生物学检测也是其最有应用前景的方向之一。水凝胶微针的制造材料有透明质酸-丙烯酸甲酯共聚物、聚丙烯酸-马来酸共聚物和聚乙烯醇等。水凝胶微针操作简便，可以实现缓控释给药，但也存在机械性能和稳定性差的缺点。

2.2　微针的制备工艺

微针最早的制备方法是微电子机械系统（micro-electro-mechanical system，MEMS）技术，MEMS 的加工工艺大致可分为体微加工工艺、表面微加工工艺以及 UV-LIGA（使用紫外光源对光刻胶曝光，LIGA 是德文 Lithographie、Galvanoformung 和 Abformung 三个词，即光刻、电铸和注塑的缩写）工艺。体微加工工艺是指去除基片材料，从而在硅片内部实现微结构的一种方法,一般包括湿法刻蚀、等离子体各向同性刻蚀和反应离子刻蚀等。表面微加工工艺其实是牺牲层工艺,主要是用氢氟酸等试剂沉积多晶硅表层的二氧化硅,牺牲表面的氧化层。UV-LIGA 工艺是用基于紫外光刻技术的 SU-8 胶制备高深宽比的微针结构。

除了上述方法之外,还有近年来发展的 3D 打印技术、激光加工技术、拉延光刻技术等。3D 打印技术运用可生物降解的高分子聚合物材料,可以打印出理想大小和形状的微针,制备过程耗时短,可用于运输个性化剂量和具有高重复性的复杂药物。激光加工技术可以用于制备可重复使用的模具,无需掩膜,可以实现简单和低成本的快速成型,针的高度和密度不受制备工艺本身的限制,还可以精确控制模具的微观结构。拉延光刻技术包括液滴吹气法、电性拉延法、三步热拉伸法和紫外光固化法等,都是运用材料的物理特性制备高深宽比的微针,可提供温和快速的制备条件。

2.3 实验药物

左炔诺孕酮(levonorgestrel,$C_{21}H_{28}O_2$,$M=312.453$)是一种广泛使用的紧急避孕药,可抑制卵巢排卵,口服不良反应有呕吐、恶心等,使患者依从性降低。经皮给药为预防口服避孕药引起的不良反应的一种替代方法。口服吸收迅速,经 $0.5\sim2$ h 血浓度达峰值,$t_{1/2}$ 为 $10\sim24$ h,口服后主要在肝、肾、卵巢及子宫分布,肝内代谢。本品常温下为白色或类白色结晶性粉末;无臭,无味;在三氯甲烷中溶解,在甲醇中微溶。

利多卡因(lidocaine,$C_{14}H_{22}N_2O$,$M=234.343$)为酰胺类局部麻醉药及抗心律失常药。它是可卡因的一种衍生物,但不会产生幻觉和药物依赖,局部麻醉效果较强而持久,有良好的表面穿透力,可注射或用于表面麻醉。利多卡因口服生物利用度低,经肝脏首过效应,药效锐减,肌注后吸收完全。本品常温下为白色结晶性粉末;有特臭;几乎不溶于水,易溶于乙醇、氯仿和乙醚。其盐酸盐为白色结晶性粉末,易溶于水。

左炔诺孕酮   利多卡因

3 实验材料与仪器

3.1 实验材料

左炔诺孕酮可溶性微针:左炔诺孕酮原料药,左炔诺孕酮对照品,壳聚糖(95% 聚合度),β-葡聚糖(β-GP),聚二甲基硅氧烷(PDMS),PDMS 固化剂,羟丙基-β-环糊精(HP-β-CD),葡聚糖(DEX,分子量 40 000),聚乙烯吡咯烷酮 K90(PVP K90),台盼蓝,纯化水,生理盐水,磷酸盐缓冲液(PBS,pH=7.4),乙腈。微针模具(阳模,包含 10×10 个金字塔形微针,微针底宽 300 μm,高 800 μm,间距 900 μm),藏猪猪皮。

利多卡因涂层微针：盐酸利多卡因原料药，盐酸利多卡因对照品，聚左旋乳酸颗粒（PLLA，159.8 kDa），泊洛沙姆 188，磺酰罗丹明 B，台盼蓝，纯化水，生理盐水，PBS（pH＝7.4），乙腈。硅树脂微针模具（阴模，微针分布 1 cm×1 cm，包含 16×16 个微针，微针底宽 250 μm，高 650 μm，中心间距 600 μm）。SD 大鼠，SPF 级，体重（200±10）g，雄性。

3.2　实验仪器

电子分析天平，电动剃毛刀，离心机，磁力搅拌器，高效液相色谱仪，物性测试仪，药物透皮扩散试验仪，热压机，微针浸涂装置，光学显微镜，体视显微镜，扫描电子显微镜，恒温水浴锅，鼓风干燥箱。

4　实验内容

4.1　左炔诺孕酮可溶性微针的制备

【处方】左炔诺孕酮 22.5 mg，壳聚糖（95％聚合度）0.2 g，β-GP 0.1 mg，PDMS 10.0 g，PDMS 固化剂 11.0 g，HP-β-CD 1.0 g，DEX 5.0 g，PVP K90 1.0 g，纯化水适量。

【制备】壳聚糖/β-GP 凝胶的制备：称取处方量壳聚糖于 10 mL 0.1 mol·L^{-1} 的盐酸溶液中溶解（2％，质量浓度），磁力搅拌，直至溶液澄清。称取处方量 β-GP 溶于纯化水中，配制浓度为 0.6 μg·mL^{-1} 的 β-GP 溶液。将壳聚糖溶液与 β-GP 溶液按 5∶1（体积比）的比例混合，于 0℃（冰浴）搅拌 30 min，得壳聚糖/β-GP 凝胶，相变温度约为 37℃。

PDMS 阴模制备：采用倒模法制备微针的阴模，将处方量 PDMS 单体和固化剂混合，倾倒入微针模具中，85℃固化 2 h 后从微针模具上取下，得微针 PDMS 阴模（图 15-1）。

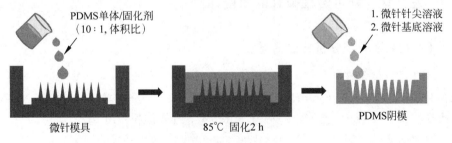

图 15-1　左炔诺孕酮可溶性微针制备工艺流程示意图

左炔诺孕酮-HP-β-CD 包合物的制备：处方量 HP-β-CD 溶于 2 mL 纯化水中，加入左炔诺孕酮 22.5 mg，磁力搅拌 2 h，混合均匀。

微针的制备：在 10 mL 纯化水中加入处方量的 DEX，放置过夜，充分溶胀。壳聚糖/β-GP 凝胶、左炔诺孕酮-HP-β-CD 包合物与 DEX 溶液各取 1 mL，按 1∶1∶1（体积比）的比例混合，制成微针针尖溶液。将 PVP K90 1.0 g 加入 2.5 mL 乙醇中，溶胀过夜，作为微针基底溶液。

采用两步法制备左炔诺孕酮可溶性微针（图 15-1）。首先，将微针针尖溶液倒入 PDMS 阴模，用吊桶式离心转头，3000 g 离心 10 min，使微针针尖溶液完全进入微针模具的针尖部分,小心刮除微针基底部的微针针尖溶液。然后,将微针基底溶液置入 PDMS 阴模中,3000 g 离心 5 min,室温干燥 24 h,轻缓将微针从 PDMS 阴模剥离取下,得左炔诺孕酮可溶性微针。

4.2 利多卡因涂层微针的制备

【处方】盐酸利多卡因 2.5 g,PLLA 5.0 g,泊洛沙姆 188 0.1 g,磺酰罗丹明 B 0.01 g,纯化水适量。

【制备】采用微模塑法制备 PLLA 空白微针。称取处方量的 PLLA 颗粒在 70℃下干燥 12 h,置于硅树脂微针模具中,200℃、2 min 使熔化,然后热压机在 200℃热压 3 min;冷却至室温,从模具中轻柔取出,得 PLLA 空白微针。

配制利多卡因涂层溶液。称取处方量的盐酸利多卡因、海藻酸钠、泊洛沙姆 188 和磺酰罗丹明 B,置于 10 mL 纯化水中,搅拌至完全溶解。如图 15-2 所示,进行利多卡因涂层包覆,首先将 PLLA 空白微针用双面泡沫胶带固定到固定板上,然后在贮液槽中轻轻注入 62.5 μL 涂层溶液,采用浸涂法,将微针浸入涂层溶液后取出,每浸涂 3 次后间隔 15 s,共重复浸涂 9 次。浸涂完成后,将包覆利多卡因涂层的 PPLA 微针室温干燥至少 3 h。涂装过程中可通过体视显微镜实时观察。

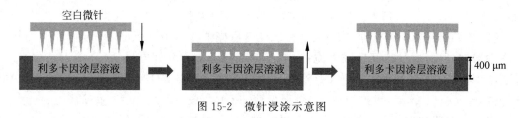

图 15-2　微针浸涂示意图

4.3 左炔诺孕酮可溶性微针的质量评价

4.3.1 左炔诺孕酮分析方法的建立

(1) HPLC 色谱条件

色谱柱:C18(5 μm,4.6 mm×150 mm);流动相:乙腈-水,体积比为 70:30;柱温:40℃;检测波长:240 nm;流速:1.0 mL·min^{-1};进样体积:20 μL。

(2) 标准曲线的绘制

精密称取左炔诺孕酮对照品 2 mg,置于 10 mL 量瓶中,加适量流动相溶解并稀释至刻度,摇匀,制得浓度为 0.2 mg·mL^{-1} 的对照品贮备液。分别精密取对照品贮备液适量,用流动相稀释,配制浓度为 2、8、16、32、64、128 μg·mL^{-1} 的系列对照品溶液。照 HPLC 方法分析,以左炔诺孕酮浓度为横坐标、峰面积为纵坐标,绘制标准曲线。

4.3.2 左炔诺孕酮可溶性微针的质量评价

(1) 微针表征:将制备的微针置于体视显微镜和扫描电子显微镜下,观察外形、分布及针体。

(2) 可溶性微针的体外机械性能测试:将实验用藏猪猪皮角质层侧朝上固定于物性测

试仪上,微针贴在皮肤表面,机械探头从上至下压在微针上,以 0.1 mm·s^{-1} 的速度行进,记录微针穿刺皮肤的压力。然后用 1% 的台盼蓝溶液(质量浓度)对穿刺后的皮肤样本进行染色,并用 PBS(pH=7.4)洗去浮色,观察并拍照记录。观测可溶性微针的机械性能,是否可以顺利刺穿皮肤而不发生断裂。

(3) 可溶性微针的体外溶解性能测试:皮内体液的含量极少,且溶解环境相对复杂,微针在离体皮肤内的溶解可以较好地模拟微针在人体内的溶解行为。取 4 片微针,在 50 N 压力作用下,将微针压入藏猪猪皮角质层中 30 s,然后分别在压入后 2、10、30、60 min 取出微针,光学显微镜观察并拍照记录溶解后的微针外观,通过测量剩余微针的高度测定可溶性微针的溶解度。

(4) 可溶性微针的体外透皮性能测试:采用垂直型透皮扩散仪(即 Franz 扩散池)测试可溶性微针的透皮性能。将微针压入藏猪猪皮角质层,持续 30 s,用透气胶带固定微针;然后将携带微针的猪皮固定在接受池上(将转子先置于接受池中),真皮层面向接受池。接受池中加入 6.0 mL PBS(pH=5.8),注意接受液与真皮层之间应无气泡。将接受池置于 34℃水浴中,在 250 r·min^{-1} 持续搅拌下,分别于 0.2、0.5、1、2、4、6、8、10 h 从接受池中取样 1.5 mL,并立即补充等温、同体积的 PBS。样液用 0.45 μm 微孔滤膜过滤,取续滤液按 HPLC 法测定左炔诺孕酮的浓度,计算可溶性微针的体外透皮参数。参照本书实验十四《凝胶剂的体外经皮药物递送》中的方法,计算不同时间的单位面积皮肤累积通透量 M,绘制 M-t 关系图,计算稳态经皮吸收速率 J、通透系数 P 与时滞 T_L。

4.4　盐酸利多卡因涂层微针的质量评价

4.4.1　盐酸利多卡因分析方法的建立

(1) HPLC 色谱条件

色谱柱:C18(5 μm,4.6 mm×150 mm);流动相:乙腈-PBS(取 1 mol·L^{-1} 的磷酸二氢钠溶液 1.3 mL 与 0.5 mol·L^{-1} 的磷酸氢二钠溶液 32.5 mL,用水稀释至 1000 mL,摇匀;用磷酸调节 pH 值至 8.0),体积比为 50:50;柱温:35℃;检测波长:230 nm;流速:1.0 mL·min^{-1};进样体积:20 μL。

(2) 标准曲线的绘制

精密称取盐酸利多卡因对照品 5 mg,置于 10 mL 量瓶中,加适量流动相溶解并稀释至刻度,摇匀,得 0.5 mg·mL^{-1} 对照品贮备液。分别精密量取对照品贮备液适量,用流动相稀释,配制浓度为 20、40、80、120、160、200 μg·mL^{-1} 的系列对照品溶液。按照 HPLC 方法分析,以盐酸利多卡因浓度为横坐标、峰面积为纵坐标,绘制标准曲线。

4.4.2　利多卡因涂层微针的质量评价

(1) 微针表征:将制备的微针置于体视显微镜和扫描电子显微镜下,观察外形、分布及针体。

(2) 利多卡因涂层微针的体外机械性能测试:将大鼠用二氧化碳吸入或断颈方法处死并脱毛,剥离背皮,用脱脂棉擦去皮下脂肪后,经生理盐水反复冲洗干净,保存在生理盐水中备用。使用前擦干水分,鼠皮角质层侧朝上固定于物性测试仪上,微针贴在皮肤表面,机械探头从上至下压在微针上,以 0.1 mm·s^{-1} 的速度行进,记录微针穿刺皮肤的压力。然后用 1% 的台盼蓝溶液(质量浓度)对穿刺后的皮肤样本进行染色,并用 PBS(PH=7.4)洗去浮色,观察并拍照记录。观测微针的机械性能,是否可以顺利刺穿皮肤而不发生断裂。

(3) 利多卡因涂层微针的载药量测定:将利多卡因涂层微针 1 片置于 2 mL 的纯化水中充分溶解,溶解液 10 000 r·min^{-1} 离心 20 min,取上清液按 4.4.1 节中的 HPLC 法测定盐酸利多卡因的浓度,计算涂层微针的载药量。重复测定 3 片。

(4) 利多卡因涂层微针的体外释放度测定:取 2 mL 生理盐水(释放介质)置于 5 mL PV 管中,37℃恒温水浴,加入 1 片利多卡因涂层微针进行体外释放度测试。加入微针后分别于 0.5、1、2、5 min 时用新鲜生理盐水替换离心管中的溶液,收集各时间点的释放介质,10 000 r·min^{-1} 离心 20 min,取上清液 20 μL 用 HPLC 法测定盐酸利多卡因的浓度。参照本书实验二《药物固体分散体的制备与质量评价》中累积释放度计算方法,计算不同时间点(t)盐酸利多卡因的累积释放度(Q),绘制 Q-t 曲线。

5 结果与讨论

5.1 左炔诺孕酮可溶性微针的质量评价

(1) 左炔诺孕酮可溶性微针的表征。
(2) 左炔诺孕酮可溶性微针的体外机械性能测试。
(3) 左炔诺孕酮可溶性微针的体外溶解性测试。
(4) 左炔诺孕酮可溶性微针的体外透皮性能测试。

5.2 利多卡因涂层微针的质量评价

(1) 利多卡因涂层微针的表征。
(2) 利多卡因涂层微针的体外机械性能测试。
(3) 利多卡因涂层微针的载药量测试。
(4) 利多卡因涂层微针的体外释放性能测试。

6 思考题

(1) 简述固体微针的特点。
(2) 可溶性微针主要的应用领域有哪些?有何特点与局限性?

参考文献

[1] 郝佳旭,范晓,查丽春,等. 微针经皮给药系统及应用研究进展[J]. 辽宁中医药大学学报,2022,24(5):100-107.

［2］　YANG J，YANG J B，GONG X，et al. Recent progress in microneedles-mediated diagnosis，therapy，and theranostic systems［J］. Advanced Healthcare Materials，2022，11：2102547.

［3］　国家药典委员会. 中华人民共和国药典：2020 年版. 四部［M］. 北京：中国医药科技出版社，2020.

［4］　王洁，王欢，吴文渊，等. 微针加工技术的最新研究进展［J］. 微纳电子技术，2020，57（11）：918-930，946.

［5］　占浩慧，黄颖聪，马凤森，等. 可溶性微针用于水难溶性利多卡因的递送研究［J］. 中国药学杂志，2018，53（20）：1762-1767.

［6］　YAO G T，QUAN G L，LIN S Q，et al. Novel dissolving microneedles for enhanced transdermal delivery of levonorgestrel：in vitro and in vivo characterization［J］. International Journal of Pharmaceutics，2017，534：378-386.

［7］　BAEK S H，SHIN J H，KIM Y C. Drug-coated microneedles for rapid and painless local anesthesia［J］. Biomedical Microdevices，2017，19：2.

［8］　ZHANG Y，BROWN K，SIEBENALER K，et al. Development of lidocaine-coated microneedle product for rapid，safe，and prolonged local analgesic action［J］. Pharmaceutical Research，2012，29：170-177.

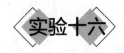

実验十六

肺部吸入制剂的制备与质量评价

1 实验目的

(1) 掌握肺部给药吸入制剂的分类及基本原理。

(2) 熟悉吸入气雾剂和粉雾剂的主要制备方法。

(3) 熟悉吸入气雾剂和粉雾剂的质量评价方法。

2 实验原理

肺部给药系统(pulmonary drug delivery systems,PDDSs),通常也称为吸入给药系统(inhaled drug delivery systems)或吸入制剂(inhalation preparatios),是将气溶胶技术与呼吸系统的解剖、生理、组织学特点相结合,将药物溶解或分散于适宜介质中,以气溶胶或蒸气形式(粉雾、气雾、吸入雾状液滴等)由患者主动或被动吸入后经呼吸道递送至肺部,发挥局部或全身作用的液体或固体制剂。由于药物直接进入肺部,且肺部具有吸收表面积大、毛细血管网丰富、肺泡上皮细胞层薄等特点,使得物质交换距离短、速度快。吸入制剂主要具有如下优势:直接进入肺毛细血管,起效迅速,且可用于蛋白、核酸类等生物活性大分子非注射给药;肺部酶活性相对较低,且药物经肺吸收可避免肝脏首过效应,降低给药剂量,减少不良反应;药物首先富集在肺部,对肺部及呼吸道疾病的防治效果更佳。吸入制剂目前是全球急慢性呼吸系统疾病防治的主要剂型,如哮喘、慢性阻塞性肺疾病、肺部感染等的治疗,为一些需长期注射治疗的慢性疾病患者提供了替代给药方式,可显著提高患者的依从性,如糖尿病患者的吸入胰岛素制剂治疗。

2.1 吸入制剂的分类

吸入制剂处方中含有抛射剂、共溶剂、稀释剂、抑菌剂、助溶剂和稳定剂等,所用辅料应不影响呼吸道黏膜或纤毛的功能。《中国药典》2020 年版中将吸入制剂分为气雾剂、粉雾剂、喷雾剂、液体制剂和可转变成蒸气的制剂。

(1) 气雾剂(aerosols)指含药混悬液、乳液或溶液,与液化混合抛射剂或合适抛射剂共同装封于具有一定压力和定量阀门系统的耐压容器(pressured metered-dose inhalers,PMDIs)中,使用时借助抛射剂的压力将内容物呈雾状喷出,从而用于肺部吸入的制剂。必要时可适当添加稳定剂、增溶剂和共溶剂。吸入气雾剂具有稳定性好、作用迅速和使用方便等优点。

（2）粉雾剂（powder aerosols）指固体微粉化的原料药物单独或与合适载体混合后，以泡囊、胶囊或多剂量贮库形式，采用特制的干粉吸入装置（dry powder inhalers，DPIs），由用药者吸入雾化药物至肺部的制剂。吸入粉雾剂是在定量吸入气雾剂的基础上，综合粉体工学的原理而发展起来的一种新型制剂。空气动力学粒径是反映粉雾剂肺部沉积和最终疗效的最重要的性质。一般认为，当药物的空气动力学粒径范围在 $1\sim5~\mu m$ 时，能够到达最有效吸收部位的外周气道；大于 $5~\mu m$ 的粒子通常沉积在口腔或咽喉；小于 $0.5~\mu m$ 的粒子不会沉积，随布朗运动继续前行。

（3）喷雾剂（sprays）是一种传统的给药剂型，系指通过预定量或定量雾化器（nebulizers，NEBs）产生供吸入用气溶胶的溶液、混悬液或乳液。使用时借助手动泵的压力、超声振动、高压气体或其他方法将内容物呈雾状释出，可使一定量的雾化液体以气溶胶的形式在一次呼吸状态下被吸入。吸入喷雾剂既有雾化给药的特点，又避免了使用抛射剂，成本较低、起效迅速、使用方便且安全可靠，但因喷出的雾滴较大而需要的药液量大。

（4）液体制剂（inhalation liquids）指供雾化器用的液体制剂，即通过雾化器产生连续供吸入用气溶胶的溶液、混悬液等。吸入液体制剂包括吸入溶液、吸入混悬液、吸入用溶液（需稀释后使用的浓溶液）和吸入用粉末（需溶解后使用的无菌药物粉末）等。吸入液体制剂的处方通常以水作为介质，除活性成分外，可含有适宜的辅料以改善处方的性质，常用辅料包括渗透压调节剂、pH 调节剂、表面活性剂及金属离子螯合剂等。吸入液体制剂所用辅料应对呼吸道黏膜和纤毛无刺激性、无毒性，应优先选择吸入给药常用的辅料，辅料的应用原则为尽量少用。相较于气雾剂、粉雾剂的单次给药剂量较小的不足，吸入液体制剂给药时可以将含有药物的悬浮液或溶液雾化成大剂量的小液滴，且不受患者呼吸行为的影响，适用范围广，儿童、老人均可使用。

（5）可转变成蒸气的制剂（vaporizable formulations）指可转变成蒸气的溶液、固体或混悬液制剂，通常是将其加入热水中，产生供吸入用的蒸气。此类制剂不涉及使用其他辅料，且全部用于麻醉。

2.2　肺部吸入制剂的体外评价方法

为了保证产品在给药后释放的药物剂量准确、均一，同时保证产品在有效期内稳定，需对吸入制剂进行体外评价。评价方法主要包括：递送剂量及递送剂量均一性、空气动力学粒径分布以及喷雾模式和喷雾形态。

（1）递送剂量及递送剂量均一性：从装置外释放出来的剂量即为递送剂量；多次测定的递送剂量与平均值的差异程度即为递送剂量均一性。通过递送剂量与递送剂量均一性的控制，保证了药品使用过程中递送剂量的准确性，避免了单次剂量过高，超过安全剂量，或者单次剂量过低，达不到有效剂量，起不到治疗效果。

（2）空气动力学粒径分布：雾滴（粒）分布和微细粒子剂量是评价吸入制剂质量的重要参数。吸入制剂的雾滴（粒）大小，在生产过程中可以采用合适的显微镜法或光阻、光散射及光衍射法进行测定；但产品的雾滴（粒）分布，则应采用雾滴（粒）的空气动力学直径分布来表示。测试方法有撞击法、激光衍射法和飞行时间法等，其中前两种方法较常使用。《中国药典》2020 年版四部通则"0951 吸入制剂微细粒子空气动力学特性测定法"中收录了 3种采用撞击原理检测空气动力学粒径分布的方法及测试装置。

（3）喷雾模式和喷雾形态：喷雾模式和喷雾形态的特征描述是评价气雾剂的定量阀和驱动器性能的重要指标，能反映出驱动器孔径的大小和形状、阀门定量室大小、阀杆小孔的大小、容器中蒸气压以及处方性能等的差异。通过测量喷雾的形态角度和宽度，计算上述参数的几何平均值，并根据产品情况设定可接受限度。通过测量喷雾模式的长径（D_{max}）、短径（D_{min}）和面积，计算椭圆率（D_{max}/D_{min}），定性比较喷雾模式的形状，并对椭圆率和面积（或 D_{max}）进行群体生物等效性统计分析，以筛选出符合要求的产品。

2.3 实验药物

丙酸倍氯米松（beclomethasone dipropionate，$C_{28}H_{37}ClO_7$，$M=521.047$）是强效外用糖皮质激素类药，具有抗炎、抗过敏和止痒等作用，能抑制支气管渗出物，消除支气管黏膜肿胀，解除支气管痉挛。丙酸倍氯米松水溶性较低，导致其在支气管黏膜的黏液层溶解缓慢，肺部吸收过程受限于其在黏液中的溶解速率，其口服绝对生物利用度为 13%，首过消除在 70% 左右。丙酸倍氯米松气雾剂是目前常用的治疗哮喘的激素类药物，但由于药物在体内起效时间需要 2～3 d，给药后不能迅速缓解病人的呼吸困难，故对急性哮喘发作无效。本品常温下外观为类白色或微黄色结晶性粉末；常温常压下稳定；在丙酮或三氯甲烷中易溶，在甲醇中溶解，在乙醇中略溶，在水中几乎不溶。

丹酚酸 B（salvianolic acid B，$C_{36}H_{30}O_{16}$，$M=718.620$）是从丹参（Salvia miltiorrhiza Bunge）中提取的水溶性成分，为 3 丹参素分子与 1 咖啡酸分子缩合而成，具有活血化瘀、通经活络的功效，对心、脑、肝、肾等器官均具有重要药理作用，有研究报道其具有预防或治疗肺微循环障碍或肺损伤的作用。丹酚酸 B 口服吸收很差，并在体内迅速消除，具有明显的首过消除和肝肠循环作用，生物利用度在 0.02%～5.56%，而注射给药患者依从性较差。本品常温下外观为类白色粉末；具引湿性；可溶于水、乙醇、甲醇。

丙酸倍氯米松   丹酚酸B

3 实验材料与仪器

3.1 实验材料

丙酸倍氯米松吸入气雾剂：丙酸倍氯米松原料药，丙酸倍氯米松对照品，甘油，四氟乙烷,无水乙醇,甲醇,纯化水。

丹酚酸 B 吸入粉雾剂:丹酚酸 B 原料药,丹酚酸 B 对照品,L-亮氨酸,甲醇,乙腈,磷酸,纯化水。

3.2　实验仪器

电子分析天平,高效液相色谱仪,双级撞击器,真空泵,流量计,精密电动搅拌器,微型灌液机,微型灌气机,微型封口机,纳米喷雾干燥机,干粉吸入器(3♯)。

4　实验内容

4.1　丙酸倍氯米松吸入气雾剂的制备

【处方】丙酸倍氯米松 10.0 mg,无水乙醇 1.22 g,甘油 0.14 g,四氟乙烷 16.63 g。

【制备】称取处方量的甘油和无水乙醇搅拌均匀,称取处方量的丙酸倍氯米松加入甘油与无水乙醇的混合液,搅拌至药物完全溶解。然后灌装轧阀,充抛射剂四氟乙烷,检漏称重,安装驱动器(规格:孔径 0.35 mm,孔长均为 0.7 mm),试喷合格后,储存在 30℃以下。制得气雾剂规格:50 μg×200 揿。

4.2　丹酚酸 B 吸入粉雾剂的制备

【处方】丹酚酸 B 8.0 g,L-亮氨酸 2.0 g,纯化水 700 mL。制成 100 粒胶囊。

【制备】称取处方量的丹酚酸 B 和 L-亮氨酸,溶于 700 mL 纯化水中,制备为药液。设置纳米喷雾干燥机参数:入口温度 80℃,气流 100 L·min^{-1},泵速 23%,喷雾速率 60%,内部压力 34 Mbar。待仪器稳定后,将药液进行喷雾干燥。将喷雾干燥粉末手动填充于 3♯明胶胶囊,每粒胶囊含喷雾干燥粉末 0.10 g(含药 80 mg),密封干燥保存。

4.3　丙酸倍氯米松吸入气雾剂的质量评价

4.3.1　丙酸倍氯米松分析方法的建立

(1) HPLC 色谱条件

色谱柱:C18(5 μm,4.6 mm×150 mm);流动相:甲醇-水,体积比为 74:26;检测波长:240 nm;流速:1 mL·min^{-1};进样体积:20 μL。

(2) 标准曲线的绘制

精密称取丙酸倍氯米松对照品 2 mg,置于 10 mL 量瓶中加甲醇溶解并稀释至刻度,摇匀,得浓度为 0.2 mg·mL^{-1} 的对照品贮备液。分别精密量取对照品贮备液适量,用流动相稀释,配制浓度为 0.5、1、2、4、8、10 μg·mL^{-1} 的系列对照品溶液。按照 HPLC 方法分析,以丙酸倍氯米松浓度为横坐标、峰面积为纵坐标,绘制标准曲线。

4.3.2　气雾剂的每揿主药含量测定

取制备的气雾剂 1 瓶,安装驱动器,振摇后弃去,喷 5 次后,更换一个新驱动器,将铝罐协同驱动器浸入已含适量甲醇(约 60 mL)吸收液的烧杯中,将套口浸入吸收液液面下(至少 25 mm),喷射 10 次,每次喷射间隔 5 s 并缓缓振摇,取出,用甲醇洗净驱动器,将洗液与吸收液合并后转移至 100 mL 量瓶中,加流动相至刻度,摇匀。精密量取 3 mL 上述混合溶液至 10 mL 量瓶中,加流动相稀释至刻度,摇匀,0.45 μm 微孔滤膜过滤,取续滤液用 HPLC 方法测定丙酸倍氯米松的浓度。计算丙酸倍氯米松的含量,所得结果除以取样喷射次数,即为平均每揿主药含量。每揿主药含量应为每揿主药含量标示量的 80%～120%。

4.3.3 微细粒子空气动力学特性测定法

按《中国药典》2020 年版四部通则"0951 吸入制剂微细粒子空气动力学特性测定法"中的装置 1 测定雾滴(粒)分布和微细粒子剂量。按照图 16-1 安装设备(双级撞击器),出口 F 与真空泵相接,打开泵电源,调节装置入口处的气体流量为(60±5) L・min^{-1}。下层锥形瓶(H)中置 30 mL 无水乙醇接受液,上层分布瓶(D)中置 7 mL 无水乙醇接受液。充分振摇气雾剂,试喷 5 次。然后将吸嘴适配器(A)连接至喉部末端,驱动器插入后(深度约 10 mm),驱动器吸嘴端应在喉部(B)的水平轴线上,驱动器另一端应朝上,且需与装置处于同一垂直面上。开启真空泵,振摇吸入装置 5 s 后立即揿射 1 次;取下吸入装置振摇 5 s,重新插入吸嘴适配器内,揿射第 2 次;重复此过程,直至完成 10 次。在最后一次揿射后,取下吸入装置,计时,等待 5 s,关闭真空泵。

结果判断:用空白接受液(无水乙醇)清洗上述操作后的 F 接口以导入下部锥形瓶的导管内,清洗外壁与喷头,洗液与锥形瓶 H 中的接受液合并,定量稀释至一定体积后(约 10 μg・mL^{-1}),0.45 μm 微孔滤膜过滤,取续滤液,按 HPLC 方法测定丙酸倍氯米松含量,所得结果除以取样次数,即为微细粒子剂量。

限度:每揿含丙酸倍氯米松 50～100 μg 的气雾剂,微细粒子药物量应不低于每揿标示量的 20%;每揿含丙酸倍氯米松 100 μg 以上的气雾剂,微细粒子药物量应符合规定。本实验为每揿 50 μg。

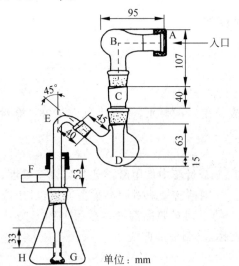

单位:mm

A:吸嘴适配器,连接吸入装置。

B:模拟喉部,由改进的 50 mL 圆底烧瓶制成,入口为29/32 磨口管,出口为24/29 磨口塞。

C:模拟颈部。

D:一级分布瓶,由24/29 磨口 100 mL 圆底烧瓶制成,出口为14/23 磨口管。

E:连接管,由 14 磨口塞与 D 连接。

F:出口三通管,侧面出口为 14 口磨口塞,上端连接塑料螺帽(内含垫圈),使E与F密封,下端出口为24/29 磨口塞。

G:喷头,由聚丙烯材料制成,底部有4个直径为(1.85±0.125)mm的喷孔,喷孔中心有一直径为2mm,高度为2 mm的凸出物。

H:二级分布瓶,24/29 磨口 250 mL 锥形瓶。

图 16-1 双级撞击器

4.4　丹酚酸 B 吸入粉雾剂的质量评价

4.4.1　丹酚酸 B 分析方法的建立

（1）HPLC 色谱条件

色谱柱：C18(5 μm,4.6 mm×250 mm)；流动相：乙腈-0.1‰磷酸溶液,体积比为 32∶68；柱温：30℃；检测波长：286 nm；流速：1.0 mL·min^{-1}；进样体积：10 μL。

（2）标准曲线的绘制

精密称取丹酚酸 B 对照品 5 mg,置于 10 mL 量瓶中,加甲醇溶解并稀释至刻度,摇匀,得浓度为 0.5 mg·mL^{-1} 的丹酚酸 B 对照品贮备液。分别精密量取对照品贮备液适量,用甲醇稀释,配制浓度为 10、25、50、100、150、250 μg·mL^{-1} 的系列丹酚酸 B 对照品溶液。按照 HPLC 方法分析,以丹酚酸 B 浓度为横坐标、峰面积为纵坐标,绘制标准曲线。

4.4.2　外观性状

观察所制备的丹酚酸 B 吸入干粉的外观性状。

4.4.3　递送剂量均一性

按《中国药典》2020 年版四部通则"0111 吸入制剂",采用吸入粉雾剂递送剂量均一性测定装置,测定丹酚酸 B 吸入粉雾剂递送剂量。取待测胶囊 1 粒,置于吸入装置内,启动真空泵抽吸 4 s,气流流速为 60 L·min^{-1},以无水乙醇清洗滤纸和收集管内部,合并清洗液定容至 100 mL。取适量定容后溶液,0.45 m 滤膜过滤,精密吸取续滤液 1 mL 置于 10 mL 量瓶中,甲醇稀释至刻度,摇匀,按 HPLC 方法测定丹酚酸 B 含量。重复测定 3 粒胶囊,比较剂量递送均一性。

4.4.4　空气动力学粒径分布和微细粒子剂量

按《中国药典》2020 年版四部通则"0951 吸入制剂微细粒子空气动力学特性测定法"中的装置 3(新一代撞击器,NGI,安装了预分离器)测定。按照图 16-2 安装设备,调节真空泵

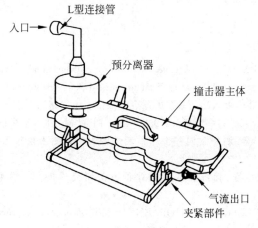

图 16-2　撞击器装置 3

流速为 $60\ \text{L} \cdot \text{min}^{-1}$，将吸入装置用适配器连入 NGI 装置，取 1 粒胶囊放入吸入装置，转动吸入装置的同时开启真空泵，5 s 后关闭真空泵，分别将各级所收集的细粉定量转移至 100 mL 量瓶中，加适量水超声使溶解，加水至刻度，摇匀，0.45 μm 微孔滤膜过滤，取续滤液按 HPLC 方法进行含量测定，计算空气动力学粒径分布（aerodynamic particle size distribution, APSD）。采用 CITDAS 软件计算微细粒子剂量（fine particle dose，FPD），评价丹酚酸 B 吸入粉雾剂的肺部药物递送效率。重复测定 3 粒胶囊。

5 结果与讨论

5.1 丙酸倍氯米松吸入气雾剂的质量评价

（1）吸入气雾剂的每撤主药含量测定。
（2）吸入气雾剂的雾滴（粒）分布和微细粒子剂量测定。

5.2 丹酚酸 B 吸入粉雾剂的质量评价

（1）吸入粉雾剂的干粉外观性状观察。
（2）吸入粉雾剂的递送剂量均一性测定。
（3）吸入粉雾剂的空气动力学粒径分布和微细粒子剂量测定。

6 思考题

（1）虽然吸入制剂在起效速度方面具有优势，但消除快、半衰期短的特点导致其往往需要多次给药，因此，缓释吸入制剂的开发需求较为迫切。目前常用的肺部缓释载体有哪些？
（2）吸入型胰岛素制剂的设计原理及优缺点？可举例说明。
（3）喷雾干燥是可吸入干粉的主要制备技术，结合吸入粉雾剂的制备实验，试分析喷雾干燥效果主要受到哪些因素的影响？

参考文献

[1] LU P, LI J W, LIU C X, et al. Salvianolic acid B dry powder inhaler for the treatment of idiopathic pulmonary fibrosis[J]. Asian Journal of Pharmaceutical Sciences, 2022, 17：447-461.
[2] 万妮，陈斌，李合，等. 肺部吸入给药系统的研究进展[J]. 中国新药杂志, 2021, 30(15)：1386-1395.
[3] 国家药典委员会. 中华人民共和国药典：2020 年版. 四部[M]. 北京：中国医药科技出版社, 2020.
[4] 张雯，李兆明，王金虎，等. 制备含抛射剂四氟乙烷的丙酸倍氯米松吸入气雾剂[J]. 中国药学杂志, 2019(7)：571-575.
[5] 周学海，张成飞，杨敏，等. 肺部吸入制剂评价方法研究进展[J]. 药物评价研究, 2019, 42 (9)：1891-1895.
[6] DE BOER A H, HAGEDOORN P, HOPPENTOCHT M, et al. Dry powder inhalation：past, present and future[J]. Expert Opinion on Drug Delivery, 2017, 14(4)：499-512.

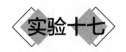

栓剂的制备与质量评价

1 实验目的

(1) 掌握栓剂给药的原理与特点。
(2) 掌握置换价的测定方法和应用。
(3) 熟悉热熔法制备栓剂、中空栓剂的工艺。
(4) 熟悉栓剂的质量评价。

2 实验原理

2.1 栓剂的定义

栓剂(suppositories,Supps)指药物与适宜基质制成的具有一定性状和重量,供腔道给药的固体剂型。栓剂在常温下为固体,塞入腔道后,在体温下能迅速软化熔融或溶解于分泌液,逐渐释放药物而产生局部或全身作用。栓剂可塞入阴道、鼻腔、耳道、尿道及肛门,其中肛门栓和阴道栓较为常用。近年来随着新技术和新基质的不断出现,出现了多种新型栓剂。例如,中空栓通过将药物填充于中空部分而具有快速释药的特点;双层栓可以实现同时荷载两种药物,通过不同层的不同基质实现药物的控释;此外还有微囊型、骨架型、凝胶型、渗透泵型等多种缓控释栓剂。

2.2 栓剂的一般质量要求

栓剂中的药物与基质应该混合均匀,无刺激性,外形完整光滑,塞入腔道后应能融化、软化或溶解,并与分泌液混合,逐渐释放药物,发挥局部或全身作用;有适宜的硬度,以便于使用、包装和贮藏。

2.3 栓剂的基质种类

栓剂的基质可分为油脂性基质和水溶性基质。常见的油脂性基质,如可可豆脂、半合成或全合成脂肪酸甘油酯、氢化植物油等;水溶性基质,如聚氧乙烯硬脂酸酯(s-40)、聚乙二醇类、甘油明胶和泊洛沙姆 188 等。在栓剂的处方中,根据不同目的加入不同的附加剂,如乳化剂、吸收促进剂、抗氧剂、抑菌剂等,如在某些基质中加入表面活性剂使药物易于释放,并可促使药物透过生物膜被机体吸收。对于制备栓剂用的固体药物,除另有规定外,应制成全部通过六号筛的粉末。

2.4 栓剂的制备工艺

栓剂的制备方法主要有搓捏法、冷压法和热熔法三种,其中热熔法最为常用。用热熔法制备栓剂时,为了使栓剂冷却后易从栓模中推出,模具应涂润滑剂。水溶性基质涂油性润滑剂,如液体石蜡;油溶性基质涂水性润滑剂,如软皂、甘油及 90% 乙醇(1∶1∶5,质量比)的混合液。

2.5 置换价

不同的栓剂处方用同一模型制得的栓剂容积是相同的,但其重量则随基质与药物密度的不同而有差别。为了确定基质用量以保证栓剂量的准确,常需预先测定药物的置换价。置换价(f)定义为主药的重量与同体积基质重量的比值。可用式(17-1)计算。

$$f = \frac{W}{G-(M-W)} \tag{17-1}$$

式中,W 为每粒栓剂中主药的含药量,G 为每粒纯基质栓剂的重量,M 为每粒含药栓剂的重量。

根据求得的置换价,用式(17-2)计算出每粒栓剂中应加的基质量(E)。

$$E = G - \frac{W}{f} \tag{17-2}$$

2.6 栓剂的质量评定

栓剂的质量评定包括如下内容:主药含量、外形、重量差异、融变时限和体外释放度等,缓释栓剂还需进行释放度检查,不再进行融变时限检查。

2.7 实验药物

甲硝唑(metronidazole,$C_6H_9N_3O_3$,$M=171.156$)属于硝基咪唑类的抗菌药物,主要用作一种抗生素和抗原虫剂,用于治疗或预防厌氧菌引起的系统或局部感染。口服吸收良好(>80%),1~2 h 血清药物浓度达峰,$t_{1/2}$ 约为 8 h。本品在体内分布广泛,可进入唾液、乳汁、肝脓肿的脓液中,也可进入脑脊液(正常人脑脊液中的浓度可达血液浓度的 50%)。本品常温下外观为白色至略黄色结晶性粉末;在乙醇中略溶,在水中微溶,在乙醚中极微溶解。

甲硝唑

3　实验材料与仪器

3.1　实验材料

甲硝唑栓剂：甲硝唑原料药、甲硝唑对照药，混合脂肪酸甘油酯（38 型）、水性润滑剂（软皂、甘油与 90％乙醇，质量比为 1∶1∶5）。

甲硝唑中空栓剂：甲硝唑原料药、甲硝唑对照药，丙二醇，混合脂肪酸甘油酯（38 型），水性润滑剂，甲醇，盐酸，纯化水。

3.2　实验仪器

电子分析天平，蒸发皿，恒温水浴锅，鱼雷型栓剂模具，鱼雷中空型栓剂模具，刮刀，研钵，栓剂融变实验仪，智能溶出仪，高效液相色谱仪。

4　实验内容

4.1　置换价的测定

以甲硝唑为模型药物，以混合脂肪酸甘油酯为基质，进行置换价测定。

纯基质栓的制备：称取混合脂肪酸甘油酯 10 g 置蒸发皿中，于水浴上加热熔化后，倾入涂有润滑剂的栓剂模型（鱼雷型）中，冷却凝固后削去溢出部分，脱模，得到完整的纯基质栓数粒，称重，每粒栓剂的平均重量为 G。

含药栓的制备：称取研细的甲硝唑粉末（100 目）3 g 置于小研钵中；另称取混合脂肪酸甘油酯 7 g 置于蒸发皿中，于水浴上加热，当 2/3 基质熔化时停止加热，搅拌使全熔为无色透明的空白基质溶液，分次加至研钵中与甲硝唑粉末研匀，倾入涂有润滑剂的栓剂模型中，迅速冷却固化，削去溢出部分，脱模，得到完整的含药栓数粒，称重，每粒平均重量为 M，含药量 $W = M \times x\%$，$x\%$ 为含药重量百分比。

置换价的计算：将上述得到的 G、M、W 代入式（17-1），求得甲硝唑的混合脂肪酸甘油酯的置换价。

【操作注意】

（1）药物与基质需充分混合。

（2）栓剂的灌模务必一次性完成，以保证栓剂质量的均一。灌模时温度要适宜，过高易引起中空（中间凹陷细孔）和顶端凹陷，过低则难以一次性完成灌模。灌好的栓模应置适宜的温度下冷却一定时间，以保证脱模的顺利进行。

4.2　甲硝唑栓剂的制备

【处方】甲硝唑（100 目）2.0 g，混合脂肪酸甘油酯适量，制成鱼雷型栓剂 10 粒。

【制备】制备每粒含药量为 200 mg 的普通栓剂,根据 2.5 节式(17-1)求得置换价,按照式(17-2)计算所需混合脂肪酸甘油酯的量。称取混合脂肪酸甘油酯置于称重的蒸发皿中(可将使用的玻棒一起称重),50℃水浴使其熔化,成为无色透明的空白基质溶液;加入甲硝唑细粉,充分搅拌均匀。趁热灌入已涂有润滑剂的栓模(鱼雷型)内,4℃冷却,削去模口上的溢出部分,脱模。

【操作注意】制备甲硝唑栓剂除完成常规质量评价外,需保留部分栓剂作为中空栓剂体外溶出度测定的对照制剂。

4.3　甲硝唑中空栓剂的制备

【处方】甲硝唑(100 目)4.0 g,丙二醇 4 mL,混合脂肪酸甘油酯适量,制成中空栓剂 20粒(两种中空栓剂各 10 粒)。

【制备】采用两种方法制备中空栓剂。

方法 1:采用中空栓剂模具制备(图 17-1)。将混合脂肪酸甘油酯置于 50℃水浴中使熔化,成为无色透明的空白基质溶液,注入组装好并涂有润滑剂的中空栓剂模具中,将模具空隙注满(注满即可,不溢出)。室温冷却固化后,拔出栓芯填充柱状体部件,削去多余部分,得中空的栓壳。称取 2 g 甲硝唑与 2 mL 丙二醇混合均匀,制备浓度为 1 g·mL^{-1} 的甲硝唑混悬溶液,每粒中空栓壳定量注入 0.2 mL 的甲硝唑混悬溶液,然后再将空白基质溶液注入栓模,熔封尾部,室温冷却约 30 min 后,削去溢出部分,脱模即可。制备 10 粒栓剂,每粒含甲硝唑 200 mg。

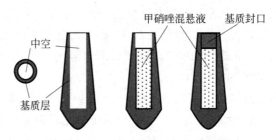

图 17-1　方法 1 制备中空栓剂示意图

方法 2:采用倾倒法制备(图 17-2)。将混合脂肪酸甘油酯置于 50℃水浴中使熔化,成为无色透明的空白基质溶液,注入涂有润滑剂的普通鱼雷型栓剂模具中,将模具注满(注满即可,不溢出)。注满后室温放置约 1 min,将模具倒转使中心未凝基质流出,形成空腔。称取 2 g 甲硝唑与 2 mL 丙二醇混合均匀,制备浓度为 1 g·mL^{-1} 的甲硝唑混悬溶液,每粒栓

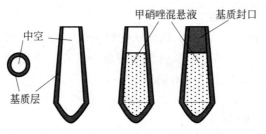

图 17-2　方法 2 制备中空栓剂示意图

剂空腔中定量注入 0.2 mL 的甲硝唑混悬溶液,然后再将空白基质溶液注入栓模,熔封尾部,室温冷却约 30 min 后,削去溢出部分,脱模即可。制备 10 粒栓剂,每粒含甲硝唑 200 mg。

4.4　体外质量评价

4.4.1　栓剂质量检查

(1) 外观性状:观察制得各类栓剂的外观(包括外表和内部)等。

(2) 重量差异检查:参照《中国药典》2020 年版第四部通则 0107 项进行。取供试品各 10 粒,精密称定总重量,求得平均粒重后,再分别精密称定每粒的重量。每粒重量与平均粒重相比较,按表 17-1 中的规定,超出重量差异限度的不得多于 1 粒,并不得超出限度 1 倍。

表 17-1　栓剂重量差异限度

平　均　粒　重	重量差异限度
1.0 g 以下至 1.0 g	±10%
1.0 g 以上至 3.0 g	±7.5%
3.0 g 以上	±5%

(3) 栓剂的融变时限:参照《中国药典》2020 年版第四部通则 0922 项进行。

装置:栓剂融变实验仪。

检查法:取供试品 3 粒,在室温放置 1 h,分别放在 3 个金属架的下层圆板上,装入各自的套筒内,并用挂钩固定。除另有规定外,将上述装置分别垂直浸入盛有不少于 4 L(37.0±0.5)℃水的容器中,其上端位置应在水面下 90 mm 处。容器中装有一个转动器,每隔 10 min 在溶液中翻转该装置一次。

判断结果:除另有规定外,脂肪性基质的 3 粒栓剂均应在 30 min 内全部融化、软化或触压时无硬心;水溶性基质的 3 粒栓剂均应在 60 min 内全部溶解。如有 1 粒不符合规定,应另取 3 粒复试,均应符合规定。

4.4.2　甲硝唑中空栓剂的体外溶出度测定

(1) 甲硝唑分析方法的建立

HPLC 色谱条件:色谱柱:C18(5 μm,4.6 mm×250 mm);流动相:甲醇-水,体积比为 20：80;柱温:30℃;检测波长:320 nm;流速:1.0 mL·min^{-1};进样体积:10 μL。

标准曲线的绘制:精密称取甲硝唑对照品 4 mg,置于 10 mL 量瓶中,加甲醇溶解并稀释至刻度,摇匀,得浓度为 0.4 mg·mL^{-1}甲硝唑对照品贮备液。分别精密量取对照品贮备液适量,加流动相溶液稀释,配制浓度分别为 1、5、10、20、30、40 μg·mL^{-1}的系列对照品溶液,按照 HPLC 方法分析,以甲硝唑浓度为横坐标、峰面积为纵坐标,绘制标准曲线。

(2) 溶出度的测定

参照《中国药典》2020 年版四部通则"0931 溶出度与释放度测定法",以盐酸溶液(9 mL 浓盐酸稀释到 1000 mL)900 mL 为溶出介质,转速为 100 r·min^{-1},介质温度为(37.0±0.5)℃。分别取所制备的 3 种栓剂,放入转篮中,分别于 3、5、7、10、15、20、30 min 取样

10 mL,同时补充等温、同体积溶出介质。精密量取取出的样液 1 mL,置于 10 mL 量瓶中,加入溶出介质稀释至刻度,摇匀,用 0.45 μm 微孔滤膜过滤,取续滤液按 HPLC 方法进行测定,计算药物浓度。参照本书实验二《药物固体分散体的制备与质量评价》中累积释放度计算方法,计算不同取样时间点(t)的累积溶出度(Q),绘制体外累积溶出曲线。

5 结果与讨论

5.1 置换价的计算

计算甲硝唑的混合脂肪酸甘油酯置换价。

5.2 甲硝唑栓剂与甲硝唑中空栓剂的质量检查

将实验结果记录于表 17-2 中,并评价其质量。

表 17-2 甲硝唑栓剂与甲硝唑中空栓剂的质量检查结果

品名	外观	重量/g	重量差异/%	融变时限/min
甲硝唑栓剂				
甲硝唑中空栓剂(方法 1)				/
甲硝唑中空栓剂(方法 2)				/

5.3 甲硝唑中空栓剂的体外溶出度测定

与甲硝唑普通栓剂比较,分析对比两种方法制备的中空栓剂的体外溶出度。

6 思考题

(1)热熔法制备栓剂时应注意什么问题?

(2)中空栓剂常见的制备方法有哪些?试分析本实验采用的两种制备方法的优缺点。

参考文献

[1] 李倩,吴春芝,李爽,等.中国栓剂的剂型研究与临床应用进展[J].华西药学杂志,2020,35(6):107-113.

[2] 国家药典委员会.中华人民共和国药典:2020 年版.四部[M].北京:中国医药科技出版社,2020.

[3] PUROHIT T J,HANNING S M,WU Z. Advances in rectal drug delivery systems[J]. Pharmaceutical Development and Technology,2018,23(10):942-952.

[4] 赵健铖,孙敏哲,李贵轲,等.甲硝唑中空栓剂的制备及质量评价[J].广州化工,2015,43(24):64-66.

[5] SHIOHIRA H,FUJII M,KOIZUMI N,et al. Novel chronotherapeutic rectal aminophylline delivery system for therapy of asthma[J]. International Journal of Pharmaceutics,2009,379:119-124.

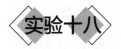

实验十八

载药阴道环的制备与质量评价

1 实验目的

（1）掌握阴道环的载药与释药原理。
（2）熟悉注塑成型法制备基质型及储库型阴道环的方法。
（3）熟悉阴道环的质量评价方法。

2 实验原理

阴道环（vaginal rings，VRs）是 20 世纪 70 年代初发展起来的一种缓控释给药系统，具有柔软的弹性环状药物输送装置，可向阴道提供长期、持续、控制的药物释放，实现局部给药和全身给药。该给药系统将药物置于无活性的载体中，药物通过载体的微孔向体内扩散，恒速释放药物，药物经阴道上皮黏膜吸收，直接进入血液循环，避免了肝肠的"首过效应"。相对分子质量低的药物对阴道具有较高的渗透性，阴道环可持续释药数周甚至 1 年，血药浓度相对稳定，全身不良反应小，且作用可逆、取用方便，大大提高了使用者的依从性。目前，已上市的阴道环产品主要应用于避孕、激素替代疗法和辅助生殖，在抗人类免疫缺陷病毒感染、治疗子宫内膜异位症、提高机体免疫力、抗艾滋病引起的巨细胞病毒性视网膜炎以及痛经的治疗等方面也有产品处于研究或临床试验阶段。

2.1 阴道环的形态

阴道环根据形态主要分为基质型和储库型两种类型，还存在其他较少使用的类型，如三明治型、多区段组合型和嵌入型。基质型阴道环是将固体药物颗粒（通常以微粉化的形态）分散或溶解在整个聚合物材料中，因此也称均质性阴道环。基质型阴道环结构简单、容易制作，药物的释放量与时间的平方根和载药量成正比，但是在初始释放阶段，环表面的药物容易发生突释，因此基质型阴道环的释药速率不平稳。储库型阴道环，也称核心型阴道环，为最常用的形态体系，是由内层含药核心层和外层无活性聚合物制成的双层阴道环，在核心层中，原料药通常以结晶、分散状态存在或以分子形式溶解在基质中。与基质型阴道环相比，储库型阴道环药物的释放是由药物分子在聚合物中的溶解和扩散来控制的，通常表现为稳定的释放，不会发生药物突释现象，可以实现零级释药速率，是制备阴道环较合适的形态。

2.2 阴道环的载体及制备工艺

阴道环的制备材料选择受生物相容性、柔韧性以及药物渗透率的限制。目前阴道环的载体材料主要为医用橡胶,最常用的有硅橡胶、乙烯-醋酸乙烯酯和聚氨酯等高分子聚合物,其中硅橡胶应用最多。目前,阴道环的制备工艺有模压成型法、注射成型法、热熔挤出成型法等,此外,3D 打印技术也已经应用于阴道环的制备及定制领域的研究。模压成型法是一种快速、简捷的阴道环制备技术,该方法是将硅橡胶置于阴模型腔内,合上阳模,借助压力和热量作用,使物料熔化充满型腔,形成与型腔相同的制品,再经加热使其固化,冷却后脱模,制得模压制品。注射成型法又称注塑成型法,其基本原理是将熔化的物料经过压力输送到模具中,然后在模具中冷却和固化,最终得到所需产品。该方法具有成本低、生产效率高、制品精度高、可塑性好和应用广泛等优点。

总体而言,阴道环作为一种新型的阴道给药系统,尽管目前还存在一些不足,如可能有阴道感染、阴道分泌物增加及体重增加等副作用,但其具有避免首过效应以及长期缓慢释放一种或多种药物,可通过局部黏膜吸收达到治疗效果,有效减少大量药物带来的副作用等优势,已逐渐被应用于女性生殖健康领域。

2.3 实验药物

醋酸烯诺孕酮(ST-1435,nestorone,$C_{23}H_{30}O_4$,$M=370.489$)属于第 4 代孕激素,是迄今为止活性最强的合成孕激素,无雄激素和雌激素活性,且不与性激素结合球蛋白结合,是长效避孕和哺乳期避孕的首选药物。醋酸烯诺孕酮在血清中的非蛋白结合率高,远远高于许多天然甾体激素和大多数常用的甾体避孕药,因此在很低的血药浓度时就有抗排卵作用。因存在肝脏的首过效应,醋酸烯诺孕酮口服无效,其制剂研究主要集中在皮下埋植剂、阴道环、透皮给药系统和微球注射剂等非口服给药形式。本品常温下外观为白色或类白色粉末,无臭;在氯仿中极易溶解,在丙酮中易溶,在甲醇中溶解,在无水乙醇中略溶,在水或稀酸、稀碱中几乎不溶解。

醋酸烯诺孕酮

3 实验材料与仪器

3.1 实验材料

醋酸烯诺孕酮原料药,醋酸烯诺孕酮对照品,MED-6382 液体硅橡胶,MED-6382 固化剂,C6-165 硅橡胶空白膜,甲醇,醋酸盐缓冲液(pH=4.0),纯化水。

3.2　实验仪器

电子分析天平,平板硫化机,硬度测试仪,智能溶出仪,高效液相色谱仪,鼓风干燥箱,阴道环模具。

4　实验内容

4.1　醋酸烯诺孕酮阴道环的制备

4.1.1　基质型醋酸烯诺孕酮阴道环

【处方】醋酸烯诺孕酮 0.5 g,MED-6382 液体硅橡胶 10.0 g,MED-6382 固化剂 0.05 g。

【制备】采用注塑成型法制备。称取处方量的醋酸烯诺孕酮原料药与液体硅橡胶,混合均匀,再加入固化剂混合 30 s。然后用 50 mL 塑料注射器注射到不锈钢的环状阴道环模具中,将填充好的模具在 80℃烘箱中加热 20 min,得成型的基质型醋酸烯诺孕酮阴道环(含药量 5%,质量浓度)。药环规格:外径 50 mm,横截面直径 4 mm,长度约 17.5 cm。

4.1.2　储库型醋酸烯诺孕酮阴道环

【处方】醋酸烯诺孕酮 1.0 g,MED-6382 液体硅橡胶 15.0 g,MED-6382 固化剂 0.075 g,C6-165 硅橡胶空白膜。

【制备】称取 10.0 g 液体硅橡胶,加入 0.5%固化剂(0.05 g)混合 30 s,按上述 4.1.1 节的方法,制备空白基质型阴道环。

称取 1.0 g 醋酸烯诺孕酮原料药与 5.0 g 液体硅橡胶,混合均匀,按上述 4.1.1 节的方法,制备基质型含药阴道环(含药量约 20%,质量浓度)。

切取 1/4 含药阴道环(长度约 4.4 cm)和 3/4 空白环,拼成一个完整阴道环,包裹 1.0 mm 无活性的 C6-165 硅橡胶空白膜,在 130℃下于平板硫化机上加热 10 min,使空白膜固化,在空白膜包裹下两段阴道环组成整体,得 1/4 药芯长度的储库型阴道环。

4.2　醋酸烯诺孕酮阴道环的质量评价

4.2.1　醋酸烯诺孕酮分析方法的建立

(1) HPLC 色谱条件

色谱柱:C18(5 μm,4.6 mm×250 mm);流动相:甲醇-水,体积比为 70:30;检测波长:243 nm;柱温:35℃;流速:1.0 mL·min^{-1};进样体积:20 μL。

(2) 标准曲线的绘制

精密称取醋酸烯诺孕酮对照品 2 mg,置于 10 mL 量瓶中,加甲醇溶解并稀释至刻度,摇匀,得 0.2 mg·mL^{-1} 对照品贮备液。分别精密量取对照品贮备液适量,用流动相稀释,配制浓度分别为 0.25、0.5、1、2.5、5、25 μg·mL^{-1} 的系列对照品溶液。按照 HPLC 方法分析,以醋酸烯诺孕酮浓度为横坐标、峰面积为纵坐标,绘制标准曲线。

4.2.2 阴道环的硬度测试

分别将制备的基质型、储库型阴道环放置在测试仪水平底座上,移动测试针至阴道环上,观察并记录阴道环的硬度值。

4.2.3 阴道环的体外释放度测定

参照《中国药典》2020 年版四部通则"0931 溶出度与释放度测定法",采用小杯法,分别测试基质型和储库型阴道环的体外释放度。以 200 mL 的醋酸盐缓冲液(pH=4.0)作为释放介质,温度为(37.0±0.5)℃,用细尼龙丝将阴道环固定在溶出仪的搅拌桨上,调整阴道环在溶出杯中的位置,以其可匀速旋转并不触碰溶出杯内壁为宜,转速 50 r·min^{-1},每 24 h 取样 2 mL,并更换释放介质,连续观测 14 d。样液经 0.45 μm 滤膜过滤,取续滤液按照 4.2.1 节中的 HPLC 方法测定,根据标准曲线方程计算醋酸烯诺孕酮含量。参照本书实验二《药物固体分散体的制备与质量评价》中累积释放度计算方法,计算不同取样时间点(t)的累积释放度(Q),绘制体外累积释药曲线。根据 Q-t 数据,分别采用零级释放、一级释放、Higuchi 模型对体外释放数据进行拟合,比较基质型和储库型阴道环的体外释放特征与机制。

5 结果与讨论

5.1 基质型醋酸烯诺孕酮阴道环的质量评价

(1)基质型阴道环的硬度测定。
(2)基质型阴道环的体外释放度测定。

5.2 储库型醋酸烯诺孕酮阴道环的质量评价

(1)储库型阴道环的硬度测定。
(2)储库型阴道环的体外释放度测定。

5.3 基质型和储库型醋酸烯诺孕酮阴道环体外释放特征比较分析

6 思考题

(1)影响阴道环制剂质量的因素有哪些?
(2)基质型和储库型阴道环各自有什么特点?有哪些方法可使阴道环制剂达到控释药物的效果?
(3)本实验采用注塑成型法制备基质型阴道环,还有哪些方法可以制备基质型阴道环?

参考文献

［1］　马彬,董健,杨紫霞,等.阴道环在女性生殖健康方面应用的研究进展［J］.中国计划生育学杂志,
2022,7(30)：1694-1700.

［2］　朱春晓,韩晓璐,王增明,等.阴道环给药系统在医药领域中的应用研究进展［J］.中国医院药学杂志,
2021,41(24)：2607-2613.

［3］　国家药典委员会.中华人民共和国药典：2020 年版.四部［M］.北京：中国医药科技出版社,2020.

［4］　邱顺晨,刘振齐,谷翊群,等.烯诺孕酮阴道环的制备及体外释放的测定方法［J］.中国医院药学杂志,
2019,39(1)：13-18.

［5］　MCBRIDEJ W,BOYD P,DIAS N,et al. Vaginal rings with exposed cores for sustained delivery of the
HIV CCR5 inhibitor 5P12-RANTES［J］. Journal of Controlled Release,2019,28(298)：1-11.

［6］　FU J H,YU X,JIN Y G. 3D printing of vaginal rings with personalized shapes for controlled release
of progesterone［J］. International Journal of Pharmaceutics,2018,539：75-82.

［7］　段雪艳,王彦坤,李春晓,等.米非司酮壳型阴道环的制备及释放度研究［J］.中国药学杂志,2013,
48(9)：720-724.

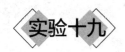

脂质体的制备与基本性质的测定

1 实验目的

(1) 掌握脂质体形成的原理与作用特点。

(2) 掌握薄膜分散法、乙醇注入法、硫酸铵梯度法制备脂质体的工艺。

(3) 掌握脂质体的质量评价方法。

2 实验原理

2.1 定义

脂质体(liposomes，Lips)是以磷脂为主要骨架膜材制成的具有双分子层结构的封闭囊状体。常见的磷脂分子结构中有两条较长的疏水烃链和一个亲水基团。将适量的磷脂加至水或缓冲液中，磷脂分子定向排列，其亲水基团面向两侧的水相，疏水的烃链彼此相对缔合为双分子层，构成脂质体。用于制备脂质体的磷脂有天然磷脂(如大豆卵磷脂、蛋黄卵磷脂等)和合成磷脂(如二棕榈酰磷脂酰胆碱、二硬脂酰磷脂酰胆碱等)。常用的附加剂为胆固醇。胆固醇与磷脂混合使用，可制得稳定的脂质体，其作用是调节双分子层的流动性，降低脂质体膜的通透性。其他附加剂有十八胺、磷脂酸等，这些附加剂能改变脂质体表面的电荷性质，从而改变脂质体的包封率、体内外稳定性、体内分布等。脂质体可分为三类：小单室(层)脂质体，粒径为 20～80 nm，经超声波处理的脂质体绝大部分为小单室脂质体；大单室脂质体，粒径为 100 nm～1 μm，用乙醚注入法制备的脂质体多为这一类；多室(层)脂质体，粒径为 1～5 μm，显微镜下可观察到犹如洋葱断面或人手指纹的多层结构。

2.2 脂质体的制备

脂质体的制备方法有多种，可根据药物的性质或需要进行选择。在制备含药脂质体时，根据药物装载的机理不同，可分为被动载药与主动载药两大类。

被动载药法，首先将药物溶于水相(水溶性药物)或有机相(脂溶性药物)中，在脂质体制成的同时将药物载入到脂质体中。其共同特点是在装载过程中脂质体的内外水相或双分子层膜上的药物浓度基本一致,决定其包封率的因素为药物与磷脂膜的作用力、膜材的组成、脂质体的内水相体积、脂质体数目及药脂比(药物与磷脂膜材比)等。对于脂溶性、与磷脂膜亲和力高的药物,被动载药法比较适用。被动载药法主要有以下几种。

(1) 薄膜分散法:该法为一种经典的制备方法,可形成多室脂质体,经超声处理后可得到小单室脂质体。此法操作简便,脂质体结构典型,但包封率往往较低。

(2) 注入法:有乙醚注入法和乙醇注入法等。将磷脂等膜材料溶于乙醚或乙醇中,在搅拌下慢慢滴入 55～65℃含药或不含药的水性介质,蒸去乙醚或乙醇,继续搅拌 1～2 h,即可形成脂质体。

(3) 逆向蒸发法:将磷脂等脂溶性成分溶于有机溶剂,如氯仿、二氯甲烷,再按一定比例与含药的缓冲液混合、乳化,然后减压蒸去有机溶剂即可形成脂质体。该法适合于水溶性药物、大分子活性物质(如胰岛素等)的脂质体制备,可提高包封率。

(4) 冷冻干燥法:将制备的脂质体,加入冻干支持剂进行冷冻干燥,制备前体脂质体(proliposomes),使用时将前体脂质体溶于水或生理盐水、葡萄糖注射液等介质中即可重新形成脂质体。该法适用于水中不稳定药物的脂质体的制备。

(5) 熔融法:将脂溶性药物与磷脂等膜材在熔融条件下混合,然后加入水性介质,制备为脂质体。该法制备的脂质体物理稳定性好,可加热灭菌。

而对于两亲性药物,其油水分配系数受介质的 pH 值和离子强度的影响较大,包封条件的较小改变就有可能使包封率有较大的变化,此时可采用主动载药法。

所谓主动载药,即通过脂质体内外水相的不同离子或化合物梯度进行载药,主要有 K^+-Na^+ 梯度法、H^+ 梯度法(即 pH 梯度法)、硫酸铵梯度法和醋酸钙梯度法等。

其中,硫酸铵梯度法和醋酸钙梯度法是在 pH 梯度法基础上发展的两种制备方法,分别适合装载弱碱性和弱酸性药物。

(1) pH 梯度法:首先根据药物的性质选择内相缓冲液和外相缓冲液。如果药物为生物碱,则内相缓冲液应为酸性溶液,通常使用多元有机酸,如枸橼酸、酒石酸等,要求药物能够与有机酸根复合形成胶态沉淀。外相缓冲液应可以很好地溶解待包封的药物,并且其 pH 值能够保证绝大多数药物以非解离的形式存在,以便在加热孵化的过程中有效穿透磷脂双分子层。确定内外相缓冲液后,再制备空白脂质体,通过透析技术、柱层析技术或 pH 值调整等手段置换脂质体磷脂双分子层外相溶液,产生磷脂膜内外的 pH 梯度,然后在适宜的温度完成药物的装载。

(2) 硫酸铵梯度法:首先以硫酸铵溶液为水相制备空白脂质体,然后除去外水相中的硫酸铵,此时脂质体内水相和外水相形成硫酸铵浓度梯度。内水相中的 NH_4^+ 易分解成 NH_3 和 H^+,NH_3 易透过双分子层溢出,而 H^+ 被困在内水相中,因此内水相中的 pH 值不断下降,形成酸性环境。分子态弱碱性药物进入内水相之后转变为离子,并与硫酸根结合成盐,跨膜能力降低,从而使药物在脂质体内部累积。

(3) 醋酸钙梯度法:原理与硫酸铵梯度法类似,由于醋酸的跨膜能力远大于钙离子,醋酸将质子带出脂质体,形成碱性的内水相,弱酸性药物进入脂质体后形成离子并累积。

2.3　脂质体的质量评价

评价脂质体质量的指标有平均粒径、粒径分布、包封率和载药量、稳定性以及药物的释放等。其中包封率是衡量脂质体质量的一个重要指标。常见的包封率测定方法有葡聚糖凝胶柱法(分子筛法)、超速离心法、超滤离心法等。

2.4 实验药物

尼莫地平,参见本书实验五《微乳与自微乳的制备与质量评价》。

盐酸多柔比星(doxorubicin hydrochloride,$C_{27}H_{30}ClNO_{11}$,$M=579.983$)又名盐酸阿霉素,是一种蒽环类抗肿瘤药物,能成功地诱导多种恶性肿瘤的缓解,对各种生长周期的肿瘤细胞都有杀灭作用。盐酸多柔比星口服吸收不良,临床上一般静脉注射给药或者动脉给药,初始血浆半衰期很短(5~10 min),且存在严重的骨髓抑制与心脏毒性等全身毒副作用,以及反复给药引起的肿瘤多药耐药性等缺点,很大程度上限制了其临床应用。本品常温下外观为橙红色结晶性粉末;溶于水和醇,不溶于丙酮、苯、氯仿、乙醚。

盐酸多柔比星

3 实验材料与仪器

3.1 实验材料

尼莫地平脂质体:尼莫地平原料药,尼莫地平对照品,蛋黄卵磷脂,胆固醇,葡聚糖凝胶G-50,无水乙醇,甲醇,乙腈,纯化水。

盐酸多柔比星脂质体:盐酸多柔比星原料药,盐酸多柔比星对照品,氢化豆磷脂酰胆碱(HSPC),培化磷脂酰乙醇胺(MPEG2000-DSPE),胆固醇,硫酸铵,蔗糖/组氨酸缓冲液(蔗糖的质量分数为9.4%,组氨酸浓度为10 mmol·L^{-1},盐酸调至PH=6.5),十二烷基硫酸钠(SDS),磷酸,甲醇,乙腈,无水乙醇,纯化水。

3.2 实验仪器

电子分析天平,旋转蒸发仪,高压均质机,高速剪切仪,挤出器,透射电子显微镜,激光粒度分析仪,高速离心机,超速离心机,紫外可见分光光度仪,恒温磁力搅拌器,恒温水浴振荡槽,恒温水浴锅,超声波清洗器,蠕动泵,高效液相色谱仪,凝胶柱。

4　实验内容

4.1　尼莫地平脂质体的制备

【处方】尼莫地平 50.0 mg，磷脂 0.60 g，胆固醇 0.20 g，无水乙醇 10 mL，纯化水 100 mL，制成 100 mL。

【制备】采用薄膜分散法制备。称取处方量的磷脂、胆固醇以及尼莫地平，加入适量的无水乙醇（约 10 mL）溶解，并超声使充分混匀。在 40℃恒温水浴中用减压旋转蒸发仪去除乙醇，使磷脂等成膜材料在瓶壁形成均匀薄膜。加入水合介质（纯化水）100 mL，旋转洗膜至全部洗下，空转 20 min 使水化充分，取下烧瓶，超声 5 min，得到脂质体初乳（取样 1 mL 供粒径测定用）。将脂质体初乳用高压均质机处理，200、400、800、1000、1200 bar 各处理 1 min，1500 bar 处理 5 min，得到尼莫地平脂质体。

【操作注意】脂质体均质前后均需留样，以比较形态、粒径与 Zeta 电位差异。

4.2　盐酸多柔比星脂质体的制备

【处方】盐酸多柔比星 0.2 g HSPC 0.96 g，MPEG2000-DSPE 0.32 g，胆固醇 0.32 g，40 mL 硫酸铵溶液（250 mmol·L^{-1}），无水乙醇 20 mL，制成 50 mL。

【制备】采用乙醇注入法结合硫酸铵梯度法制备。称取处方量的盐酸多柔比星，溶于 10 mL 水中，制备浓度为 20 mg·mL^{-1} 的盐酸多柔比星溶液。称取处方量的 HSPC、MPEG2000-DSPE 和胆固醇加入 20 mL 无水乙醇中充分溶解，形成类脂溶液。在 60℃水浴、13 000 r·min^{-1} 持续高速剪切条件下，将上述类脂溶液直接注入 40 mL 硫酸铵溶液（250 mmol·L^{-1}）中，剪切 15 min。在 60℃恒温水浴中用减压旋转蒸发仪去除乙醇，再用挤出器过膜挤出 3 次得空白脂质体混悬液。然后用蔗糖/组氨酸缓冲液（pH=6.5）作为超滤介质，超滤去除空白脂质体外水相的硫酸铵。最后，加入所制备的盐酸多柔比星溶液，混匀，65℃水浴振荡槽中孵育 60 min，得盐酸多柔比星脂质体（药物浓度约 4.0 mg·mL^{-1}），4℃保存备用。

4.3　尼莫地平脂质体基本性质的测定

4.3.1　尼莫地平分析方法的建立

（1）HPLC 色谱条件

色谱柱：C18（5 μm，4.6 mm×150 mm）；流动相：甲醇-乙腈-水，体积比为 35∶38∶27；检测波长：235 nm；流速：1.0 mL·min^{-1}；进样体积：20 μL。

（2）标准曲线的绘制

精密称取尼莫地平对照品 2 mg，置于 10 mL 量瓶中，加无水乙醇溶解后，稀释至刻度，摇匀,制得 $200~\mu g \cdot mL^{-1}$ 的对照品贮备液。分别精密量取对照品贮备液适量,用无水乙醇稀释,配制浓度分别为 0.1、0.5、1、2、5、$10~\mu g \cdot mL^{-1}$ 的系列对照品溶液,按照 HPLC 方法分析,以尼莫地平浓度为横坐标、峰面积为纵坐标,绘制标准曲线。

4.3.2 尼莫地平脂质体的质量评价

(1)脂质体形态表征

取脂质体 1 滴,加载到铜网上,静置 3 min;然后用 2%醋酸铀(质量比)染色 2 min,去除铜网多余溶液后晾干,用透射电镜观察脂质体形态。

(2)脂质体的平均粒径、粒径分布及 Zeta 电位

分别取均质前后的尼莫地平脂质体适量,采用激光粒度分析仪测定脂质体的平均粒径、粒径分布以及 Zeta 电位。

(3)尼莫地平脂质体药物含量($M_{总药量}$)的测定

精密量取尼莫地平脂质体 1 mL 置于 10 mL 量瓶中,加无水乙醇破乳,并稀释至刻度,摇匀。精密量取上述溶液 1 mL 置于 10 mL 量瓶中,加无水乙醇至刻度,摇匀。采用 HPLC 法检测尼莫地平的含量,计算尼莫地平脂质体中药物的百分含量。

(4)尼莫地平脂质体包封率的测定

分别采用超滤离心法(截留分子量:3 kDa)与葡聚糖凝胶分离法测定。

超滤离心法:精密量取尼莫地平脂质体 1 mL,置于超滤离心管中,离心 25 min,转速 $4000~r \cdot min^{-1}$,取出外管溶液于 5 mL 离心管中。内管中加入 1 mL 水,继续离心 25 min,共重复 3 次。合并外管溶液,用 HPLC 法检测游离尼莫地平含量($M_{游离药物}$)。清洗外管,内管中加少量无水乙醇清洗数次,收集乙醇清洗液于 10 mL 量瓶中,加无水乙醇破乳并稀释至刻度。精密量取上述溶液 1 mL,置于 10 mL 量瓶中,加无水乙醇稀释至刻度,摇匀。用 HPLC 法检测尼莫地平脂质体中尼莫地平的含量($M_{负载药物}$),计算包封率。

葡聚糖凝胶分离法:采用葡聚糖凝胶 G-50 柱(内径 1.6 cm,柱长 13 cm),分离尼莫地平脂质体与游离药物。精密量取尼莫地平脂质体 1 mL,上样,以水为洗脱液,以 $3.0~mL \cdot min^{-1}$ 流速洗脱。以 237 nm 波长处的吸光度绘制洗脱曲线,并根据洗脱曲线分别收集尼莫地平脂质体和游离药物,并分别记录体积。收集的游离药物溶液直接进样检测,计算游离的尼莫地平含量($M_{游离药物}$)。精密量取收集的尼莫地平脂质体 1 mL 于 10 mL 量瓶中,加无水乙醇破乳并稀释至刻度,摇匀。精密量取上述溶液 1 mL 于 10 mL 量瓶中,加无水乙醇稀释至刻度,摇匀,采用 HPLC 法检测尼莫地平含量($M_{负载药物}$),计算包封率(EE)。

包封率的计算:分别采用两种方法计算尼莫地平脂质体的包封率。

$$EE(\%) = \left(1 - \frac{M_{游离药物}}{M_{总药量}}\right) \times 100\% \tag{19-1}$$

$$EE(\%) = \frac{M_{负载药物}}{M_{总药量}} \times 100\% \tag{19-2}$$

理论上 $M_{总药量} = M_{负载药物} + M_{游离药物}$,但在实际测定中,存在一定差异。

4.4　盐酸多柔比星脂质体基本性质的测定

4.4.1　盐酸多柔比星分析方法的建立

（1）HPLC 色谱条件

色谱柱：C18(5 μm,4.6 mm×150 mm)；流动相：甲醇-乙腈-SDS 溶液（取 SDS 1.44 g 和磷酸 0.68 mL,加水 500 mL 溶解）,体积比为 60∶500∶500；柱温：35℃；检测波长：254 nm；流速：1.0 mL·min^{-1}；进样体积：20 μL。

（2）标准曲线的绘制

精密称取盐酸多柔比星对照品 2 mg,放入 10 mL 量瓶中,加甲醇溶解,稀释至刻度,摇匀,制得 200 μg·mL^{-1} 的对照品贮备液。分别精密量取对照品贮备液适量,用甲醇稀释,配制浓度分别为 2.5、5、10、20、30、40 μg·mL^{-1} 的系列对照品溶液,按照 HPLC 方法分析,以盐酸多柔比星浓度为横坐标、峰面积为纵坐标,绘制标准曲线。

4.4.2　盐酸多柔比星脂质体的质量评价

（1）脂质体形态表征

取盐酸多柔比星脂质体适量（约 1 mL）,用透射电镜观察形态。

（2）脂质体的平均粒径、粒径分布及 Zeta 电位

取盐酸多柔比星脂质体适量,采用激光粒度分析仪测定脂质体的平均粒径、粒径分布以及 Zeta 电位。

（3）盐酸多柔比星脂质体药物含量($M_{总药量}$)的测定

精密量取盐酸多柔比星脂质体 1 mL 于 10 mL 量瓶中,加甲醇破乳,并稀释至刻度,摇匀。采用 HPLC 法检测盐酸多柔比星的含量,计算盐酸多柔比星脂质体中药物的含量($M_{总药量}$,mg)。

（4）盐酸多柔比星脂质体包封率的测定

采用超速离心法测定。精密量取盐酸多柔比星脂质体 1 mL,置于超速离心管中,置于超速离心机内,200 000 r·min^{-1} 离心 30 min,小心移取上层清液置于 5 mL 量瓶中,加生理盐水至刻度,摇匀,采用 HPLC 法检测盐酸多柔比星含量($M_{游离药物}$,mg)。超速离心管加入适量甲醇,脂质体沉淀破乳,转移至 10 mL 量瓶中,再加入适量甲醇清洗超速离心管,清洗两次,合并清洗液至上述 10 mL 量瓶中,加甲醇至刻度,摇匀,采用 HPLC 法检测包封盐酸多柔比星含量($M_{负载药物}$,mg)。按照式(19-1)和式(19-2)分别计算盐酸多柔比星脂质体的包封率(EE)。

【操作注意】

（1）采用葡聚糖凝胶分离法时,凝胶柱需预先平衡充分,否则第一个样品可能结果偏低。可用空白脂质体或载药脂质体上样分离 1~2 次,待洗脱图谱具有较好的重现性后方正式上样分离。

（2）在 EE 的计算中,$M_{总药量}$为实测值,若采用 $M_{总药量}=M_{负载药物}+M_{游离药物}$ 进行计算,可能因游离部分被稀释而难以检测（尤其采用葡聚糖凝胶分离法）,从而导致 $M_{游离药物}$

为 0,EE 计算结果为 100%。

5 结果与讨论

5.1 尼莫地平脂质体的质量评价

（1）尼莫地平脂质体的形态观察。
（2）尼莫地平脂质体的平均粒径、粒径分布及 Zeta 电位测定。
（3）尼莫地平脂质体的药物含量测定。
（4）尼莫地平脂质体的包封率测定。

5.2 盐酸多柔比星脂质体的质量评价

（1）盐酸多柔比星脂质体的形态观察。
（2）盐酸多柔比星脂质体的平均粒径、粒径分布及 Zeta 电位测定。
（3）盐酸多柔比星脂质体的药物含量测定。
（4）盐酸多柔比星脂质体的包封率测定。

6 思考题

（1）脂质体与乳剂、胶束等剂型相比,有何优点?
（2）对于脂质体包封率的测定,常用哪几种方法分离游离药物与载药脂质体? 各有何优缺点?
（3）硫酸铵梯度法是一种适用于弱碱性药物脂质体制备的主动载药方法,其机制是什么?

参考文献

[1] LIU G Y,HOU S L,TONG P H,et al. Liposomes：preparation,characteristics,and application strategies in analytical chemistry[J]. Critical Reviews in Analytical Chemistry,2020：1-21.
[2] 王利嫒,林华庆,刘荣,等. 盐酸多柔比星脂质体的制备及体外质量评价[J]. 中国医院药学杂志,2020,40(8)：892-896.
[3] 侯丽芬,谷克仁,吴永辉. 不同制剂脂质体制备方法的研究进展[J]. 河南工业大学学报(自然科学版),2016,37(5)：118-124.
[4] 王婷玉,厉瑶,张鑫,等. 正交设计优化尼莫地平脂质体的制备工艺[J]. 广州化工,2016,44(1)：68-70.
[5] CONG W J,LIU Q F,LIANG Q L,et al. Investigation on the interactions between pirarubicin and phospholipids[J]. Biophysical Chemistry,2009,143(3)：154-160.
[6] 向俊霖,张莉,王晓辉,等. 尼莫地平脂质体的制备及体外透皮研究[J]. 中国药房,2009,20(1)：36-38.

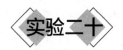

固体脂质纳米粒的制备与表征

1 实验目的

（1）掌握制备固体脂质纳米粒的基本原理。

（2）熟悉固体脂质纳米粒的制备与质量评价方法。

2 实验原理

固体脂质纳米粒（solid lipid nanoparticles，SLNs）是 20 世纪 90 年代发展起来的一种亚微粒给药系统，以天然或合成的固体脂质材料为载体，将药物吸附或包裹于脂质核中，形成粒径在 10～1000 nm 的固体纳米给药系统。固体脂质纳米粒具有以下特点：良好的生物兼容性；能有效地控制药物释放，避免药物的降解或泄漏；具有一定的靶向性；稳定性好。

2.1 制备固体脂质纳米粒的常用材料

制备固体脂质纳米粒的材料一般包括脂质材料和表面活性剂，其中常见的脂质材料包括甘油三酯（如三硬脂酸甘油酯）、部分甘油酯（如单硬脂酸甘油酯）、脂肪酸（如硬脂酸、棕榈酸）、类固醇（如胆固醇）以及一些蜡类（如鲸蜡醇棕榈酸酯等）；表面活性剂主要包括天然或合成的磷脂、神经鞘脂类、生物胆盐等。

2.2 固体脂质纳米粒的制备方法

常见的制备固体脂质纳米粒的方法有高速匀浆法、超声分散法、乳化沉淀法、高压均质法、微乳法和溶剂乳化蒸发法等。

（1）高压均质法：将脂质材料加热熔化后加入药物，然后将熔融液分散于含有表面活性剂的水相中，并通过高压均质机循环处理即得。或将脂质材料和药物溶于适当的溶剂中，除去有机溶剂，加入含表面活性剂的水溶液制成初乳，然后再通过高压均质机循环处理制成。对于水溶性药物，为了减少药物从熔融脂质进入水相而造成的药物损失，可以选用低温均质技术。

（2）乳化沉淀法：将药物与脂质材料分别或以混合物的形式溶于适当的与水不相混溶的有机溶剂中，加到含有乳化剂的水相中进行乳化，然后蒸去有机溶剂即得。

（3）微乳法：通常先将脂质载体加热熔化，加入药物、乳化剂、助乳化剂和温水制成外观透明、热力学稳定的 O/W 型微乳，然后在搅拌条件下将微乳分散于冷水（2～3℃）中，即可形成固体脂质纳米粒分散体系。微乳法制备过程十分简单，无需特殊设备，其粒径也足够小，分散过程不需要额外的能量即可获得亚微米范围的颗粒。

以上方法制备得到的分散液可进行高压灭菌、过滤灭菌或辐射灭菌，也可以通过冷冻干燥、蒸发干燥或喷雾干燥制成固体粉末，以更好地保持其物理稳定性。固体脂质纳米粒可制成胶体溶液或冻干粉针后注射给药，以达到缓释、延长药物在循环系统或靶部位的停留时间等作用，也可以液体形式口服，或制成常用剂型，如片剂、丸剂、胶囊、软胶囊和粉剂等。

2.3 实验药物

紫杉醇（paclitaxel，$C_{47}H_{51}NO_{14}$，$M = 853.918$）是一种从裸子植物红豆杉的树皮分离提纯的天然次生代谢产物——具有抗癌活性的二萜生物碱类化合物。紫杉醇的作用机制是在癌细胞分裂时与细胞微管蛋白结合而具有细胞毒性，与此同时又能稳定细胞微管防止解聚，阻断癌细胞的有丝分裂，从而起到抑制肿瘤生长的作用。静脉注射紫杉醇，血药浓度呈双相曲线，消除半衰期平均为 5.3～17.4 h，蛋白结合率为 89%～98%，主要在肝脏代谢，随胆汁进入肠道，经粪便排出体外（>90%）。本品常温下外观为白色结晶性粉末；无臭，无味；难溶于水，易溶于甲醇、乙腈、氯仿、丙酮等有机溶剂。

紫杉醇

3 实验材料与仪器

3.1 实验材料

紫杉醇（PTX）原料药，紫杉醇对照品，单硬脂酸甘油酯，大豆卵磷脂，Pluronic F68，吐温-80，显色剂（27.03 g 六水合三氯化铁和 30.4 g 硫氰酸铵于 1 L 量瓶中，加水溶解并稀释至刻度，即得），注射用水，无水乙醇，乙腈，甲醇，乙腈，氯仿，纯化水。

3.2　实验仪器

电子分析天平,紫外可见分光光度计,高效液相色谱仪,超声波细胞破碎仪,低温超速离心机,激光粒度分析仪,透射电子显微镜,恒温磁力搅拌器,恒温水浴锅。

4　实验内容

4.1　紫杉醇固体脂质纳米粒的制备

【处方】紫杉醇 5.0 mg,单硬脂酸甘油酯 200.0 mg,大豆卵磷脂 200.0 mg,Pluronic F68 200.0 mg,吐温-80 100.0 mg,无水乙醇 2.5 mL,注射用水 50.0 mL。

【制备】采用微乳法制备。称取处方量的紫杉醇和单硬脂酸甘油酯,加入 2.5 mL 无水乙醇,于 75℃下加热使其充分溶解,构成油相。另称取处方量的大豆卵磷脂、Pluronic F68、吐温-80 溶解于 10.0 mL 注射用水中,于 75℃磁力搅拌分散,构成水相。磁力搅拌下,将水相逐滴加入到油相中($5 \text{ mL} \cdot \text{min}^{-1}$),制成初乳。持续搅拌 1 h,保持温度 75℃,使有机溶剂完全蒸发并使体系浓缩至约 10 mL,超声 300 W 分散 20 min 后,0.45 μm 微孔滤膜过滤,然后在搅拌条件下快速加入 40 mL 注射用水中(冰浴,0~4℃),持续搅拌固化 2 h,得紫杉醇固体脂质纳米粒混悬液。

4.2　紫杉醇分析方法的建立

(1) HPLC 色谱条件

色谱柱:C18(5μm,4.6 mm×250 mm);流动相:甲醇-乙腈-水,体积比为 23∶36∶41;柱温:35℃;检测波长:227 nm;流速:$1.0 \text{ mL} \cdot \text{min}^{-1}$;进样体积:20 μL。

(2) 标准曲线的绘制

精密称取紫杉醇对照品 5 mg,置 10 mL 量瓶中,加甲醇溶解,稀释至刻度,摇匀,制得 $0.5 \text{ mg} \cdot \text{mL}^{-1}$ 的对照品贮备液。分别精密量取适量贮备液,用甲醇稀释,配制浓度分别为 0.5、1、10、20、40、80 $\mu\text{g} \cdot \text{mL}^{-1}$ 的系列对照品溶液。照 HPLC 方法进样分析,以紫杉醇浓度为横坐标、峰面积为纵坐标,绘制标准曲线。

4.3　脂质含量测定方法的建立

采用 Stewart 法测定脂质体中的磷脂含量,间接计算脂质体溶液中的脂质含量。

标准曲线的绘制:精密称取 8 mg 氢化大豆卵磷脂(HSPC)溶于 4 mL 氯仿中,梯度稀释成 1.0、0.8、0.6、0.4、0.3、0.2、0.1、0.05 $\text{mg} \cdot \text{mL}^{-1}$ 的磷脂溶液。各取 2 mL 不同浓度的磷脂溶液,分别加入 2 mL 的显色剂,涡旋振荡 30 s 混匀后,9000 g 离心 5 min。吸取 1 mL 离心后的下层(氯仿层)溶液,用紫外可见分光光度计于 485 nm 处测定其吸光度。用氯仿调零,记录吸光度值,以浓度为横坐标、吸光度为纵坐标,绘制标准曲线。

样品测定:紫杉醇固体脂质纳米粒混悬液适量稀释后,取 25 μL 置于具塞试管中,加入氯仿至 2 mL,加显色剂 2 mL,涡旋 30 s 混匀,9000 g 离心 5 min。取下层(氯仿层)溶液,用氯仿调零,用紫外可见分光光度计于 485 nm 处测定其吸光度,代入标准曲线,计算脂质体的磷脂含量($M_{脂质纳米粒}$,mg)。

4.4 紫杉醇固体脂质纳米粒的表征

(1)形态观察

取紫杉醇固体脂质纳米粒混悬液适量,以纯化水稀释至合适浓度,滴加在覆有支持网的铜筛网上,2%磷钨酸染色,室温干燥,置透射电镜下观察形态。

(2)平均粒径、粒径分布及 Zeta 电位测定

取紫杉醇固体脂质纳米粒混悬液适量,以纯化水稀释,采用激光粒度分析仪测定其平均粒径、粒径分布以及 Zeta 电位。

(3)包封率和载药量的测定

采用超滤离心法进行测定。精密量取紫杉醇固体脂质纳米粒 0.5 mL,置于超滤离心管(截留分子量:3 kD)上端,10 000 r·min^{-1} 离心 10 min,量取 100 μL 滤液置于 10 mL 量瓶中,加无水乙醇稀释至刻度,摇匀,0.22 μm 微孔滤膜滤过,取续滤液用 HPLC 法测定游离的紫杉醇浓度,计算游离药物量($M_{游离药物}$,mg)。另精密吸取紫杉醇固体脂质纳米粒 0.5 mL,置于 10 mL 量瓶中,加入 5 mL 无水乙醇超声溶解破乳后,加无水乙醇稀释至刻度,摇匀,采用 HPLC 法测定紫杉醇的总浓度,计算固体脂质纳米粒中总含药量($M_{总药量}$,mg)。平行测定 3 次。按照式(20-1)和式(20-2)分别计算紫杉醇固体脂质纳米粒的包封率(EE)和载药量(DL)。

$$EE(\%) = \left(1 - \frac{M_{游离药物}}{M_{总药量}}\right) \times 100\% \tag{20-1}$$

$$DL(\%) = \frac{M_{总药量} - M_{游离药物}}{M_{脂质纳米粒}} \times 100\% \tag{20-2}$$

5 结果与讨论

(1)紫杉醇固体脂质纳米粒的形态观察。

(2)紫杉醇固体脂质纳米粒的平均粒径、粒径分布及 Zeta 电位测定。

(3)紫杉醇固体脂质纳米粒的包封率和载药量测定。

6 思考题

(1)固体脂质纳米粒与脂质体的区别有哪些?

(2)固体脂质纳米粒如何被修饰以实现对特定细胞或组织的靶向递送?

参考文献

[1] 曾慧琳,邓艾平,王奕,等.NGR 肽修饰的紫杉醇固体脂质纳米粒的制备及评价[J].沈阳药科大学学报,2019,36(4):275-281.

[2] GESZKE-MORITZ M,MORITZ M.Solid lipid nanoparticles as attractive drug vehicles:composition,

properties and therapeutic strategies[J]. Materials Science and Engineering：C,2016,68(1)：982-994.

[3]　NABI-MEIBODI M,VATANARA A,NAJAFABADI A R,et al. The effective encapsulation of a hydrophobic lipid-insoluble drug in solid lipid nanoparticles using a modified double emulsion solvent evaporation method[J]. Colloids and Surfaces B：Biointerfaces,2013,112(1)：408-414.

[4]　李智. 超声法制备紫杉醇固体脂质纳米粒的研究[D]. 沈阳：沈阳药科大学,2008.

[5]　韩静,李智,岑琴,等. 紫杉醇固体脂质纳米粒的制备和质量评价[J]. 中草药,2008,39(7)：996-1000.

[6]　LEE M K,LIM S J,KIM C K. Preparation,characterization and in vitro cytotoxicity of paclitaxel-loaded sterically stabilized solid lipid nanoparticles[J]. Biomaterials,2007,28(12)：2137-2146.

[7]　CAVALLI R,CAPUTO O,GASCO M R. Preparation and characterization of solid lipid nanospheres containing paclitaxel[J]. European Journal of Pharmaceutical Sciences,2000,10(4)：305-309.

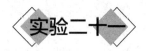

微球的制备与体外质量评价

1 实验目的

(1) 掌握乳化-交联法制备微球的原理与方法。

(2) 熟悉多孔碳酸钙微球的制备原理与方法。

(3) 熟悉微球的质量检测方法。

2 实验原理

微球(microspheres,MSs)是指药物成分溶解或均匀分散在辅料(包括载体)中形成的微小球状实体。微球粒径一般在 $1\sim250~\mu m$,而粒径在 $0.1\sim1~\mu m$ 的称为亚微球(sub-microspheres,sMSs),粒径在 $10\sim100~nm$ 的称为纳米球(nano-microspheres,nMSs)。根据微球微观结构的不同,可将其分为实心微球、双层微球、中空微球、多孔微球等。不同的微观结构赋予了微球不同的特性,使其适用于不同的给药形式和临床用途。

2.1 微球的特点

药物制成微球后具有以下主要特点:缓释性、物理栓塞性、淋巴导向性和靶向性。此外,微球制剂还可掩盖药物的不良气味,降低刺激性,提高药物的稳定性。但微球在制剂过程中是一个中间体,先制备微球,之后根据临床需要制备成各种剂型,如一般制备成混悬剂供注射或口服用。

2.2 制备微球的载体材料

制备微球的载体材料主要为高分子材料,如明胶、人工细胞、聚乙二醇、血清蛋白、淀粉衍生物、纤维素衍生物和聚酯类等。其中,明胶是一种天然聚合物,是胶原部分水解后的非特异性蛋白,价廉易得,固化后机械强度好,化学性质稳定,遇水不溶胀,载药量大,是较好的微球材料之一。由于其具有良好的生物相容性、适当的生物降解性、无毒性和非抗原性,明胶基球体在生物医学方面,如药物和生物活性因子的传递、细胞的传递和培养以及基因和细菌的传递等方面,得到了广泛的应用。

2.3　微球的制备方法

微球的制备方法很多,常见的有乳化交联法、溶剂挥发法、喷雾干燥法、相分离法、微流体技术和静电喷射法等,可根据所需微球的粒度与释药性能及临床给药途径进行选择。

2.4　乳化交联法制备微球的基本原理

将药物与适宜的高分子材料(如白蛋白或明胶溶液),通过机械乳化法制成一定大小的乳滴,然后加入交联剂使之固化成粒。目前的交联方法有化学交联、物理交联和光交联,其中化学交联是最稳定的方法。

化学交联固化是利用醛羰基与高分子中的氨基发生交联反应,常用的固化剂为甲醛或戊二醛。甲醛通常在水中以水合甲醛(HO-CH$_2$-OH)的形式存在,在弱碱性环境中反应活性高,但易挥发,毒性大。戊二醛交联可在中性环境中进行,但稍逊于甲醛,常用于药物或工艺条件不适合甲醛的情况,例如,氟尿嘧啶可与甲醛结合,故采用戊二醛作为交联剂制备氟尿嘧啶载药微球。此外,1-乙基-3-(3-二甲基氨基丙基)-碳二亚胺(EDC)、N-羟基琥珀酰亚胺(NHS)、甘氨酰氧基丙基三甲氧基硅烷(GPTMS)和京尼平等,也常作为交联剂用于载药微球的制备。

2.5　微球的质量评价

微球的质量评价项目主要包括:①形态、粒径及其分布;②载药量与包封率;③释药速率;④有害有机溶剂的限度;⑤突释效应或渗漏率。均应符合有关制剂通则或缓释、控释、迟释制剂指导原则的要求(具体参照《中国药典》2020年版)。

2.6　实验药物

亚甲基蓝(methylene blue,C$_{16}$H$_{18}$ClN$_3$S·3H$_2$O,$M = 373.896$)是一种氧化剂,常用于治疗因亚硝酸盐、硝酸盐等化学物质或药物(如对乙酰氨基酚、非那西丁等)中毒而引起的高铁血红蛋白血症,也用于抢救硝基苯、亚硝酸盐和氰化物中毒等。亚甲基蓝在进入人体30 min(注射)至几小时(口服)内会从尿液中排出,导致尿液暂时呈蓝色,因此也用作肾功能测定。本品常温下外观为深绿色、有铜光的柱状结晶或结晶性粉末;无臭;在水或乙醇中易溶。

盐酸多柔比星,参见本书实验十九《脂质体的制备与基本性质测定》。

亚甲基蓝

3 实验材料与仪器

3.1 实验材料

亚甲基蓝明胶微球:亚甲基蓝,明胶,液体石蜡,司盘-80(Span 80),甲醛,异丙醇,氢氧化钠,纯化水。

负载多柔比星多孔碳酸钙微球:盐酸多柔比星原料药,盐酸多柔比星对照品,明胶,而碳酸钠,氯化钙,聚苯乙烯磺酸钠(PSS),十二烷基硫酸钠(SDS),磷酸,乙腈,甲醇,磷酸盐缓冲液(PBS,pH=7.4),无水乙醇,纯化水。

3.2 实验仪器

电子分析天平,恒温水浴锅,高速离心机,恒温磁力搅拌器,电动搅拌机,光学显微镜,扫描电子显微镜,透射电子显微镜,激光粒度分析仪,差示扫描量热仪,傅里叶变换近红外光谱仪,真空干燥箱,水浴振荡器,马弗炉,高效液相色谱仪。

4 实验内容

4.1 亚甲基蓝明胶微球的制备

【处方】亚甲基蓝 0.3 g,明胶 0.5 g,纯化水 10 mL,液体石蜡 20 mL,Span 80 0.6 mL,36%甲醛 7.5 mL,异丙醇、氢氧化钠适量。

【制备】采用乳化交联法制备亚甲基蓝明胶微球。

(1) 20%氢氧化钠溶液的配制:称取氢氧化钠 20.0 g,溶于纯化水中,稀释至 100 mL,密封。

(2) 明胶溶液的配制:称取 0.5 g 明胶,加纯化水适量浸泡溶胀后,55~60℃加热溶解,加水至 5 mL,得浓度为 10%的溶液,保温备用。

(3) 化学交联剂的配制:分别量取 7.5 mL 的 36%甲醛和 12.5 mL 的异丙醇,混匀。现用现配。

(4) 亚甲基蓝明胶微球的制备:称取 0.3 g 亚甲基蓝于上述明胶溶液中搅拌溶解。将 20 mL 液体石蜡与 0.6 mL Span 80 混合均匀,在 50℃快速搅拌(转速控制在 500~800 r·min^{-1})下将含药明胶液滴入,乳化 10 min 后,显微镜检查是否形成 W/O 乳剂,并注意记录粒径大小及分布。随后冰水浴中冷却至 0~4℃,并继续搅拌 5 min 后加入化学交联剂 20 mL,用 20%氢氧化钠溶液调节 pH 值至 8~9,继续搅拌交联 2~3 h,2500 r·min^{-1} 下离心破乳,倾去上层液。将沉淀物用少量异丙醇离心洗涤后,用异丙醇混悬,抽滤,用异丙醇洗涤至无甲醇味,抽干,50℃干燥,即得。

【操作注意】

(1) 明胶要充分溶解至澄明,保温过程不宜超过 50℃。

（2）整个乳化过程温度要控制在 50℃ 左右，温度不可过高。

（3）整个交联过程均需在冰浴中进行，控制在 4℃ 以下。

（4）交联剂要在调节 pH 之前加氢氧化钠溶液，缓慢加 2～4 滴，pH 试纸变色缓慢，不可过急。

（5）甲醛易挥发、有毒性，空气要流通，试剂瓶要及时盖严，现用现取。

（6）乳化和固化过程要适当控制搅拌速度，以获得合适的粒度。

（7）乳化、固化过程（0.5、1.0、1.5 h）及最终结果均要观察（光学显微镜）粒子的形态与粒径（手绘或者拍照），统一放大倍率下比较前后变化。

4.2　负载盐酸多柔比星多孔 $CaCO_3$ 微球的制备

【处方】盐酸多柔比星 30 mg，明胶 4.0 g，碳酸钠 2.65 g，氯化钙 2.77 g，PSS 2.0 g，纯化水、无水乙醇适量。

【制备】

（1）多孔碳酸钙微球的制备

分别称取处方量明胶加入热水（不超过 50℃）中，充分搅拌溶解至澄明，制备质量浓度为 4% 的明胶溶液 100 mL；称取 2.65 g 碳酸钠，在冰水浴条件下加入上述明胶溶液，磁力搅拌 10 min。称取 2.77 g 氯化钙溶于 100 mL 纯化水中，同时加入 2.0 g PSS，搅拌均匀后，迅速倒入上述明胶-碳酸钠溶液，在冰水浴中持续磁力搅拌 30 min，然后 10 000 r·min^{-1} 离心 10 min 收集微球沉淀，用纯化水和无水乙醇分别清洗 3 次，清洗后的微球沉淀置于 60℃ 的烘箱中干燥 12 h，得 4%（质量浓度）的明胶-碳酸钙复合微球。将干燥后的复合微球置于马弗炉，于 550℃ 煅烧 2 h，制得多孔碳酸钙微球。

（2）负载盐酸多柔比星多孔碳酸钙微球的制备

称取 30 mg 的盐酸多柔比星置于 100 mL 的量瓶中，用纯化水溶解并稀释至刻度，制得 300 μg·mL^{-1} 的盐酸多柔比星溶液。称取 200 mg 上述制得的多孔碳酸钙微球，置于 80 mL 盐酸多柔比星溶液中，于 37℃ 振荡器中振荡 24 h，10 000 r·min^{-1} 离心 10 min 分离微球沉淀，同时收集上清液（用于载药量测定）。将收集的微球沉淀于 37℃ 真空干燥 24 h，得负载盐酸多柔比星多孔碳酸钙微球，称重。

【操作注意】

（1）明胶要充分溶解至澄明，保温过程不宜超过 50℃。

（2）实验过程中，注意适当留样。

4.3　亚甲基蓝明胶微球的质量评价

4.3.1　微球的形态

取微球适量，置于光学显微镜下，观察并绘制（或拍摄）不同条件下微球的形态：

（1）乳剂的形态；

（2）加入甲醛-异丙醇固化 0.5、1.0、1.5 h 后，微球的形态；

（3）微球成品（最终产品）的形态。

4.3.2 微球成品的粒径大小及其分布

取微球适量,纯化水分散后采用激光粒度分析仪测定微球的粒径大小及其分布。

4.4 负载盐酸多柔比星多孔碳酸钙微球的质量评价

4.4.1 盐酸多柔比星分析方法的建立

参照本书实验十九《脂质体的制备与基本性质测定》中盐酸多柔比星的 HPLC 测定方法。

4.4.2 微球形态及粒径观测

取明胶-碳酸钙复合微球、多孔碳酸钙微球和负载盐酸多柔比星多孔碳酸钙微球适量,分别采用扫描电子显微镜(SEM)观测微球表面的形态特征;采用透射电子显微镜(TEM),在 200 kV 加速电压下观测煅烧前后微球的内部结构变化。

取适量明胶-碳酸钙复合微球、多孔碳酸钙微球和负载盐酸多柔比星多孔碳酸钙微球,分别用纯化水分散后采用激光粒度分析仪测定微球粒径大小及其分布。

4.4.3 差示扫描量热法(DSC)分析

分别取盐酸多柔比星原料药、明胶原料和明胶-碳酸钙复合微球和多孔碳酸钙微球和负载盐酸多柔比星多孔碳酸钙微球适量,置于 DSC 仪中,以空白铝坩埚为参比物,扫描速度:$10℃ \cdot min^{-1}$;扫描范围:$50 \sim 550℃$。

4.4.4 傅里叶变换红外光谱(FTIR)分析

取盐酸多柔比星原料药、明胶原料、明胶-碳酸钙复合微球、多孔碳酸钙微球和负载盐酸多柔比星多孔碳酸钙微球适量,与 KBr 混合,研磨均匀后压片,置于 FTIR 仪中测定,扫面范围 $400 \sim 4000 \ cm^{-1}$。

4.4.5 包封率和载药量测定

按照 4.4.1 节中的方法,测定负载盐酸多柔比星多孔碳酸钙微球实验过程中收集的离心上清液中药物的含量,计算未被多孔碳酸钙微球负载药物的量($M_{游离药物}$,mg),分别按式(21-1)与式(21-2)计算包封率(EE)和载药量(DL)。

$$EE(\%) = \left(1 - \frac{M_{游离药物}}{M_{理论药量}}\right) \times 100\% \tag{21-1}$$

$$DL(\%) = \frac{M_{理论药量} - M_{游离药物}}{M_{载药多孔碳酸钙微球}} \times 100\% \tag{21-2}$$

式中,$M_{理论药量}$为药物负载实验中加入的总药量(mg);$M_{载药多孔碳酸钙微球}$为制得负载盐酸多柔比星多孔碳酸钙微球的量(mg)。

4.4.6　体外释放度测定

称取 20 mg 的负载盐酸多柔比星多孔碳酸钙微球,分别以 8 mL 的 pH 为 5.0 和 7.4 的 PBS 为释放介质,置于 37℃ 的水浴振荡器中,180 r·min^{-1} 振荡。分别于 1、2、3、6、12 h 及 1、2、3、6、9、12、15、21 d 取样,10 000 r·min^{-1} 离心 10 min 后取上清液 1 mL,同时补充等温、同体积释放介质。取出样液按照 4.4.1 节中的 HPLC 方法测定盐酸多柔比星的含量,参照本书实验二《药物固体分散体的制备与质量评价》中累积释放度计算方法,计算药物的累积释放度,绘制体外累积释放曲线。

5　结果与讨论

5.1　亚甲基蓝明胶微球的质量评价

(1) 不同条件下微球的形态观察。
(2) 微球成品的粒径大小及其分布测定。

5.2　负载多柔比星多孔碳酸钙微球的质量评价

(1) 微球的形态及粒径观测。
(2) DSC 分析。
(3) FTIR 分析。
(4) 包封率和载药量的测定。
(5) 负载盐酸多柔比星多孔碳酸钙微球的体外释放行为:不同 pH 条件对负载盐酸多柔比星多孔碳酸钙微球体外药物释放行为的影响。

6　思考题

(1) 哪些材料可以用于乳化交联法制备微球?
(2) 乳化交联法制备明胶微球还可以选择哪些化学交联剂?选择异丙醇有什么优势?
(3) 影响微球粒径的主要因素有哪些?控制微球粒径对临床治疗有何意义?
(4) 多孔微球作为药物载体的主要优势有哪些?

参考文献

[1] LI L,YANG Y,LV Y R,et al. Porous calcite CaCO$_3$ microspheres:preparation,characterization and release behavior as doxorubicin carrier[J]. Colloids and Surfaces B: Biointerfaces,2019,186:110720.

[2] 顾梦洁,王欢,胡新,等.明胶微球制备方法的改进[J].实验室研究与探索,2015,34(4):57-60.

[3] ANDERSON J M,SHIVE M S. Biodegradation and biocompatibility of PLA and PLGA microspheres[J]. Advanced Drug Delivery Reviews,2012,64(S):72-82.

[4] YOUNG S,WONG M,TABATA Y,et al. Gelatin as a delivery vehicle for the controlled release of

bioactive molecules[J]. Journal of Controlled Release,2005,109(1/3): 256-274.

[5] SINHA V R,SINGLA A K,WADHAWAN S,et al. Chitosan microspheres as a potential carrier for drugs[J]. International Journal of Pharmaceutics,2004,274(1/2): 1-33.

[6] SINHA V R,BANSAL K,KAUSHIK R,et al. Poly-ε-caprolactone microspheres and nanospheres: an overview[J]. International Journal of Pharmaceutics,2004,278(1): 1-23.

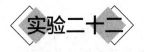

介孔二氧化硅载药纳米颗粒的制备与表征

1 实验目的

（1）掌握介孔二氧化硅纳米颗粒的载药原理与分类。

（2）掌握溶胶-凝胶法制备介孔二氧化硅纳米颗粒的原理及方法。

（3）掌握选择性刻蚀法制备中空介孔二氧化硅纳米颗粒的原理及方法。

（4）熟悉介孔二氧化硅载药纳米微球的质量评价方法。

2 实验原理

介孔二氧化硅纳米颗粒（mesoporous silica nanoparticles，MSNs），又称介孔二氧化硅纳米微球，是一类具有有序、高度结构化孔隙的二氧化硅（SiO_2）纳米颗粒，其孔径通常在 2～50 nm，粒径可在 50～300 nm。MSNs 具有多种优异的理化性质，如良好的体内外生物相容性、热稳定性和强度等，使其十分适合用作药物载体。而其结构上的优势，如可调节的孔径、高孔容及高比表面积，则可以保证多种药物分子的有效负载和封装。另外，被多种基团表面修饰后，MSNs 可以对多种外源及内源性刺激（如光、pH 值和温度等）具有响应性，进而使药物能够可控释放。此外，MSNs 还具有制备简单、原料丰富、成本较低及可大规模生产等优点，在多功能药物递送系统领域应用前景广阔。

2.1 MSNs 药物递送系统

MSNs 由二氧化硅源、表面活性剂和催化剂 3 个基本成分组成。二氧化硅源已被广泛用于制备 MSNs，如正硅酸乙酯（TEOS）、原硅酸四（2-羟乙基）酯（THEOS）、三甲基乙烯硅烷（TMVS）和正硅酸甲酯（TMOS）。同样，各种表面活性剂已被用作 MSNs 制备的结构导向剂，如十六烷基三甲基溴化铵（CTAB）、十六烷基三甲基氯化铵（CTAC）、泊洛沙姆（Pluronic F123、Pluronic F127）和聚氧乙烯硬脂酸酯（Brij-76）等。MSNs 的制备方法主要包括溶胶-凝胶法、聚合物诱导胶体凝聚法、模板法、微乳液法等。

目前广泛应用于药物递送系统的介孔二氧化硅体系主要有 MCM（mobil composition of matter）结构、SBA（santa barbara amorphous）结构和 HMS（hollow mesoporous spheres）

结构的介孔二氧化硅。

(1) MCM 结构的介孔二氧化硅：主要以硅酸乙酯为硅源,通过胶束软模板法合成。在 MCM 系列中,针对 MCM-41 的研究最为普遍。MCM-41 具有由规整的圆柱形介孔排列而成的一维孔道结构,孔径可以在 2.0～6.5 nm 调节。

(2) SBA 结构的介孔二氧化硅：利用嵌段型表面活性剂通过软模板法合成,具有高度有序的六边形结构,孔径在 5～30 nm 范围内可调。其中,研究较为广泛的是 SBA-15。相对于 MCM 的系列材料来说,SBA-15 的水热稳定性更好,且 SBA-15 的孔径通常大于 MCM-41 的孔径,对药物分子体积的限制作用会更小。

(3) HMS 结构的介孔二氧化硅：通过软模板法或硬模板法合成,具有可调的孔径和中空空隙。与传统的介孔材料相比,其在药物递送和扩散方面表现出更多的优势。

2.2　MSNs 载体影响药物递送效率的因素

MSNs 特殊的结构和化学性质使其成为良好的药物载体。MSNs 吸附药物的能力主要来源于介孔表面与药物之间的氢键作用、离子键相互作用、静电相互作用和疏水性相互作用等。

在 MSNs 药物递送系统中,载体对药物的吸附和释放性能是衡量药物递送效率的重要指标。药物的递送效率主要与介孔二氧化硅的孔径、孔容、比表面积、孔结构类型及表面官能化有关。孔径和孔容主要通过空间位阻来影响药物的吸附与释放。比表面积和表面官能化则主要通过增加活性作用位点以及药物与介孔二氧化硅的相互作用力来增加药物的吸附量,在孔径允许的情况下,比表面积越大吸附药物的量就越大。孔道的结构类型在一定程度上也会影响药物的吸附和释放。此外,对于中空介孔二氧化硅而言,其壳层的厚度会影响药物的扩散能力,进而影响药物的释放性能。

2.3　载药 MSNs 的质量评价

《中国药典》2020 年版《微粒制剂指导原则》对微球制剂提出了原则性要求。除常规的性状、鉴别、有关物质、元素杂质、含量均匀度、可见异物、细菌内毒素、无菌以及含量等指标外,微球制剂相关的质控项目还包括微球形态(外观、粒径及分布、孔隙率、药物分布状态)、残留溶剂、载药量、包封率、释放度、通针性以及混悬性等。

虽然介孔二氧化硅在一些体内外研究中已经证实具有良好的生物相容性,但由于人体生理环境复杂,其生物安全性尚难以确定,将介孔二氧化硅应用于临床仍具有巨大的挑战。此外,除释放度、通针性、急性毒性之外,介孔二氧化硅引起的慢性毒性(如遗传毒性)也不容忽视,仍需深入研究。

2.4　实验药物

姜黄素(curcumin,$C_{21}H_{20}O_6$,$M=368.385$)是从姜黄属植物姜黄、莪术、郁金等根茎中提取的一种多酚类化合物,具有抗炎、抗氧化、抗肿瘤、抗纤维化等多种药理作用,临床应用不良反应较小。然而在实际应用中发现,姜黄素还存在一定缺陷,如溶解度不高、稳定性差、吸收率低,在肠道中容易转化为葡萄糖苷醛酸和磺酸等复合物,代谢快、半衰期短,导致其生物利用度较低,限制了其在食品和药品领域中的应用。本品常温下外观为橙黄色结晶粉末；味稍苦；易溶于乙醇、丙二醇、丙酮、冰醋酸和碱性溶液,溶于乙醇后,可加水稀释,不溶于冷水和油脂。

姜黄素

3　实验材料与仪器

3.1　实验材料

载姜黄素介孔二氧化硅微球：姜黄素(Cur)原料药,姜黄素对照品,十六烷基三甲基氯化铵(CTAC),正硅酸乙酯(TEOS),十二烷基硫酸钠(SDS),双[3-(三乙氧基甲硅烷基)丙基]四硫化物(TESPT),三乙醇胺,甲醇,浓盐酸,丙酮,无水乙醇,乙腈,冰醋酸,纯化水。

载姜黄素中空介孔二氧化硅微球：姜黄素原料药,姜黄素对照品,十六烷基三甲基溴化铵(CTAB),正硅酸乙酯(TEOS),双[3-(三乙氧基甲硅烷基)丙基]四硫化物(TESPT),三乙醇胺,甲醇,浓盐酸,无水乙醇,丙酮,碳酸钠,氨水,乙腈,冰醋酸,甲醇,十二烷基硫酸钠(SDS),纯化水。

3.2　实验仪器

电子分析天平,激光粒度分析仪,比表面积及孔径分析仪,X射线衍射仪,透射电子显微镜,高效液相色谱仪,智能溶出仪,差示扫描量热仪,恒温磁力搅拌器,鼓风干燥箱,高速离心机,超声波清洗器。

4　实验内容

4.1　载姜黄素的介孔二氧化硅微球的制备

【处方】Cur 90 mg,CTAC 2.0 g,TEOS 1 mL,TESPT 0.23 mL,三乙醇胺 0.06 g,甲醇 10 mL,浓盐酸 0.3 mL,丙酮 5 mL,纯化水 20 mL。

【制备】MSNs 的制备：采用溶胶-凝胶法制备。精密称取处方量的三乙醇胺和 CTAC 加入 20 mL 纯化水中,在 80 ℃ 水浴中搅拌 30 min。量取处方量的 TEOS 和 TESPT 进行混合,逐滴加入上述溶液,继续反应 3 h。反应停止后,于 10 000 g 转速下离心 10 min,收集沉淀。然后采用酸萃取法去除表面活性剂 CTAC：将沉淀分散于 10 mL 含浓盐酸的甲醇溶液中(含 0.3 mL 浓盐酸),室温搅拌反应 12 h,于 10 000 g 转速下离心 10 min,收集沉淀,用适量甲醇洗涤离心 3 次,干燥,得 MSNs。

Cur 负载：采用溶剂挥干法。称取处方量的 Cur 溶于 5 mL 丙酮中,充分溶解,加入

90 mg 制备的 MSNs,恒定 300 r·min^{-1} 转速避光搅拌至溶剂挥干,得到负载 Cur 的 MSNs(Cur-MSNs)。

4.2　载姜黄素的中空介孔二氧化硅微球的制备

【处方】Cur 90 mg,CTAB 0.116 g,TEOS 2.188 mL,TESPT 0.08 mL,三乙醇胺 0.056 mL,甲醇 60 mL,浓盐酸 2 mL,无水乙醇 82 mL,丙酮 5 mL,碳酸钠 3.18 g,氨水 1.6 mL,纯化水 116.8 mL。

【制备】中空 MSNs(HMSNs)的制备:采用选择性刻蚀法制备。量取 75 mL 乙醇、10 mL 纯化水和 1.6 mL 氨水混合均匀,在搅拌条件下滴加 2 mL 的 TEOS,30℃反应 2 h,将所得溶液于 10 000 g 转速下离心 10 min,收集沉淀,得实心二氧化硅纳米粒子。将沉淀置于 20 mL 纯化水中超声处理,使其分散均匀,然后加入 46.8 mL 纯化水、7 mL 无水乙醇、0.056 mL 三乙醇胺和 0.116 g CTAB。80℃水浴条件下搅拌 30 min 后,逐滴加入 188 μL TEOS 和 80 μL TESPT 的混合物,继续反应 4 h,于 10 000 g 转速下离心 10 min,得到核为实心硅球、壳为介孔二氧化硅的纳米粒。将上述沉淀重新分散于 40 mL 纯化水中,加入 3.18 g 碳酸钠,于 50℃水浴搅拌反应 10 h 后,于 10 000 g 转速下离心 10 min,收集沉淀。将沉淀重新分散于 60 mL 甲醇中,加入 2 mL 浓盐酸,室温搅拌反应 12 h。于 10 000 g 转速下离心 10 min,收集沉淀,沉淀用甲醇洗涤离心 3 次,干燥,得 HMSNs。

Cur 负载:采用溶剂挥干法。称取 90 mg 的 Cur 溶于 5 mL 丙酮中,充分溶解,加入 90 mg 制备的 HMSNs,恒定 300 r·min^{-1} 转速避光搅拌至溶剂挥干,得到负载 Cur 的 HMSNs(Cur-HMSNs)。

【操作注意】MSNs 和 HMSNs 载药过程平行操作,实验条件保持一致。

4.3　载姜黄素介孔二氧化硅微球与中空介孔二氧化硅微球的质量评价

4.3.1　Cur 分析方法的建立

(1) HPLC 色谱条件

色谱柱:C18(5 μm,4.6 mm×250 mm);流动相:乙腈-0.2%冰醋酸,体积比为 55:45;柱温:25℃;检测波长:430 nm;流速:1.0 mL·min^{-1};进样体积:20 μL。

(2) 标准曲线的绘制

精密称取 Cur 对照品 2 mg,置于 10 mL 量瓶中,加甲醇溶解并稀释至刻度,摇匀,制得浓度为 200 μg·mL^{-1} 的对照品贮备液,避光保存。分别精密量取适量贮备液,用甲醇稀释,配制浓度为 0.5、1、2、4、6、8 μg·mL^{-1} 的系列对照品溶液。照 HPLC 方法进样分析,以 Cur 浓度为横坐标、峰面积为纵坐标,绘制标准曲线。

4.3.2　Cur-MSNs 和 Cur-HMSNs 的表征

(1) 形态表征

分别取适量 Cur-MSNs 和 Cur-HMSNs 样品分散于无水乙醇中,滴于附有碳膜的铜网上,干燥(或滤纸吸干),于透射电子显微镜下观察外观形态和孔道结构。

（2）平均粒径、粒径分布和 Zeta 电位

采用马尔文激光粒度仪测定 Cur-MSNs 和 Cur-HMSNs 的平均粒径、粒径分布与 Zeta 电位。

（3）比表面积及孔径

使用比表面积及孔径分析仪对 Cur-MSNs 和 Cur-HMSNs 的比表面积和孔径分布进行测定。采用 BET 多点法计算比表面积，BJH 法计算累积孔体积和平均孔直径。

4.3.3　差示扫描量热（DSC）法

采用差示扫描量热法对 Cur-MSNs 与 Cur-HMSNs 中 Cur 的存在状态（晶态或非晶态）进行分析。分别取适量 Cur 原料药、Cur-MSNs、Cur-HMSNs、Cur 和 MSNs 的物理混合物、Cur 和 HMSNs 的物理混合物，进行 DSC 分析，扫描范围 $30\sim210℃$，扫描速度 $10℃\cdot min^{-1}$。

4.3.4　Cur-MSNs 和 Cur-HMSNs 载药量与包封率的测定

分别精密称取 5 mg 的 Cur-MSNs 和 Cur-HMSNs，记录质量（$M_{载药微球}$，mg），加 50 mL 甲醇，水浴超声 10 min，于 10 000 g 转速下离心 10 min，取上清液按 4.3.1 节中的方法测定样品浓度，计算载药载体中 Cur 的质量（$M_{负载药物}$，mg），根据式（22-1）与式（22-2）分别计算 Cur-MSNs 和 Cur-HMSNs 的载药量（DL）与包封率（EE）。

$$DL(\%)=\frac{M_{负载药物}}{M_{载药微球}}\times100\% \qquad (22\text{-}1)$$

$$EE(\%)=\frac{M_{负载药物}}{M_{总药量}}\times100\% \qquad (22\text{-}2)$$

4.3.5　体外释放度测定

参照《中国药典》2020 年版释放度测定方法，采用桨法，转速 $100\ r\cdot min^{-1}$，以 200 mL 0.25% SDS 为释放介质，溶出仪温度保持在 $(37.0\pm0.5)℃$。称取 0.6 mg 的 Cur 原料药和一定量的 Cur-MSNs 和 Cur-HMSNs（相当于 0.6 mg Cur），分别置于 200 mL 释放介质中，分别于第 10、30、60、120、240、480 min 取样 2 mL，同时补充等温、同体积释放介质。取出样液经 0.45 μm 微孔滤膜过滤，取续滤液按 4.3.1 节中的 HPLC 法检测，参照本书实验二《药物固体分散体的制备与质量评价》中累积释放度计算方法，分别计算 Cur 原料药、Cur-MSNs 和 Cur-HMSNs 的累积释放度，并分别按零级、一级、Higuchi 与 Ritger-Peppas 方程进行拟合，解释其释放机制。

5　结果与讨论

（1）Cur-MSNs 和 Cur-HMSNs 的表征：形态特征、平均粒径、粒径分布和 Zeta 电位、比表面积及孔径。

（2）差示扫描量热法：比较分析 MSNs、HMSNs 负载药物的存在状态。

（3）Cur-MSNs 和 Cur-HMSNs 的载药量与包封率：比较两种结构 MSNs 的载药量与

包封率差异,并结合结构特点分析原因。

(4) 体外药物释放度测定:分析 Cur-MSNs 和 Cur-HMSNs 体外释放行为差异,比较其缓释性能,分析释放机制。

6　思考题

(1) 与传统的 MSNs 相比,HMSNs 作为药物递送载体,具有哪些独特的优势?

(2) Cur-HMSNs 制备中,TEOS、CTAB、Na_2CO_3 的作用是什么? Cur 与 HMSNs 之间主要以什么方式结合? 试分析该种结合方式的影响因素。

(3) 除了本实验涉及的技术方法,还有哪些方法可以用于分析 MSNs 载体与药物的结合方式?

参考文献

[1] GUPTA J,QUADROS M,MOMIN M. Mesoporous silica nanoparticles:synthesis and multifaceted functionalization for controlled drug delivery[J]. Journal of Drug Delivery Science and Technology, 2023,81:104305.

[2] 王报捷,王锦昊,周清.RP-HPLC 法测定姜黄消痤搽剂中姜黄素的含量[J].天津药学,2023,35(3): 14-17.

[3] 史巧,黄星月,吴凯,等.载姜黄素的介孔二氧化硅及中空介孔二氧化硅的制备及释药性能研究[J]. 中国药师,2021,24(7):2209-2214.

[4] 张文君,吴梦婷,吕春艳,等.介孔二氧化硅在药物递送系统及其体内外研究进展[J].生物技术通报, 2019,35(12):159-168.

[5] 崔妍,汪顺浩,潘雪婷,等.介孔二氧化硅在药物递送系统中的研究进展[J].生物加工过程,2018, 16(1):49-58.

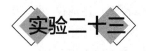

载药聚合物纳米粒的制备与质量评价

1 实验目的

(1) 掌握聚合物纳米粒的基本原理、常用载体材料及分类。

(2) 熟悉常见的聚合物纳米粒的制备方法。

(3) 熟悉载药纳米粒的质量评价方法。

2 实验原理

聚合物纳米粒(polymer nanoparticles,PNPs)是指药物分散、包封或吸附于聚合物微粒上,形成大小为 10~1000 nm 载药微粒的药物递送系统。根据制备方法的不同,可制成纳米球、纳米囊等。聚合物纳米粒作为药物载体主要具有以下优势:①靶向性和缓释性,达到靶向输送的目的并控制药物的释放,延长药物的作用时间;②增加难溶性药物的溶解性,促进其吸收,提高生物利用度;③消除生物屏障对药物作用的阻隔,有效输送药物到病灶区;④提高药物的稳定性,利于储存;⑤保护核苷酸和蛋白质等生物大分子药物,防止 DNA 和蛋白质药物失活等。

2.1 聚合物纳米粒的常用载体材料

具有良好生物仿真特性的聚合物因其良好的生物相容性、低毒性和结构多样性被广泛用于药物递送系统中。可用于制备药物纳米载体的聚合物材料包括合成高分子材料和天然高分子材料。常用的合成高分子材料主要有聚酯、聚酸酐、聚氨基酸、聚氨酯、聚磷腈等,其中,脂肪族聚酯类聚合物应用较为广泛,如聚乳酸(PLA)、聚乙交酯(PGA)、聚乙交酯丙交酯共聚物(PLGA)、聚己内酯(PCL)和聚 β-羟丁酯(PHB)等,均具有良好的可生物降解性。天然高分子材料主要有明胶、胶原、环糊精、纤维素、壳聚糖和海藻酸盐等。

(1) 聚酯类载体材料

聚酯是一类可生物降解的高分子材料,相对于其他聚合物纳米药物载体,其结构简单,主链通过酯键相连,降解产物多为结构简单的小分子物质,在体内经过代谢后极易转化为水和二氧化碳排出体外,不会带来毒副作用,能够用作药物缓释体系。聚酯类材料虽然具有生物相容性好、无毒等特点，但存在可修饰基团较少、溶解性较差等不足。目前已被美国食品药品监督管理局（FDA）认证用作药物载体的脂肪族聚酯有 PLGA、PCL、PLA 等。其中，PLGA 是最为成功、应用最广泛的可生物降解的聚合物之一，在 20 世纪 70 年代初首次用于生物医学领域获美国 FDA 和欧洲医学局（EMA）批准用于药物递送系统。PLGA 以聚合物纳米粒的形式递送药物，易于制备，适应各类亲水或疏水的小分子或大分子药物，可防止药物降解，并实现药物持续释放，还可通过对材料进行修饰，改变表面性质以实现"隐形性"和更好的生物相容性，将药物靶向递送到特定器官或细胞。

（2）聚氨基酸类载体材料

聚氨基酸是一类性能和结构与天然蛋白质相近的新型生物可降解聚合物材料，通过自组装可以产生 α-helix 或 β-sheet 等二级构象，具有较好的生物相容性，并且无免疫原性。此外，聚氨基酸分子还具有多个易修饰的活性位点。不同的聚氨基酸具有不同的侧链，通过修饰侧链基团可以使载体具备亲/疏水性能、酸碱性质等，实现药物可控释放。聚氨基酸材料在生物医药领域已经被广泛应用，目前常用的药物载体有聚谷氨酸、聚赖氨酸、聚苯丙氨酸等。

（3）多糖类载体材料

多糖在生物界分布广泛，是构成生命的基本物质之一，作为多种生物的生理活性物质而存在。目前用于抗肿瘤药物载体的多糖有葡聚糖、普鲁兰多糖、透明质酸、肝素、海藻酸、壳聚糖和香菇多糖等，其中壳聚糖的研究应用较为广泛。壳聚糖是甲壳素的高脱乙酰化产物，该类材料中应用最广泛的为两亲性壳聚糖衍生物，其组织渗透性及体内稳定性好，是理想的药物载体。壳聚糖纳米粒子作为代表性的药物载体，易于进行表面修饰，可保护蛋白质类药物，避免其过早地在体内降解，提高药物生物利用度；对壳聚糖纳米粒子上的氨基或羟基基团进行修饰改性，可实现药物的精准释放；与细胞表面相互作用，可显著提高药物的细胞摄取能力与跨膜转运能力。

2.2　常见聚合物纳米粒的制备方法

纳米粒制备的方法可分为化学法和物理法，也可按纳米粒不同的形成机制分为聚合反应法和聚合反应后分散法。

聚合物纳米粒的化学法主要有以下几种：单体或低聚物的水相聚合反应；亲水性 O/W 乳剂中的聚合反应；超细亲油性 W/O 乳剂中的聚合反应；界面聚合反应和界面缩聚反应。物理法有：溶剂沉积法和溶剂蒸发法；在微粒生产中或生产后将药物吸附于微粒表面；两亲性聚合物在水介质中自组装形成纳米粒。

2.3　载药纳米粒的质量评价

（1）粒径大小及分布

通常采用动态光散射法进行测定，测定结果为流体动力学粒径（Rh），粒径分布一般用多分散系数（polydispersity index，PDI）表示。此外，显微成像技术如透射电子显微镜、扫描电子显微镜和原子力显微镜、纳米颗粒跟踪分析系统、小角 X 射线散射和小角中子散射等也可提供粒径大小的信息。对于非单分散的样品，可考虑将粒径测定技术与其他分散/分离技术联用。

（2）结构及形态

不同纳米技术制备的纳米结构包括囊泡、实心纳米粒、空心纳米粒、核-壳结构或多层结构等，可通过电子显微镜等不同的技术方法进行检测。必要时可选择电镜、X射线粉末衍射、差示扫描量热、偏振光显微镜检查等适当方法，检测载药纳米粒中包封药物的存在形式和/或晶体状态等。

（3）表面性质

载药纳米粒表面电位取决于纳米药物的粒径大小、组成以及分散介质等。纳米药物的表面电荷一般基于Zeta电位进行评估。载药纳米粒表面的功能化修饰可选用X射线光电子能谱技术、X射线能量色散谱、飞行时间-次级离子质谱分析法、核磁共振、元素分析或高效液相色谱法等方法进行检测。

此外，还需对载药纳米粒的包封率和载药量、体外溶出度或释放度进行检测。

2.4　实验药物

地塞米松棕榈酸酯（dexamethason palmitate，$C_{38}H_{59}FO_6$，$M=630.882$）是一种前体药物，在体内经酯酶逐渐水解成具有生物活性的代谢产物地塞米松。与地塞米松相比，具有更长的作用时间和更少的剂量需求，既能发挥持久的抗炎作用，又可以减轻激素类药物固有的不良反应。体内主要在肝内代谢，经胆汁进入肝肠循环。注射后48 h约60%由尿排出，约40%经粪便排出。本品常温下外观为白色结晶性粉末；稍有特臭；略溶于氯仿、乙酸乙酯、甲醇。

甘草次酸（glycyrrhetic acid，$C_{30}H_{46}O_4$，$M=470.694$）为五环三萜类化合物，由甘草酸水解脱去糖酸链而形成，甜度为蔗糖的250倍。甘草次酸具有抗炎、抗溃疡、抗病毒、降血脂、防治肿瘤和促进胰岛素吸收等多种药理作用。甘草次酸难溶于水，口服吸收较差，在体内代谢较快，因此口服生物利用度很低。本品常温下外观为白色结晶或结晶性粉末；溶于乙醇，易溶于氯仿、热甲醇和热乙醇，微溶于丙酮。

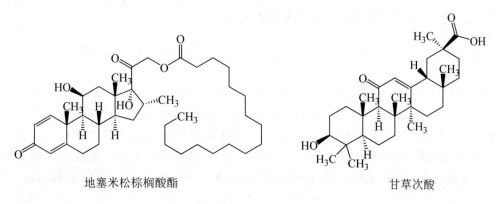

地塞米松棕榈酸酯　　　　　　　　　　　　甘草次酸

3　实验材料与仪器

3.1　实验材料

地塞米松棕榈酸酯PLGA-PEG纳米粒：地塞米松棕榈酸酯（DXP）原料药，DXP对照品，聚乙交酯丙交酯-聚乙二醇（PLGA-PEG，50∶50），二氯甲烷，1.5%胆酸钠溶液，十二烷基硫酸钠(SDS),TritonX-100,磷酸盐缓冲液(PBS,pH=7.4),醋酸双氧铀,氯化钠,乙腈,无水乙醇,甲醇,异氟烷,肝素,纯化水。昆明小鼠,1只,体重20~22 g,性别不限。

甘草次酸丙烯酸树脂纳米粒:甘草次酸(GTA)原料药,GTA 对照品,丙烯酸树脂 E100(Eudragit E100),吐温-80,无水乙醇,甲醇,SDS,PBS(pH=7.8),纯化水。

3.2 实验仪器

电子分析天平,涡旋仪,超声波细胞破碎仪,磁力搅拌仪,制冰机,PVDF 过滤器,高速冷冻离心机,磁力搅拌器,超声波清洗器,激光粒度分析仪,高效液相色谱仪,超滤机,透射电子显微镜,酶标仪,恒温振荡器。

4 实验内容

4.1 地塞米松棕榈酸酯 PLGA-PEG 纳米粒的制备

【处方】DXP 10.0 mg,PLGA-PEG(50:50)100.0 mg,二氯甲烷 4 mL,胆酸钠溶液(1.5%,质量浓度)20 mL,纯化水适量。

【制备】分别称取处方量的 DXP 和 PLGA-PEG,加入 4 mL 二氯甲烷中,充分溶解,加入 20 mL 胆酸钠溶液,3200 r·min^{-1} 涡旋 1 min 进行预乳化。将预乳化后的溶液置于冰浴中,用超声波细胞破碎仪 300 W 超声 1 min,然后在 20℃ 水浴条件下,以 300 r·min^{-1} 的转速磁力搅拌,挥发有机相至完全,用纯化水补充体系至 20 mL,0.45 μm PVDF 过滤器过滤,得地塞米松棕榈酸酯 PLGA-PEG 纳米粒(DXP-PLGA-PEG-NPs)胶体溶液。

4.2 甘草次酸丙烯酸树脂纳米粒的制备

【处方】GTA 30.0 mg,Eudragit E100 60.0 mg,吐温-80 25.0 mg,无水乙醇 10 mL,纯化水适量。

【制备】采用改良的乳化溶剂扩散法制备。称取处方量的 GTA 与 Eudragit E100,溶解于 10 mL 无水乙醇中,作为有机相;另将吐温-80 配制为 0.05%(质量浓度)的水溶液 50 mL,作为水相。在室温条件下,用一次性注射器将有机相快速注入水相中,以 500 r·min^{-1} 的转速搅拌 36 h,使乙醇挥发完全。最后,经 0.8 μm 微孔滤膜过滤后,进行超滤浓缩(截留分子量大于 10 kDa),得 GTA 丙烯酸树脂纳米粒(GTA-Eudragit E-NPs)胶体溶液。

4.3 地塞米松棕榈酸酯 PLGA-PEG 纳米粒的质量评价

4.3.1 DXP 分析方法的建立

(1) HPLC 色谱条件

色谱柱:C18(5 μm,4.6 mm×250 mm);流动相:乙腈-水,体积比为 85:15;柱温:40℃;检测波长:240 nm;流速:1.0 mL·min^{-1};进样体积:20 μL。

（2）标准曲线的绘制

精密称取 DXP 对照品 10 mg,置于 10 mL 量瓶中,加无水乙醇溶解,稀释至刻度,摇匀,制得 1.0 mg·mL^{-1} 的对照品贮备液。分别精密量取适量贮备液,用甲醇稀释,配制浓度分别为 25、50、100、200、300、400 μg·mL^{-1} 的系列对照品溶液。按照 HPLC 方法进样分析,以 DXP 浓度为横坐标、峰面积为纵坐标,绘制标准曲线。

4.3.2　DXP-PLGA-PEG-NPs 特性表征

（1）形态表征

取 5 μL 的 DXP-PLGA-PEG-NPs 悬浮液,加载到 FORMVAR 涂层的 TEM 铜网上,静置 1 min;然后用 2% 的醋酸双氧铀(质量比)染色 30 s,去除铜网多余溶液后晾干,用透射电镜观察载药纳米粒形态。

（2）平均粒径、粒径分布及 Zeta 电位

取 DXP-PLGA-PEG-NPs 胶体溶液适量,纯化水稀释 100 倍后,用激光粒度分析仪测定载药纳米粒的平均粒径、粒径分布。另取 DXP-PLGA-PEG-NPs 胶体溶液适量,用 1 mmol·L^{-1} 的 NaCl 溶液稀释 50 倍后,用激光粒度分析仪测定载药纳米粒的 Zeta 电位。

4.3.3　DXP-PLGA-PEG-NPs 的包封率测定

（1）DXP-PLGA-PEG-NPs 药物含量测定

精密量取 DXP-PLGA-PEG-NPs 胶体溶液 1 mL,置于 100 mL 量瓶中,加入乙腈溶解,稀释至刻度,摇匀。取溶液样品,用 0.45 μm PVDF 过滤器过滤,续滤液按 HPLC 法检测地塞米松棕榈酸酯的含量,计算 DXP-PLGA-PEG-NPs 的药物含量($M_{总药量}$,mg)。

（2）包封率的测定

采用超速离心法。精密量取 DXP-PLGA-PEG-NPs 胶体溶液 1 mL,加入适量 20%(质量浓度)的 SDS 溶液,使体系中 SDS 的终溶度为 5%(质量浓度),20 000 r·min^{-1} 离心 1 h,重复 2 次,以去除体系中的胆酸钠和 SDS。离心所得沉淀用 1 mL 纯化水重悬,转移至 100 mL 量瓶中,加入乙腈溶解并稀释至刻度,0.45 μm PVDF 过滤器过滤,续滤液按 HPLC 法检测地塞米松棕榈酸酯的含量,计算纳米粒中包封药物量($M_{包封药物}$,mg)。根据式(23-1),计算包封率(EE)。

$$EE(\%) = \frac{M_{包封药物}}{M_{总药量}} \times 100\% \tag{23-1}$$

4.3.4　体外红细胞溶血试验

小鼠经异氟烷吸入式麻醉,腹主动脉取血,肝素抗凝,在 4℃ 条件下 1000 g 离心 10 min,移去上层血浆,红细胞沉淀用 PBS(pH=7.4)清洗 3 次。最后一次离心后,弃去上清液,获得红细胞。按所得红细胞体积加 PBS(pH=7.4)配制成 5%(体积比)的红细胞悬液,摇匀。将红细胞悬液置于圆底 96 孔板中,每孔 80 μL,共 9 孔,依次编号。1～3 号孔为实验组,加入 80 μL 的 DXP-PLGA-PEG-NPs(按 PLGA-PEG 计,浓度为 800 μg·mL^{-1});4～6 号孔为阳性对照组,加入 80 μL 的 1% TritonX-100 溶液;7～9 号孔为阴性对照组,加入 80 μL 的 PBS(pH=7.4)。在 37℃ 条件下孵育 4 h,于 1000 g 转速下 4℃ 离心 10 min,将

上清液转移到平底 96 孔板中,用酶标仪在 570 nm 处测定各孔的吸光度(Abs),求各组的平均值,按式(23-3)计算红细胞溶血率(HR)。

$$HR(\%) = \frac{A_{\text{DXP-PLGA-PEG-NPs}} - A_{\text{PBS}}}{A_{\text{TritonX-100}} - A_{\text{PBS}}} \times 100\% \tag{23-2}$$

式中,$A_{\text{DXP-PLGA-PEG-NPs}}$、$A_{\text{PBS}}$ 与 $A_{\text{TritonX-100}}$ 分别为 DXP-PLGA-PEG-NPs、PBS 与 TritonX-100 的吸光度。

【操作注意】红细胞沉淀用 PBS(pH=7.4)清洗 3 次后,若上清液仍有颜色,可增加洗涤次数。

4.4 甘草次酸丙烯酸树脂纳米粒的质量评价

4.4.1 GTA 的含量测定

(1) HPLC 色谱条件

色谱柱:C18(5 μm,4.6 mm×250 mm);流动相:甲醇-0.3%(质量比)的 PBS(pH=3.0),体积比为 90:10;柱温:30℃;检测波长:250 nm;流速:1.0 mL·min^{-1};进样体积:20 μL。

(2) 标准曲线的绘制

精密称取 GTA 对照品 5 mg,置于 10 mL 量瓶中,加甲醇溶解后,稀释至刻度,摇匀,制得 500 μg·mL^{-1} 的对照品贮备液。分别精密量取对照品贮备液适量,分别用甲醇稀释,配制浓度分别为 5、10、20、30、40、50 μg·mL^{-1} 的系列对照品溶液,照 HPLC 方法分析,以 GTA 的浓度为横坐标、峰面积为纵坐标,绘制标准曲线。

4.4.2 GTA-Eudragit E-NPs 的特性表征

(1) 形态表征

取适量 GTA-Eudragit E-NPs 胶体溶液,小心滴于覆有支持膜的铜网,待溶剂挥发干后,用透射电子显微镜观测样品的形态和尺寸。

(2) 平均粒径、粒径分布及 Zeta 电位

取 GTA-Eudragit E-NPs 胶体溶液适量,用激光粒度分析仪检测纳米颗粒的粒径及 Zeta 电位。

4.4.3 GTA-Eudragit E-NPs 的包封率测定

精密量取 GTA-Eudragit E-NPs 胶体溶液 200 μL,置于 10 mL 量瓶中,加入甲醇,超声降解纳米粒后,稀释至刻度,摇匀。取定容后样品 1 mL,12 000 r·min^{-1} 离心 10 min,小心吸取上清液,按 4.4.1 节中的 HPLC 方法测定纳米粒中 GTA 的含量($M_{总药量}$,mg)。按式(23-1)计算 GTA-Eudragit E-NPs 的包封率(EE)。

4.4.4 GTA-Eudragit E-NPs 的体外释放度测定

采用透析袋法。精密量取 GTA-Eudragit E-NPs 胶体溶液 2 mL,置于预先浸泡过夜的

透析袋(截留分子量大于 10 kDa)中,两端扎紧。以 500 mL pH=7.8 的 PBS(均含 0.5% SDS)为释放介质,在恒温振荡器中,37℃、90 r·min^{-1} 振荡。分别于 1、3、5、8、12、24 h 取样 4 mL,同时补充等温、同体积释放介质。样液经 12 000 r·min^{-1} 离心 10 min,小心吸取上清液,按 4.4.1 节中的 HPLC 方法测定 GTA 的含量,参照本书实验二《药物固体分散体的制备与质量评价》中累积释放度计算方法,绘制时间-累积释放度曲线。

【注意事项】释放试验开始阶段,受溶剂、pH 值、离子浓度等因素影响,透析袋内可能出现絮状物,但随实验进行可逐渐减少至完全消失。

5　结果与讨论

5.1　地塞米松棕榈酸酯 PLGA-PEG 纳米粒的质量评价

(1) 纳米粒特性表征。
(2) 载药量和包封率测定。
(3) 体外红细胞溶血试验。

5.2　甘草次酸丙烯酸树脂纳米粒的质量评价

(1) 纳米粒特性表征。
(2) 载药量和包封率测定。
(3) 体外释放度测定。

6　思考题

(1) 本实验中制备的两种纳米载体用到了何种类型的载体材料？简述材料的优缺点。
(2) 试分析相较于普通制剂,甘草次酸丙烯酸树脂纳米制剂可能的临床应用特点。

参考文献

[1] SIMÓN-VÁZQUEZ R,TSAPIS N,LORSCHEIDER M,et al. Improving dexamethasone drug loading and efficacy in treating arthritis through a lipophilic prodrug entrapped into PLGA-PEG nanoparticles [J]. Drug Delivery and Translational Research,2022,12(5)：1270-1284.

[2] 国家药品监督管理局药品审评中心.纳米药物质量控制研究技术指导原则(试行).发布日期：2021-8-27. https://www.cde.org.cn/zdyz/domesticinfopage? zdyzldCODE=3e60526d467585dc77d35445f04bae5c.

[3] 何伟,洪怡.载药纳米粒制备的研究进展[J].中国医药导报,2016,13(14)：33-36.

[4] SOARES S F,TRINDADE T,DANIEL-DA-SILVA A L. Carrageenan-silica hybrid nanoparticles prepared by a non-emulsion method[J].European Journal of Inorganic Chemistry,2015：4588-4594.

[5] 王忠磊,邓悦,岳新新,等.纳米载药系统的研究进展[J].广东医学,2015,36(14)：2254-2257.

[6] 缪文俊,韩莎,崔京浩.甘草次酸丙烯酸树脂纳米粒的制备及其体外评价[J].中药材,2008,31(12)：1888-1891.

[7] 蒋刚彪,黄志坚,徐晓鹏,等.聚合物纳米粒子作为药物载体的研究与应用[J].中国医院药学杂志,2007,27(12)：1733-1735.

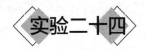

白蛋白载药系统的制备与体外评价

1 实验目的

（1）掌握白蛋白载药系统的原理与基本组成。

（2）掌握 Nab^{TM} 技术制备白蛋白纳米粒的制备工艺。

（3）熟悉乳化-加热固化法制备白蛋白微球的制备工艺。

（4）熟悉白蛋白载药纳米粒和微球的体外质量评价方法。

2 实验原理

白蛋白（albumin，ALB），又称清蛋白，是一种溶于水且遇热凝固的球形单纯蛋白。白蛋白在自然界中分布最广，几乎存在于所有动植物中，如卵白蛋白、血清白蛋白、乳白蛋白、肌白蛋白、麦白蛋白和豆白蛋白等。白蛋白是天然的亲水性蛋白质，具有安全无毒、无免疫原性、可生物降解、生物相容性好、价廉易得等优点，而且性质相当稳定。其作为载体材料，能够增加载体的亲水性，提高载体在血液中的稳定性，并使载体具有一定的肿瘤趋向性。特别是白蛋白紫杉醇纳米粒在临床上取得的成功，使白蛋白载体受到了更加广泛的关注。

2.1 白蛋白的种类

目前应用最广泛的白蛋白载体主要有人血清白蛋白（human serum albumin，HSA）和牛血清白蛋白（bovine serum albumin，BSA），鸡卵白蛋白（ovalbumin，OVA）的研究也较多。

（1）HSA

HSA 是肝脏合成的最丰富的内源性多功能血浆蛋白（血浆中正常浓度为 $35\sim50$ g·L^{-1})，在机体中的半衰期约为 19 d。HSA 作为血液中的天然运输载体，能够在生理环境中可逆地与各种内源性物质（如脂肪酸、激素、胆红素、脂溶性维生素等）和外源性分子结合，然后转运到各种组织。HSA 通过运输体内大多数脂溶性药物，可提高药物在血浆中的溶解性和半衰期。HSA 的内部结合位点和表面活性基团使其能够同时携带多种治疗分子，从而实现联合治疗。这些表面活性基团也可被配体修饰以提高 HSA 的靶向能力。此外，在温和的条件下,HSA 能够通过多种方法制备成不同大小的载药颗粒。在过去的几十年里,HSA 已成为最重要的多功能药物载体之一。FDA 于 2005 年批准了首个用于治疗癌症的 HSA 类化疗药物 Abraxane(白蛋白紫杉醇)。该制剂通过 Nab^{TM} 技术将 HSA 与紫杉醇制备成纳米颗粒。第二款药物 Fyarro(nab-sirolimus,西罗莫司白蛋白结合型纳米粒)也已于 2021 年上市,用于治疗局部晚期不可切除或转移的恶性血管周围上皮样细胞瘤。

（2）BSA

BSA 是牛血清中的一种球蛋白,包含 583 个氨基酸残基,分子量约为 66.4 kDa。BSA 一般作为稳定剂被用于限制酶或者修饰酶的保存溶液和反应液中。有时可用于修饰某些多肽类药物,使其性质稳定,也可用于替代某些性质相似的蛋白类药物,以及药物制剂的研发。BSA 与 HSA 类似,因其良好的生物相容性、可生物降解性、无毒和无免疫原性,而被广泛用于药物递送技术。与 HSA 不同的是,因其来源于动物,可能引起免疫应答是限制其临床应用的主要因素,但 BSA 仍是代替 HSA 的主要选择之一。

（3）OVA

OVA 也称鸡卵清白蛋白,为一种单体磷糖球蛋白,属于含磷脂的糖蛋白,具有 4 个巯基和 1 个二硫键,由 386 个氨基酸组成,分子量约为 45 kDa。OVA 在天然的蛋液体系中,多以一种亲水性的形式存在,大多数疏水氨基酸被埋藏在蛋白质的结构内,导致天然的 OVA 和脂溶性生物活性成分之间的结合能力差。但是在适当的外界条件干扰下,OVA 结构极易展开,以暴露其内部疏水基团,可以大大提高其与脂溶性配体的结合能力。OVA 易被免疫系统识别,可用于抗原递送;OVA 的表面活性功能使其可用于制备乳剂、凝胶和泡沫,并且对酸碱度和温度敏感,适合用于药物递送。相比于其他白蛋白,OVA 更为经济。

2.2　白蛋白载药纳米系统的制备方法

目前,白蛋白载药纳米系统的制备方法较多,应用较为广泛的有自组装法、去溶剂法、乳化固化法、热凝胶法和基于二硫键形成法的白蛋白结合纳米技术(nanoparticle albumin-bound,Nab^{TM})等。去溶剂法和乳化固化法都需要加入不同用量与种类的有机溶剂和交联剂。自组装法、热凝胶法和 Nab^{TM} 技术均采用自交联的方法,不需要加入交联剂,其简要过程为:HSA 分子内的二硫键分别通过加热、还原剂和高压均质展开;然后 HSA 分子内部以及分子之间重新生成的二硫键将 HSA 交联成纳米颗粒。近年发展的绿色"单水相"制备系统,可以利用 HSA 的特性通过一步法制备 HSA 纳米药物;此外,静电喷雾技术也可用于制备载药白蛋白微粒或纳米粒,该方法条件温和,利于蛋白类材料活性保持,用于蛋白类材料或制剂的开发极具优势。

2.3　白蛋白载药纳米制剂的质量评价

以白蛋白为载体的纳米制剂的质量控制指标主要有:形态特征、粒径大小及分布、Zeta 电位、包封率、含量测定、稳定性、体外释放、晶型状态和溶血率等,其中含量测定分为载体白蛋白和目标药物测定。

形态特征和粒径大小常用的测定方法有动态光散射法(DLS)、扫描电子显微镜法(SEM)、透射电镜法(TEM)、紫外-可见分光光度法(UV-Vis)等,其中 DLS 法较为通用。

白蛋白含量测定的方法有电化学阻抗谱(EIS)、近红外漫反射谱(NIRDRS)、毛细管电泳(CE)、光散射技术(LS)和高效液相色谱法(HPLC)等。在进行目标药物测定时,因为以蛋白质为载体的纳米药物通常制备为冻干制剂,因此需要筛选合理的前处理方法,使其包载药物可以完全提取,达到能够准确测定其复合物载药量的目的。

2.4 实验药物

紫杉醇,参见本书实验二十《固体脂质纳米粒的制备与表征》。

紫杉醇棕榈酸酯(paclitaxel palmitate,PTX-PA,$C_{63}H_{81}NO_{15}$,$M=1092.333$)是紫杉醇与棕榈酸共价结合形成的一种新化合物,可以显著提高紫杉醇的脂溶性,很好地解决了紫杉醇纳米制剂成药性差的问题。紫杉醇的油水分配系数($\log P$)为4.95,基本不溶于水,从而限制了临床使用,合成脂溶性前药PTX-PA,进入人体后,PTX在肿瘤细胞中通过酯酶代谢释放,发挥其抗肿瘤作用。相较于单用PTX,PTX-PA对血管的刺激及身体的伤害更小,且PTX-PA具有更好的耐受性,剂量可增加至PTX的两倍。

卡铂(carboplatin,$C_6H_{12}N_2O_4Pt$,$M=371.256$)为第二代铂类化合物,属于细胞周期非特异性药物,可直接破坏DNA结构并影响其复制或转录功能,对处于各生长期的肿瘤细胞均有杀伤作用,是临床治疗恶性肿瘤的重要药物。卡铂口服无效,静脉注射后血浆中总铂以及可超滤的非结合型铂浓度与用药剂量之间均存在线性关系,母体药物和可超滤的非结合型铂的终末消除半衰期分别为1.5 h和6 h。本品常温下外观为白色或类白色粉末,或结晶状粉末;无臭,无味;略溶于水,不溶于乙醇、丙酮、乙醚、氯仿;遇光易分解。

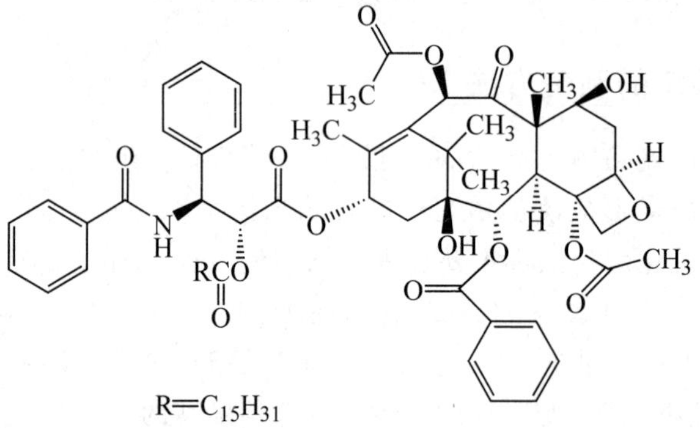

R=C₁₅H₃₁

紫杉醇棕榈酸酯 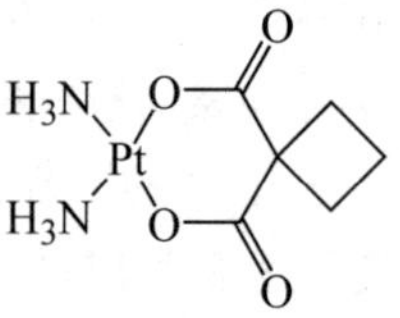　　　　　　　　　　卡铂

3 实验材料与仪器

3.1 实验材料

白蛋白结合紫杉醇纳米冻干粉:紫杉醇(PTX)原料药,PTX对照品,人血清白蛋白(HSA,粉末),聚乙二醇400(PEG400),无水乙醇,磷酸盐缓冲液(PBS,pH=7.4),吐温-20,吐温-80,乙腈,磷钨酸,纯化水。

　　紫杉醇棕榈酸酯白蛋白纳米冻干粉：紫杉醇棕榈酸酯（PTX-PA）原料药，PTX-PA对照品，人血清白蛋白溶液（HSA，20%），氯仿，无水乙醇，甲醇，磷钨酸，纯化水，生理盐水。

　　卡铂白蛋白微球：卡铂原料药，卡铂对照品，牛血清白蛋白溶液（BSA，20%），精制棉籽油，乙醚，盐酸，脱氧胆酸钠，氢氧化钠，三氯乙酸，甲醇，纯化水。

3.2　实验仪器

　　电子分析天平，高压均质机，高剪切粉碎机，节能型智能恒温槽，旋转蒸发仪，超声波清洗器，电子恒速搅拌机，探头超声器，真空冷冻干燥机，透射电子显微镜，激光粒度分析仪，高效液相色谱仪，恒温气浴振荡器，高速离心机，智能溶出仪。

4　实验内容

4.1　白蛋白结合紫杉醇纳米冻干粉的制备

　　【处方】PTX 45 mg，HSA粉末240 mg，PEG400 0.3 mL，无水乙醇10 mL，PBS（pH=7.4）10 mL，纯化水适量。

　　【制备】采用Nab^{TM}技术制备。称取处方量的PTX加入10 mL的无水乙醇中，再加入PEG400，超声，使紫杉醇完全溶解，在65℃水浴条件下，减压旋转蒸发至无乙醇，得到PTX-PEG混合物。称取处方量的HSA粉末加入PTX-PEG混合物中，在室温下搅拌，确保液体混合物完全吸附到HSA粉末上，然后加入10 mL的PBS（pH=7.4），用探头超声器分散7.5 min，超声功率为285 W，形成纳米颗粒。将上述纳米颗粒置于透析袋中（截留分子量：5 kDa），用500 mL的纯化水透析24 h，得到HSA结合的PTX纳米粒（Nab-PTX）胶体溶液，经冷冻干燥得到Nab-PTX冻干粉。

　　【操作注意】冻干前的Nab-PTX胶体溶液需适当留样，用于纳米粒特性表征。

4.2　紫杉醇棕榈酸酯白蛋白纳米冻干粉的制备

　　【处方】紫杉醇棕榈酸酯（PTX-PA）447 mg，HSA 12.5 mL，氯仿1.7 mL，无水乙醇0.3 mL，纯化水适量。

　　【制备】采用Nab^{TM}技术制备。称取处方量PTX-PA，溶解在1.7 mL氯仿与0.3 mL无水乙醇组成的混合有机相中；量取12.5 mL HSA与适量纯化水混合至50 mL，作为水相。将水相置于恒温槽，待温度下降至0℃后，在搅拌条件下将有机相加入水相，然后使用剪切机10 000 r·min^{-1}剪切1 min得到初乳。将初乳转移至高压均质机中，在15 000 psi压力下进行4个循环得均质乳液，采用旋转蒸发除去有机溶剂，得到紫杉醇棕榈酸酯白蛋白纳米粒（Nab-PTX-PA）胶体溶液，记录溶液体积，经冷冻干燥得Nab-PTX-PA冻干粉（称重，记录）。

　　【操作注意】高压均质前的初乳和之后制备得到的Nab-PTX-PA胶体溶液均适当留样。

4.3 卡铂白蛋白微球的制备

【处方】卡铂 70 mg，BSA 溶液（20%）2 mL，精制棉籽油 80 mL，乙醚适量。

【制备】采用乳化-加热固化法制备。称取处方量的卡铂，加入 2 mL BSA 溶液中，混悬均匀，在搅拌条件下将混悬液滴入 80 mL 精制棉籽油中，30℃乳化 10 min，然后于 110℃加热固化；冷却后 5000 r·min^{-1} 离心 10 min 分离微球，用乙醚洗涤，离心收集微球，得卡铂白蛋白微球。

4.4 白蛋白结合紫杉醇纳米冻干粉的体外质量评价

4.4.1 PTX 分析方法的建立

参照本书实验二十《固体脂质纳米粒的制备与表征》中 PTX 的 HPLC 法。

4.4.2 Nab-PTX 纳米粒特性表征

（1）外观形态

取适量 Nab-PTX 胶体溶液滴在喷碳铜网表面，用质量分数 2% 的磷钨酸负染 3 min，自然晾干后在高分辨透射电子显微镜下观察 Nab-PTX 纳米粒的外观形态。

（2）平均粒径、粒径分布及 Zeta 电位测定

吸取 Nab-PTX 胶体溶液 100 μL，以纯化水稀释 20 倍，采用激光粒度分析仪检测 Nab-PTX 纳米粒的平均粒径、粒径分布及 Zeta 电位。

（3）Nab-PTX 冻干粉复溶后粒径与 Zeta 电位测定

取适量 Nab-PTX 冻干粉，用生理盐水复溶至冻干前体积。取复溶后胶体溶液 100 μL，以纯化水稀释 20 倍，采用激光粒度分析仪检测平均粒径、粒径分布及 Zeta 电位，与冻干前检测结果进行比较。

4.4.3 Nab-PTX 纳米粒的载药量和包封率的测定

采用超滤法测定 Nab-PTX 纳米粒的载药量和包封率。精密称取 5 mg 的 Nab-PTX 冻干粉，复溶于 2 mL 的 PBS(pH＝7.4)中成胶体溶液。取 0.5 mL 上述溶液，置于超滤离心管（截留分子量：30 kDa）内管中，12 000 r·min^{-1} 离心 30 min，收集滤液，按 4.4.1 节中的 HPLC 方法测定外管滤液中紫杉醇的浓度，计算 Nab-PTX 冻干粉中游离紫杉醇的量（$M_{游离药物}$，mg）。另外精密称取 5 mg Nab-PTX 冻干粉，加入 5 mL 预冷的乙腈中，涡旋 5 min，然后 12 000 r·min^{-1} 离心 5 min，小心吸取上清液，按 4.4.1 节中的 HPLC 方法测定紫杉醇的浓度，并计算 Nab-PTX 的总含药量（$M_{总药量}$，mg）。分别按式（24-1）和式（24-2）计算 Nab-PTX 纳米粒的包封率（EE）和载药量（DL）。

$$EE(\%) = \frac{M_{总药量} - M_{游离药物}}{M_{总药量}} \times 100\% \tag{24-1}$$

$$DL(\%) = \frac{M_{总药量} - M_{游离药物}}{M_{白蛋白纳米冻干粉}} \times 100\% \tag{24-2}$$

式中，$M_{白蛋白纳米冻干粉}$为用于检测的 Nab-PTX 冻干粉的量(mg)。

4.4.4　Nab-PTX 的体外释放度测定

采用透析法。以含 0.05%(质量浓度)吐温-20 和 0.05%(质量浓度)吐温-80 的 PBS (pH=7.4)为释放介质。精密称取约 5 mg 的 Nab-PTX 冻干粉，复溶于 10 mL 的 PBS(pH=7.4)中成胶体溶液；取上述溶液 3 mL，置于透析袋(截留分子量：8～14 kDa)中，然后将透析袋置于 50 mL 透析液中，37℃恒温搅拌。分别在 1、2、4、8、12 h 以及 1、2、3、4、5、6、7 d 替换新鲜的释放介质，取适量替换出的释放介质样用 0.45 μL 微孔滤膜过滤，取续滤液按 4.3.1 节中的 HPLC 方法测定释放介质中紫杉醇的含量。参照本书实验二《药物固体分散体的制备与质量评价》中累积释放计算方法，计算累积释药量，绘制累积释放度曲线，并进行零级模型、一级模型和 Higuchi 模型释药方程的拟合，分析释药机制。

4.5　紫杉醇棕榈酸酯白蛋白纳米冻干粉的体外质量评价

4.5.1　PTX-PA 分析方法的建立

(1) HPLC 色谱条件

色谱柱：C18(5 μm，4.6 mm×250 mm)；流动相：甲醇-水，体积比为 95:5；柱温：30℃；检测波长：227 nm；流速：1.0 mL·min^{-1}；进样体积：20 μL。

(2) 标准曲线的绘制

精密称取 PTX-PA 对照品 5 mg，置于 10 mL 量瓶中，加甲醇溶解，稀释至刻度，摇匀，制得 500 μg·mL^{-1} 的对照品贮备液。分别精密量取适量贮备液，用甲醇稀释，配制浓度为 0.1、1、2、10、20、50 μg·mL^{-1} 的系列对照品溶液。按照 HPLC 方法进样分析，以 PTX-PA 浓度为横坐标、峰面积为纵坐标，绘制标准曲线。

4.5.2　Nab-PTX-PA 特性表征

(1) 外观形态

取适量 Nab-PTX-PA 胶体溶液滴在喷碳铜网表面，用质量分数 2% 的磷钨酸负染 3 min，自然晾干后在高分辨透射电子显微镜下观察 Nab-PTX-PA 的外观形态。

(2) 平均粒径、粒径分布及 Zeta 电位测定

分别吸取 100 μL 的初乳与 Nab-PTX-PA 胶体溶液，以纯化水稀释 20 倍，采用激光粒度分析仪检测 Nab-PTX-PA 纳米粒的平均粒径、粒径分布及 Zeta 电位。

(3) Nab-PTX-PA 复溶后粒径与 Zeta 电位测定

取适量 Nab-PTX-PA 冻干粉，用生理盐水复溶至冻干前体积。取复溶后胶体溶液 100 μL，以纯化水稀释 20 倍，采用激光粒度分析仪检测 Nab-PTX-PA 纳米粒的平均粒径、粒径分布及 Zeta 电位，与冻干前检测结果进行比较。

4.5.3　Nab-PTX-PA 纳米粒的载药量和包封率测定

采用超滤法测定 Nab-PTX-PA 纳米粒的载药量和包封率。精密称取 10 mg Nab-PTX-

PA 冻干粉,复溶于 5 mL 的生理盐水中成胶体溶液。精密量取 1 mL 上述溶液,置于超滤离心管(截留分子量：30 kDa)内管中,12 000 r·min^{-1} 离心 30 min,收集滤液,按 4.5.1 节中的 HPLC 方法测定外管滤液中游离 PTX-PA 的含量($M_{游离药物}$,mg)。另精密量取 1 mL 上述溶液,置于 10 mL 量瓶中,加甲醇至刻度,摇匀;取适量样品用 0.45 μL 滤膜过滤,取续滤液按 4.5.1 节中的 HPLC 方法测定并换算 Nab-PTX-PA 溶液的总含药量($M_{总药量}$,mg)。按式(24-1)和式(24-2)分别计算 Nab-PTX-PA 纳米粒的包封率(EE)和载药量(DL)。式(24-2)中,$M_{白蛋白纳米冻干粉}$为用于检测的 Nab-PTX-PA 冻干粉的量(mg)。

4.5.4 Nab-PTX-PA 纳米粒的体外释放度测定

采用动态透析法测定。以 pH 值为 5.5 的 PBS(含 10%乙醇,体积比)为释放介质。精密称取 10 mg Nab-PTX-PA 冻干粉,复溶于 5 mL 的生理盐水中成胶体溶液。精密量取 2 mL 上述溶液置于透析袋中 200 mL 的释放介质中,37℃恒温气浴振荡器中振荡。分别于 0.5、1、3、5、8 h 取样 1 mL,同时补充等温、同体积释放介质。取出样品按 4.5.1 节中的 HPLC 方法测定释放介质中紫杉醇棕榈酸酯的含量。参照本书实验二《药物固体分散体的制备与质量评价》中累积释放度计算方法,计算累积释放度,绘制累积释放度曲线,并进行零级模型、一级模型和 Higuchi 模型释药方程的拟合,分析释药机制。

4.6 卡铂白蛋白微球的体外质量评价

4.6.1 卡铂分析方法的建立

(1) HPLC 色谱条件

色谱柱：亲水性 C18(5 μm,4.6 mm×250 mm);流动相：甲醇-水,体积比为 5∶95;柱温：30℃;检测波长：229 nm;流速：1.0 mL·min^{-1};进样体积：20 μL。

(2) 标准曲线的绘制

精密称取卡铂对照品 5 mg,置于 10 mL 量瓶中,加流动相溶解,稀释至刻度,摇匀,制得 500 μg·mL^{-1} 的对照品贮备液。分别精密量取适量贮备液,用流动相稀释,配制浓度为 1、2、10、20、50、100 μg·mL^{-1} 的系列对照品溶液。按照 HPLC 方法进样分析,以卡铂浓度为横坐标、峰面积为纵坐标,绘制标准曲线。

4.6.2 卡铂白蛋白微球的外形表征

(1) 外观形态

取适量卡铂白蛋白微球滴在喷碳铜网表面,用质量分数 2%的磷钨酸负染 3 min,自然晾干后在透射电子显微镜下观察微球的外观形态。

(2) 平均粒径、粒径分布及 Zeta 电位测定

取适量微球,以蒸馏混悬,采用激光粒度分析仪检测微球的平均粒径、粒径分布及 Zeta 电位。

4.6.3 卡铂白蛋白微球载药量和包封率的测定

精密称取卡铂白蛋白微球 5 mg 置于 5 mL 量瓶中,滴加盐酸消化至澄明,氢氧化钠溶

液(0.1 mol·L⁻¹)调节 pH 值为 6.0,用纯化水稀释至刻度,摇匀。精密量取上述溶液 1 mL,加 0.06 mol·mL⁻¹脱氧胆酸钠溶液 83 μL,涡旋 1 min,然后加入 1.63 mol·mL⁻¹ 的三氯乙酸 3.3 mL,涡旋 0.5 min,转移至 10 mL 量瓶中,用纯化水稀释至刻度,摇匀。取 1 mL 加入离心管中,12 000 r·min⁻¹离心 10 min,小心移取上清液,按 4.6.1 节中的 HPLC 方法进样测定,由标准曲线方程计算并换算微球中卡铂含量($M_{总药量}$)。

采用超滤法测定卡铂白蛋白微球的包封率:精密称取卡铂白蛋白微球 5 mg 置于 5 mL 量瓶中,加入纯化水稀释至刻度,摇匀。精密量取上述混悬液 1 mL,置于超滤离心管(截留分子量:30 kDa)内管中,12 000 r·min⁻¹离心 30 min,收集滤液,按 4.6.1 节中的 HPLC 方法测定外管滤液中游离卡铂的含量($M_{游离药物}$,mg)。分别按式(24-1)和式(24-2)计算卡铂白蛋白微球的包封率(EE)和载药量(DL)。

4.6.4 卡铂白蛋白微球的体外释放度测定

采用直接释药法测定卡铂白蛋白微球的体外释放度。参照《中国药典》2020 年版释放度测定方法,采用桨法,转速 100 r·min⁻¹,温度(37.0±0.5)℃。取适量微球(约含卡铂 20 mg),以超声脱气的 PBS(pH=7.4)200 mL 为释放介质。分别于 2、6、12 h 以及 1、2、3、4、5、6、7 d 取样 10 mL,同时补充等温、同体积介质,样液经 0.45 μm 微孔滤膜过滤,取续滤液按 4.6.1 节中的 HPLC 方法进样测定,由标准曲线方程计算卡铂含量。

参照本书实验二《药物固体分散体的制备与质量评价》中累积释放度计算方法,计算累积释放度,绘制累积释放度曲线,并进行零级模型、一级模型和 Higuchi 模型释药方程拟合,分析释药机制。

5 结果与讨论

5.1 白蛋白结合紫杉醇纳米冻干粉的体外质量评价

(1)纳米粒特性表征。
(2)Nab-PTX 纳米粒载药量、包封率测定。
(3)Nab-PTX 纳米粒体外释放度测定。

5.2 紫杉醇棕榈酸酯白蛋白纳米冻干粉的体外质量评价

(1)纳米粒特性表征。
(2)Nab-PTX-PA 纳米粒载药量、包封率测定。
(3)Nab-PTX-PA 纳米粒体外释放度测定。

5.3 卡铂白蛋白微球的体外质量评价

(1)卡铂白蛋白微球的外形表征。
(2)卡铂白蛋白微球的载药量和包封率测定。
(3)卡铂白蛋白微球的体外释放度测定。

6　思考题

（1）相较于传统的紫杉醇注射液，紫杉醇白蛋白纳米制剂与紫杉醇棕榈酸酯白蛋白纳米制剂有哪些临床应用优势？

（2）除了实验中采用的透析法和直接释药法，还有哪些方法适用于测定白蛋白纳米粒或者微球的体外释放度？试比较分析优缺点。

（3）试分析本实验所采用的 Nab-PTX 冻干粉的制备工艺中，影响纳米粒粒径的主要影响因素。

参考文献

［1］ 陈新美,许幼发,林志浙,等. 紫杉醇棕榈酸酯白蛋白纳米粒的制备及药效和骨髓抑制毒性评价［J］. 中国药学杂志,2022,57(7)：549-553.

［2］ CHEN H,HUANG S F,WANG H Y,et al. Preparation and characterization of paclitaxel palmitate albumin nanoparticles with high loading efficacy：an in vitro and in vivo anti-tumor study in mouse models［J］. Drug Delivery,2021,28(1)：1067-1079.

［3］ GAO Y,NAI J X,YANG Z B,et al. A novel preparative method for nanoparticle albumin-bound paclitaxel with high drug loading and its evaluation both in vitro and in vivo［J］. PLoS ONE,2021, 16(4)：e0250670.

［4］ 张金霞,李楠,李晓琴,等. 以蛋白质为载体的纳米制剂质量研究进展［J］. 中国新药杂志,2021, 30(4)：333-338.

［5］ 国家药典委员会. 中华人民共和国药典［M］. 北京：中国医药科技出版社,2020.

［6］ 许颖,逯胜哲,刘玉隆,等. 一种载药白蛋白微粒或纳米粒及其制备方法［P］. CN109453138A,2019.

［7］ 张建军,高缘,孙婉瑾. 白蛋白作为药物载体的研究［J］. 化学进展,2011,23(8)：1747-1754.

［8］ 主皓,蒋雪涛,徐风华. 卡铂白蛋白微球的制备和体外性质［J］. 中国药学杂志,1998,33(2)：91-94.

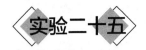

树枝状聚合物纳米载药系统的制备与质量评价

1 实验目的

(1) 掌握树枝状聚合物的特点及其作为药物载体的载药机制。

(2) 熟悉常见的树枝状聚合物纳米载药系统的载药方法。

(3) 熟悉树枝状聚合物纳米载药系统的质量评价方法。

2 实验原理

树枝状聚合物(dendrimers),又称树枝化聚合物,是一种高度支化、对称、呈辐射状的新型功能高分子聚合物。树枝状分子由三部分组成:分子中心核、支化单元内层、功能基团外层。树枝状聚合物的大分子具有复杂的三维结构,其质量、尺寸、形状和表面化学可以被高度控制,其外部的活性官能团可以使生物分子或造影剂偶联到表面,而药物可以装入内部。树枝状聚合物可以装载不同类型的药物,常用于核酸与小分子的递送。树枝状聚合物中以带电荷的聚合物最为常用,常见类型包括聚-赖氨酸(PLL)、聚-丙烯亚胺(PPI)、聚-乙烯亚胺(PEI)、聚-芳基醚(PAE)和聚酰胺-胺(PAMAM)等。

2.1 树枝状聚合物的结构和功能特征

树枝状聚合物的分子结构与传统意义上的线形聚合物的无规则线团结构不同,其分子结构较为紧密,具有三维立体空间结构,从而使其在溶解性、黏度以及胶束特性等方面具有特殊性能。

(1) 溶解性的提高。树枝状聚合物的溶解性约为线形聚合物溶解性的50倍。

(2) 由于有规整的球形结构,树枝状聚合物的黏度特性和相对分子质量之间表现出一种独特的铃状曲线关系,存在一个明显的最大值,不同于线形聚合物的黏度随着相对分子质量的增大而增大。

(3) 树枝状聚合物可以将一种非极性的内层结构与另外一种极性的外层结构结合在一起,在胶束环境中显现出典型的胶束性质。

树枝状聚合物作为药物载体的主要优势有：

（1）稳定的单分子结构，在生理环境中可以避免结构塌陷。

（2）拥有确定个数的表面官能团，可以修饰多种靶向配体，如靶向肽用于纳米药物的靶向递送。

（3）内部空腔可以包载疏水性的小分子药物。

（4）容易穿透细胞膜，增强细胞对小分子药物的摄取效率。

（5）作为药物载体可延长药物在血液中的滞留时间，控制药物在体内的释放速率，保护药物免受环境破坏，具有很好的缓释作用和靶向性。

2.2　树枝状聚合物的常见合成方法

树枝状聚合物最初的合成方法是发散合成法，后来发展出收敛合成法、发散收敛结合法以及固相聚合法等多种合成方法。

发散合成法是以小分子为核心，采用逐步重复的合成手段合成树枝状高分子。该法的缺点是反应增长级数越大，越容易使树枝状高分子产生缺陷，同时使产物的分离条件变得更加苛刻。

收敛合成法是先合成树枝状高分子的一部分，形成一个"楔状物"，然后再将这些"楔状物"与核心连接，最后形成一个新的树枝状高分子。该法的纯化和分离较发散合成法更容易，使端基的结构非常完整，但由于收敛法合成树枝状高分子时，分子量增长得比较慢，故达到一定分子量所需要的反应步骤多。

发散收敛结合法则是综合了发散法和收敛法的优点而发展起来的一种新的合成方法。该法先用发散法制备出低代数的树状分子，作为活性中心，再用收敛法制得一定代数的扇形分子，称为"支化单体"，然后将"支化单体"接到活性中心上即可合成出树枝状大分子。

固相聚合法是指将单体在固态下进行聚合反应从而生成高分子聚合物的过程。该法反应的活化能低，没有诱导期，通常在室温或稍高温度（一般不超过 35℃）下进行，不需要添加任何溶剂，具有明显的聚合反应后效应等，特别在合成早期单枝晶体方面优势明显。但由于空间位阻的原因，该法很难得到高代数的树枝状聚合物。

2.3　树枝状聚合物在药物递送系统中的应用

树枝状聚合物的独特特性，包括细胞易摄取、多功能性、能够与药物结合或包载高分子量药物、循环时间长，使其成为潜在的药物载体。此外，其纳米结构可通过增强药物分子的渗透性，促进药物对肿瘤组织的被动靶向。由于合适的结构性质和受控的尺寸，树枝状聚合物已成为医药应用中非常热门的材料，在口服给药、透皮吸收给药、眼部给药、骨靶向给药、肿瘤靶向给药、刺激-响应递药系统等均有应用。

相比于技术更加成熟的脂质体、微球、乳剂、胶束等给药系统，树枝状聚合物用于药物递送的时间更晚，发展也慢，市面上在售的用于一线临床的树枝状大分子制剂更是寥寥无几。目前，采用树枝状大分子作为药物递送技术最成功的企业为澳大利亚的 Starpharma，该公司的 DEP®（Dendrimer Drug Delivery，以树枝状大分子包载和递送药物）技术平台，已将多个药物推上了临床阶段。

2.4　实验药物

雷公藤红素（celastrol，$C_{29}H_{38}O_4$，$M=450.619$）是抗风湿中药雷公藤的活性成分之一，来源于雷公藤的根皮，其作用途径包括抑制炎性因子 IL-1β 和 TNF-α 等的表达、抑制免疫细胞的过度募集，从而减缓炎症反应及减少骨损害。然而，雷公藤红素较低的水溶性、较短的体内半衰期（3 h 左右）、低生物利用度和全身毒性极大限制了其临床应用。本品常温下外观为红色结晶粉末；难溶于水，可溶于二甲基亚砜、无水乙醇。

多西他赛（docetaxel，$C_{43}H_{53}NO_{14}$，$M=807.890$）为紫杉醇类抗肿瘤药，通过干扰细胞有丝分裂和分裂间期细胞所必需的微管网络而起到抗肿瘤作用。多西他赛可与游离的微管蛋白结合，促进微管蛋白装配成稳定的微管，同时抑制其解聚，导致丧失了正常功能的微管束的产生和微管的固定，从而抑制细胞的有丝分裂。多西他赛在人体内的药代动力学特点符合三室模型，α、β、γ 半衰期分别为 4 min、36 min 及 11.1 h。多西他赛及其代谢产物主要从粪便排泄。本品常温下外观为白色或类白色结晶性粉末；几乎不溶于水，易溶于乙醇、丙酮、乙醚、苯等有机溶剂。

雷公藤红素　　　　　　　　　　　多西他赛

3　实验材料与仪器

3.1　实验材料

雷公藤红素树枝状聚合物纳米复合物：雷公藤红素（Cel）原料药，Cel 对照品，叶酸（FA），PAMAM G4，1-乙基-(3-二甲基氨基丙基)碳二亚胺盐酸盐（EDCI），1-羟基苯并三唑（HoBt），二甲基甲酰胺（DMF），二甲基亚砜（DMSO），IR808，甲醇，冰醋酸，纯化水，磷酸盐缓冲液（PBS，pH=5.0，pH=7.4，pH=8.8）。

多西他赛树枝状聚合物纳米复合物：多西他赛（DTX）原料药，DTX 对照品，PAMAM（-NH₂），PAMAM(-COONa)，甲醇，乙腈，模拟胃液（pH=1.2），纯化水。

3.2　实验仪器

电子分析天平，紫外可见分光光度计，真空冷冻干燥机，旋转蒸发仪，核磁共振波谱仪，荧光光谱仪、激光共聚焦显微镜,高速冷冻离心机,动态光散射粒度仪,场发射扫描电子显微镜,透射电子显微镜,恒温水浴振荡箱,808 nm 激光器,探针式数显温度计,高效液相色谱仪,恒温磁力搅拌器。

4　实验内容

4.1　雷公藤红素 PAMAM 纳米复合物的制备

【处方】Cel 1.4 mg,FA 2.0 mg,EDCI 4.3 mg,HoBt 3.1 mg,DMF 9 mL,DMSO 16 mL,PAMAM G4 12.8 mg,IR808 2.8 mg,甲醇 20 mL,纯化水 20 mL。

【制备】FA-PAMAM-IR808 偶联物的合成:称取处方量的 FA、EDCI 和 HoBt 于 100 mL 圆底烧瓶中,以 DMF 和 DMSO(体积比为 3:1,总体积 12 mL)为溶剂溶解,室温避光搅拌 2 h 活化 FA 羧基。取 PAMAM G4 12.8 mg 溶解于 3 mL DMSO 中,加入上述反应液中,在室温下继续避光搅拌 24 h。反应结束后,将反应液透析 24 h,除去未反应的 FA 及催化剂,过 0.22 μm 微孔滤膜,冻干得 FA-PAMAM 偶联物。随后,称取处方量的 IR808 溶解于 5 mL DMSO 中,室温避光搅拌活化 2 h。上述制得的 FA-PAMAM 偶联物溶解于 5 mL DMSO 后加入 IR808 的 DMSO 溶液中,继续搅拌 24 h。反应结束后,透析(截留分子量:7 kDa)除去未反应的 IR808 及催化剂,过 0.22 μm 微孔滤膜,冷冻干燥,得 FA-PAMAM-IR808 偶联物。

FA-PAMAM-IR808/Cel 纳米复合物的制备:精密称取处方量的 Cel(大于反应所需的量)于反应瓶中,加 10 mL 甲醇溶解,再向反应瓶中加入 10 mL 甲醇溶解的 FA-PAMAM-IR808 偶联物(12 mg),室温下避光搅拌过夜,反应液于旋转蒸发仪上去除溶剂,加 20 mL 纯化水复溶,9000 r·min^{-1} 离心 30 min,取上清液,过 0.22 μm 微孔滤膜,滤液经冷冻干燥,得 FA-PAMAM-IR808/Cel 纳米复合物。

【注意事项】
(1) FA-PAMAM-IR808 偶联物适当留取样品,用于化学结构表征。
(2) 收集 20 mL 纯化水复溶后的离心沉淀,用于纳米复合物载药量的测定。

4.2　多西他赛树枝状聚合物纳米复合物的制备

【处方】DTX 20 mg,PAMAM(-NH$_2$) 0.1 g,PAMAM(-COONa) 0.1 g,纯化水 200 mL。

【制备】采用简便的原位方法组装载药杂化树枝状聚合物纳米复合物。配制 100 mL 0.2%(质量浓度)的 PAMAM 水溶液(-NH$_2$ 和-COONa 树枝状聚合物的质量比为 1:1),置于 250 mL 的圆底烧瓶中。精密称取处方量的 DTX 分散到上述聚合物溶液中,在(37.0±0.5)℃条件下,摇床中振摇 12 h,然后室温静置平衡 12 h,用 0.22 μm 微孔滤膜过滤(留取该滤液 1 mL,供溶解度测定用),滤液冷冻干燥,得载 DTX 的树枝状聚合物(AC-DTX 纳米复合物)。

此外,精密称取 20 mg 的 DTX 分散到 100 mL 纯化水中,置于 250 mL 的圆底烧瓶,在(37±0.5)℃条件下,摇床中振摇 12 h,然后室温静置 12 h,用 0.22 μm 微孔滤膜过滤,取续滤液作为溶解度测试对照品。

【注意事项】制得的 AC-DTX 纳米复合物溶液适当留样,用于溶解度、粒径及 Zeta 电位等质量评价指标的测定。

4.3　雷公藤红素 PAMAM 纳米复合物的质量评价

4.3.1　Cel 分析方法的建立

（1）HPLC 色谱条件

色谱柱：C18($5\ \mu m$，$4.6\ mm\times150\ mm$)；流动相：甲醇-1‰醋酸溶液,体积比为 90∶10；柱温：25℃；检测波长：422 nm；流速：$1.0\ mL\cdot min^{-1}$；进样体积：$10\ \mu L$。

（2）标准曲线的绘制

精密称取 Cel 对照品 2 mg,置于 10 mL 量瓶中,加甲醇溶解,稀释至刻度,制得 $200\ \mu g\cdot mL^{-1}$ 的对照品贮备液。分别精密量取对照品贮备液适量,用甲醇稀释,配制浓度为 0.5、1、2、4、8、12 $\mu g\cdot mL^{-1}$ 的系列对照品溶液,照 HPLC 方法分析,以 Cel 浓度为横坐标、峰面积为纵坐标,绘制标准曲线。

4.3.2　FA 和 IR808 分析方法的建立

采用紫外可见分光光度法对 FA 和 IR808 的连接个数进行定量分析。

配制浓度为 1、2、4、6、8、10 $\mu g\cdot mL^{-1}$ 的系列 FA 对照品溶液,在 285 nm 波长下分别测定其吸光度,以 FA 浓度为横坐标、吸光度为纵坐标,绘制标准曲线。

配制浓度为 1、2、4、6、8、10 $\mu g\cdot mL^{-1}$ 的系列 IR808 对照品溶液,在 808 nm 波长下分别测定其吸光度,以 IR808 浓度为横坐标、吸光度为纵坐标,绘制标准曲线。

4.3.3　FA-PAMAM-IR808 共价偶联物化学结构表征

取适量制得的 FA-PAMAM-IR808 偶联物,分别采用核磁共振仪、紫外可见分光光度计、荧光光谱仪（Em＝780 nm/Ex＝808 nm）对共价偶联物化学结构进行确证。并采用 4.3.2 节中建立的定量方法测定 FA 和 IR808 的含量,根据质量浓度计算摩尔浓度,确定每个 FA-PAMAM-IR808 共价偶联物中 FA 和 IR808 的连接个数。

4.3.4　形态观测、平均粒径、粒径分布及 Zeta 电位测定

采用扫描电子显微镜(SEM)和透射电子显微镜(TEM)观察纳米复合物的形态。取适量纳米复合物分散于纯化水中,使其浓度为 $5\ mg\cdot mL^{-1}$,$0.22\ \mu m$ 微孔滤膜过滤,采用动态光散射粒度仪测定纳米复合物的平均粒径、粒径分布及 Zeta 电位。

4.3.5　光热转化效率

取适量纳米复合物,分别用纯化水分散成浓度为 5、10、20 $\mu mol\cdot L^{-1}$(以 IR808 计)的溶液。吸取 $200\ \mu L$ 不同浓度的 FAPAMAM-IR808/Cel 溶液,置于不透光 96 孔板中,以不含纳米复合物的纯化水为空白对照,用 808 nm 功率为 $1.5\ W\cdot cm^{-2}$ 的激光照射 600 s,每

60 s 用探针式数显温度计测量并记录 1 次温度变化,并用相同方法测定 10 μmol · L^{-1}(以 IR808 计)FA-PAMAM-IR808/Cel 溶液在 3 种不同功率(1.5、1.0、0.5 W · cm^{-2})激光照射下的温度变化。

4.3.6 包封率、载药量及体外释放度测定

(1) 包封率和载药量

取 FA-PAMAM-IR808/Cel 纳米复合物制备过程收集的沉淀,加色谱甲醇溶解,转移至 50 mL 量瓶中,加甲醇至刻度,摇匀。取适量溶液,过 0.22 μm 微孔滤膜,取续滤液按 4.3.1 节中的 HPLC 方法进行测定,记录峰面积,根据标准曲线计算未负载的药物量($M_{游离药物}$,mg),分别按式(25-1)和式(25-2)计算包封率(EE)和载药量(DL)。

$$EE(\%) = \frac{M_{总药量} - M_{游离药物}}{M_{总药量}} \times 100\% \qquad (25\text{-}1)$$

$$DL(\%) = \frac{M_{总药量} - M_{游离药物}}{M_{载药纳米复合物}} \times 100\% \qquad (25\text{-}2)$$

式中,$M_{总药量}$ 为反应加入药物总量(mg);$M_{载药纳米复合物}$ 为最终制得的 FA-PAMAM-IR808/Cel 纳米复合物的量(mg)。

(2) 体外释放度

采用透析法对 Cel 及 FA-PAMAM-IR808/Cel 的体外释放行为进行考察。分别以 pH 值为 5.0、7.4、8.8 的 PBS 作为释放介质,精密称取 Cel 及 FA-PAMAM-IR808/Cel 溶于相应的释放介质中,得质量浓度为 1 mg · mL^{-1} 的含药溶液(以 Cel 计)。精密移取 1.0 mL 于透析袋中,将透析袋的两端用细线扎紧,然后浸没于 50 mL PBS 中,放置于 37℃ 恒温水浴振荡箱 100 r · min^{-1} 振荡。分别于放置后 10、15、30、45 min,以及 1、2、4、8、12、24、36、48、60、72 h 取样 1.0 mL,同时补加等温、同体积的释放介质。样液经 0.22 μm 微孔滤膜过滤,取续滤液采用 4.3.1 节中的 HPLC 法测定 Cel 浓度。参照本书实验二《药物固体分散体的制备与质量评价》中累积释放度计算方法,计算累积释放度,绘制累积释放度曲线,并进行释药方程拟合,分析释放机制。每组设置 3 个平行。

4.4 多西他赛树枝状聚合物纳米复合物的质量评价

4.4.1 DTX 的测定

(1) HPLC 色谱条件

色谱柱:C18(5 μm,4.6 mm×250 mm);流动相:乙腈-水(用 0.1% 正磷酸调节 pH 值至 2.5±0.5),体积比为 45∶50;柱温:35℃;检测波长:230 nm;流速:1.0 mL · min^{-1};进样体积:20 μL。

(2) 标准曲线的绘制

准确称取 DTX 对照品 5 mg,置于 10 mL 量瓶中,用甲醇溶解并稀释至刻度,摇匀,制得 500 μg · mL^{-1} 的对照品贮备液。分别精密量取对照品贮备液适量,用甲醇稀释,配制浓度为 0.2、1、5、10、25、50 μg · mL^{-1} 的系列对照品溶液,照 HPLC 方法分析,以 DTX 浓度

为横坐标、峰面积为纵坐标,绘制标准曲线。

4.4.2　形态观测、平均粒径、粒径分布及 Zeta 电位测定

取适量制得的 AC-DTX 溶液,采用 TEM(亮场模式和电子衍射模式)观察 AC-DTX 的外观形态。采用动态光散射粒度仪测定 AC-DTX 的平均粒径、粒径分布及 Zeta 电位。

4.4.3　溶解度测定

精密量取制得的 AC-DTX 溶液 1 mL,置于 5 mL 量瓶中,加乙腈至刻度,摇匀,12 000 r·min^{-1} 离心 10 min,取 0.5 mL 上清液至进样小瓶中,按 4.4.1 节中的 HPLC 法测定样品中 DTX 的含量,计算药物溶解度。另取 DTX 在水中溶解的对照样品 0.5 mL 至进样小瓶中,按 4.4.1 节中的 HPLC 法测定样品中 DTX 含量,计算药物溶解度。

4.4.4　核磁共振(^{1}H-NMR)测定

精密称取 2 mg DTX 及载药量为 2 mg 的 AC-DTX 冻干粉,分别溶于氘代氯仿(CDCl$_3$),用 700 MHz 核磁共振波谱仪观测化学位移。

4.4.5　体外释放度测定

分别采用纯化水和模拟胃液(pH=1.2)为释放介质,测定 AC-DTX 的体外药物释放度。精密称取 1mg DTX 及适量 AC-DTX 冻干粉(含药量约 1 mg),分别置于 10 mL 的释放液中,在(37.0±0.5)℃条件下,75 r·min^{-1} 磁力搅拌 180 min。分别于 1、3、5、10、15、30、60、120、180 min 取样 0.5 mL,同时补充等温、同体积的释放介质。样液加入等体积的乙腈稀释后,12 000 r·min^{-1} 离心 10 min,取上清液采用 4.4.1 节中的 HPLC 法测定样品中 DTX 含量。

参照本书实验二《药物固体分散体的制备与质量评价》中累积释放度计算方法,计算药物体外累积释放度,绘制累积释放度曲线,并进行释药方程拟合,分析释放机制。每组设置 3 个平行实验。

5　结果与讨论

5.1　雷公藤红素 PAMAM 纳米复合物的质量评价

(1) FA-PAMAM-IR808 共价偶联物化学结构表征。

(2) 形态观测、平均粒径、粒径分布及 Zeta 电位测定。

(3) 体外光热效应评价。

(4) 包封率和载药量测定。

(5) 体外药物释放度测定:比较不同 pH 值条件下纳米复合物的体外药物释放,评价纳米复合物释药的 pH 值响应特性。

5.2　多西他赛树枝状聚合物纳米复合物的质量评价

（1）形态观测、平均粒径、粒径分布及电 Zeta 电位测定。

（2）溶解度测定：比较 DTX 与 AC-DTX 的溶解度。

（3）^{1}H-NMR 测定。

（4）体外药物释放度测定：比较 DTX 与 AC-DTX 在不同释放介质中的释药行为。

6　思考题

（1）树枝状聚合物作为药物载体的主要优势与局限性有哪些？

（2）聚酰胺-胺型树枝状聚合物（PAMAM）是常用的树枝状大分子聚合物，试分析其结构特点与载药机制。

参考文献

［1］荆紫琪，王雪，闫天月，等.靶向叶酸受体和线粒体的载雷公藤红素 PAMAM 纳米递药系统构建及体外抗炎作用［J］.药学学报，2023，58（3）：550-559.

［2］SADHU P，KUMARI M，RATHOD F，et al. A review on poly(amidoamine) dendrimers：properties，synthesis，and characterization prospects［J］. Archives of Pharmacy Practice，2022，13（4）：1-6.

［3］贺蕾蕾，邱海宇，高娜，等.树枝状聚合物的研究进展［J］.当代化工研究，2022，（13）：46-48.

［4］王锐，王晓桐，白皓天，等.高分子材料载体在天然抗肿瘤药物中的研究进展［J］.中草药，2021，52（10）：3133-3141.

［5］陈雪君，刘亮.树枝状大分子在药物递送系统中的应用［J］.中国药师，2021，24（8）：537-544.

［6］SINGH M K，KUNCHA M，NAYAK V L，et al. An innovative *in-situ* method of creating hybrid dendrimer nano-assembly：an efficient next generation dendritic platform for drug delivery［J］. Nanomedicine：Nanotechnology，Biology，and Medicine，2019，21：102043.

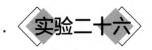
智能响应型聚合物纳米粒的制备与体外评价

1 实验目的

（1）掌握智能响应型纳米药物载体的分类及刺激响应原理。

（2）熟悉温度响应型、光响应型、酶响应型和多重响应型载药纳米粒的制备工艺。

（3）熟悉不同刺激响应型载药纳米粒的体外评价方法。

2 实验原理

智能响应型纳米药物递送系统（smart responsive nano-drug delivery systems，SRNDDSs）是可以通过感应病变部位环境信息的变化，从而调节药物的释放，使药物在必要的时间和特定的部位释放出所需的有效剂量，从而实现药物的定点、定时、定量控制释放的药物递送系统。根据作用特点，智能响应型纳米药物载体主要分为非靶向和靶向智能响应型两大类。非靶向智能响应型载体主要是采用对外源性刺激敏感的纳米材料作为药物载体来提高药物在病变部位的富集，外源性刺激（如温度、光照、超声、磁场等）易于施加和控制，并可根据不同个体的需求进行有效调控。靶向智能响应型载体主要是利用病变部位与正常组织显著不同的生理特征（内源性刺激），制成相应的纳米载体，从而提高药物在病变部位的聚集，实现药物在病变组织的靶向化。其中，内源性刺激因素包括靶器官/靶组织/靶细胞的酸碱度、氧化还原性，以及关键过表达酶等的变化。

2.1 常见的智能响应型纳米药物载体

（1）温度响应型：由温敏性聚合物制备，如聚 N-异丙基丙烯酰胺（PNIPAM）、类弹性蛋白（ELP）和聚甲基丙烯酸寡聚乙二醇酯（POEGMA）等，在室温条件下能有效负载药物，并可响应外界的微小温度变化，从而快速释放出药物。

（2）光响应型：在施加光刺激后，载体中光敏材料的生色团或活性染料接受辐照能量后会产生可逆/不可逆的结构变化或者将辐射转换为热能提升局部温度，导致纳米载体的渗透性发生改变进而释放出荷载药物。目前，研究比较多的光吸收元件主要有：碳纳米管、石墨烯、普鲁士蓝、聚吡咯以及各种金纳米结构等。

（3）超声响应型：以超声敏感材料为载体，可通过超声照射目标部位触发荷载药物或基因的靶向释放，增强肿瘤的治疗效果。超声应用在药物控释方面的优势包括非侵入性、无毒性、时间和空间的可控性，主要通过空化效应、热效应、机械效应和化学效应来实现载体对荷载药物的控制性释放。此外，超声与药物载体联合应用，可以同时实现病灶可视化与药物的定时、定位精准释放。

（4）磁响应型：将磁性纳米颗粒经过表面修饰后再与药物结合形成稳定的药物载体系统。这种药物载体系统不仅能够通过被动靶向作用在肿瘤组织富集，还能通过在外部磁场的引导作用下将特定的药物靶向递送到病变区域进行富集和释放，从而减少药物对机体的毒副作用，提高治疗效果。

（5）pH 响应型：肿瘤细胞的溶酶体 pH 值为 4.5～5.0，内涵体 pH 值为 5.5～6.0，肿瘤组织和正常组织微环境之间的 pH 值差异为 pH 响应型纳米载体的高效定点释放和药物的精准递送提供了理论依据。利用肿瘤微环境的弱酸性，典型的酰腙键、缩醛键、缩酮键以及硼酸酯等结构都具有对肿瘤弱酸环境快速响应的能力。

（6）氧化还原响应型：谷胱甘肽（glutathione，GSH）是维持细胞中含巯基的关键蛋白活性、阻止血红蛋白及其他金属辅助因子氧化分解的主要还原性物质。利用肿瘤微环境和正常组织内 GSH 浓度和活性氧（ROS）水平的巨大差异，设计氧化还原响应型聚合物，使其可以在高浓度还原物质作用下发生结构/构象变化，实现纳米粒子荷载药物的智能释放。将二硫键引入纳米载体是设计 GSH 智能响应性载药体系最常见的方法。ROS 智能响应纳米载体包括聚丙烯硫化物、草酰基类共聚物、聚硫醚酮、含芳基硼酸酯聚合物以及聚硫缩酮聚合物等。

（7）酶响应型：酶响应型载体材料可以因其化学结构对酶敏感而发生催化裂解，改变载体结构，也可以在酶催化作用下发生配体暴露或电荷反转等物理变化，实现纳米载体的酶响应。目前，研究较多的酶响应方式主要有基质金属蛋白酶（MMP-2 和 MMP-9）、组织蛋白酶 B、分泌型磷脂酶 A2 以及 α-淀粉酶等。

（8）多重刺激响应型：疾病发生的病变部位与正常组织环境有明显的差异，且是多种刺激信号同时存在，使得单一刺激响应的递送系统较难准确、快速地在靶部位释放从而达到较高的药物浓度。因此，设计和开发能够对两种或多种信号组合产生响应的刺激响应材料有望进一步改善药物释放性能，例如 pH 值/温度响应材料、温度/磁场响应材料、光/温度响应材料与多重刺激响应材料等。

（9）其他类型：随着可控/"活性"聚合与"点击"反应联用技术、机械力精准调控技术、大数据与人工智能等新技术的发展，极大地促进和丰富了智能纳米递药系统。可控或"活性"聚合自由基聚合技术，尤其是原子转移自由基聚合（atom transfer radical polymerization，ATRP）和可逆加成-断裂链转移聚合（reversible addition-fragmentation chain transfer polymerization，RAFT）技术，可以精密制备不同功能化的嵌段聚合物。同时，"点击"反应技术可用于嵌段聚合物的功能化改性。因此，可控或"活性"聚合与"点击"反应联用技术通过简单的反应步骤能精确调控聚合物材料的结构，可为制备和优化刺激响应材料提供通用性的方法。将机械力精准调控技术应用到纳米药物递送系统，可以利用机械力在分子层面精准调控聚合物或纳米结构中的小分子药物。利用计算机的深度学习技术、数据处理分析能力以及挖掘技术对智能响应型纳米药物载体进行高通量设计,并进一步预测其结果,有望提高研发效率,缩短研发时间。

2.2 智能响应型纳米药物载体的优点

智能响应型纳米药物载体可实现药物的定点、定时、定量控制释放,且具有良好的可塑性。基于智能纳米材料开发的多功能诊疗试剂,不仅能够对疾病进行诊断,还可以利用敏感元件定时定点促进药物释放,使癌灶部位的药物浓度迅速达到治疗浓度,进而有效地杀伤肿瘤,而药物在正常组织中释放缓慢甚至不释放,能够有效地避免药物对正常组织造成损伤,从而增加药物的安全性和有效性。此外,纳米材料表面还可以修饰一些靶向基团(如抗体、多肽、转铁蛋白等)来增加纳米材料对肿瘤的靶向性,也可进行聚合物涂层(如聚乙二醇)增加纳米材料的体内寿命,还可以修饰一些细胞穿膜肽(如 HIV、TAT 等)使纳米材料更多地进入细胞发挥治疗作用。

2.3 实验药物

人参皂苷 Rg3(ginsenoside Rg3,$C_{42}H_{72}O_{13}$,$M=785.025$)是从植物人参中分离的一种四环三萜皂苷,能抑制肿瘤细胞的浸润和转移,具有显著的抗肿瘤作用,对肺癌、黑色素瘤和肝癌细胞等有明显抑制作用。人参皂苷 Rg3 水溶性差,在人体内半衰期平均为 4.9 h,体外溶出速度慢,口服吸收慢,生物利用度仅为 2%～10%。本品常温下外观为白色粉末;溶于甲醇、乙醇、甘油、丙二醇,微溶于水,不溶于石油醚。

奥利司他(orlistat,$C_{29}H_{53}NO_5$,$M=495.745$)为非作用于中枢神经系统的肥胖症治疗药。该药物仅作用于胃肠道,通过抑制胃肠道的脂肪酶,阻止三酰甘油水解为游离脂肪酸和单酰基甘油酯,减少肠腔黏膜对膳食中脂肪(三酰甘油)的吸收,促进脂肪排出体外。口服后很少吸收,在胃肠道内代谢失活,代谢部位在胃肠道壁,消除半衰期为 14～19 h。本品常温下外观为白色结晶性粉末;几乎不溶于水,易溶于氯仿,极易溶于甲醇和乙醇;易于热解,熔点为 40～42℃。

盐酸多柔比星,参见本书实验十九《脂质体的制备与基本性质的测定》。

人参皂苷Rg3

奥利司他

3　实验材料与仪器

3.1　实验材料

温敏型人参皂苷 Rg3 纳米粒：人参皂苷 Rg3 原料药，人参皂苷 Rg3 对照品，温敏两亲嵌段共聚物 P(NIPAM-co-DMAAM)-b-PCL，四氢呋喃，甲醇，磷钨酸，磷酸盐缓冲液（PBS，pH＝7.4），乙腈，纯化水。

光热响应型载多柔比星的聚多巴胺金纳米粒：盐酸多柔比星原料药，盐酸多柔比星对照品，盐酸多巴胺，1％氯金酸溶液，1％枸橼酸三钠溶液，Tris 缓冲溶液（10 mmol·L^{-1}，pH＝8.8），纯化水。

脂肪酶响应型奥利司他纳米粒：奥利司他原料药，奥利司他对照品，两亲性共聚物BTTPFN-g-PCL，四氢呋喃，模拟肠液，脂肪酶，甲醇，乙腈，醋酸双氧铀，纯化水。

pH 响应型多柔比星的磁纳米粒：盐酸多柔比星原料药，盐酸多柔比星对照品，六水合三氯化铁，四水合氯化亚铁，氨水，5 mol·L^{-1} 的柠檬酸钠溶液，干燥的 K-卡拉胶，无水二甲基甲酰胺，异氰酸丙基三乙氧基硅烷（ICPTES），四乙氧基硅烷（TEOS），三乙胺，硝酸，1 mol·L^{-1} 的氢氧化钠溶液，0.2 mol·L^{-1} 的磷酸钠缓冲液，无水甲醇，无水乙醇，丙酮，PBS(pH＝6.0)，纯化水。

三重响应型多柔比星纳米粒：盐酸多柔比星原料药，盐酸多柔比星对照品，柠檬酸三钠（TSC），硼氢化钠，硝酸银，N,N'-双(丙烯酰)胱胺（BAC），壳聚糖（CTS），1％醋酸溶液（体积比），丁二酸二异辛酯磺酸钠多库酯钠（AOT），二氯甲烷，聚乙烯醇（PVA），十二烷基硫酸钠（SDS），乙腈，甲醇，还原性谷胱甘肽（GSH），溶菌酶，纯化水。

3.2　实验仪器

电子分析天平，电子恒速搅拌机，恒温磁力搅拌器，恒温水浴锅，超声波清洗器，涡旋仪，超声波细胞破碎仪，制冰机，PVDF 过滤器，微波炉，真空冷冻干燥机，扫描电子显微镜，透射电子显微镜，激光粒度分析仪，紫外可见分光光度计，高速冷冻离心机，恒温振荡器，高效液相色谱仪，红外热像仪，光纤激光器，磁铁，振动样品磁强计，粉末 X 射线衍射仪，氮气瓶。

4　实验内容

4.1　温敏型人参皂苷 Rg3 纳米粒的制备

【处方】人参皂苷 Rg3 3 mg，P(NIPAM-co-DMAAM)-b-PCL 1 mg，四氢呋喃 5 mL，甲醇 100 mL，PBS(pH=7.4)1000 mL，纯化水 1000 mL。

【制备】精密称取处方量的 P(NIPAM-co-DMAAM)-b-PCL 分散到四氢呋喃中，超声至完全溶解。精密称取处方量的人参皂苷 Rg3，溶解于 100 mL 甲醇中，制备为 0.03 mg·mL^{-1} 的溶液。将聚合物的四氢呋喃溶液滴加到人参皂苷 Rg3 甲醇溶液中，边滴加边搅拌（1.0 mL·min^{-1}，搅拌速度 200 r·min^{-1}）。全部加入后，继续搅拌 2 h，0.45 μm 微孔滤膜过滤，得人参皂苷 Rg3 温敏纳米粒的胶体溶液。将混悬液转移至透析袋中（截留分子量：3.5 kDa），用 1000 mL PBS(pH=7.4)和纯化水分别透析 12 h（每 4 h 更换一次透析液），除去未包封的药物和四氢呋喃。透析之后冷冻干燥，得温敏型人参皂苷 Rg3 纳米粒冻干粉，密封后 4℃冰箱储存。

【注意事项】制备的温敏型人参皂苷 Rg3 纳米粒胶体溶液（透析前）需留样，用于后续纳米粒外观形态、粒径、Zeta 电位及包封率的测定。

4.2　光热响应型载多柔比星的聚多巴胺包裹金纳米粒的制备

【处方】盐酸多柔比星 10 mg，盐酸多巴胺 25 mg，1%氯金酸溶液（质量体积比）1 mL，1%枸橼酸三钠溶液（质量体积比）5 mL，Tris 缓冲溶液（10 mmol·L^{-1}，pH=8.8），纯化水适量。

【制备】纳米金溶液的制备：采用枸橼酸三钠还原法制备。量取 1%的氯金酸溶液 1 mL、1%枸橼酸三钠溶液 5 mL 与纯化水 94 mL，置于 500 mL 烧杯中，混合均匀，于微波炉中中高火加热 1 min，使溶液快速沸腾，调节火力至中火持续加热，保持沸腾状态 5 min，自然冷却至室温，得透亮酒红色的纳米金溶液。

聚多巴胺包裹金纳米粒的制备：称取处方量的盐酸多巴胺于 250 mL 烧杯中，加入 42 mL Tris 缓冲溶液，超声 1 min 使其充分溶解，然后加入 30 mL 上述制备好的纳米金溶液，用封口膜完全密封后置于恒温振荡器中，调节转速 180 r·min^{-1}、温度 25℃，持续反应 24 h，然后 8500 r·min^{-1} 离心 20 min，小心移弃上清液；沉淀中加入适量纯化水清洗 3 次，移去上清液，得聚多巴胺包裹的金纳米粒（Au@PDA），冷冻干燥，称重。

盐酸多柔比星载药：称取处方量的盐酸多柔比星加入 10 mL Tris 缓冲溶液中，超声使溶解，配制成 1 mg·mL^{-1} 的贮备液。取 6 mL 贮备液（即盐酸多柔比星 6 mg）与 30 mg 多巴胺包裹金纳米粒进行混合，25℃恒温避光条件下 180 r·min^{-1} 磁力搅拌 24 h，得载多柔比星的多巴胺包裹金纳米粒（Au@PDA@DOX）胶体溶液。

【注意事项】Au 和 Au@PDA 纳米粒制备完成后均需留样，用于后续纳米粒外观形态、粒径以及 Zeta 电位的测定。

4.3 脂肪酶响应型奥利司他纳米粒的制备

【处方】奥利司他 8 mg，BTTPFN-g-PCL 2 mg，四氢呋喃 10 mL，纯化水 40 mL。

【制备】采用单乳化(水包油)溶剂透析法。精密称取处方量的奥利司他与 BTTPFN-g-PCL，溶于四氢呋喃中，加热至 50 ℃，然后加入 50 ℃纯化水 40 mL，搅拌反应不短于 1 h。将上述分散液置于透析袋中(截留分子量：10 kDa)，用 1000 mL 纯化水作为透析介质透析 24 h，每隔 8 h 替换一次新鲜的透析介质，得脂肪酶响应型奥利司他纳米粒胶体溶液。

4.4 pH 响应型多柔比星磁纳米粒的制备

【处方】盐酸多柔比星 2 mg，六水合三氯化铁 4.430 g，四水合氯化亚铁 1.625 g，氨水 10 mL，5 mol·L^{-1} 的柠檬酸钠溶液 5 mL，干燥的 K-卡拉胶 1 g，无水二甲基甲酰胺 13 mL，ICPTES 1.3 mL，TEOS 0.4 mL，三乙胺 0.1 mL，硝酸，1 mol·L^{-1} 的氢氧化钠溶液 1 mL，5 mol·L^{-1} 的柠檬酸钠溶液 5 mL，PBS(0.2 mol·L^{-1}，pH＝6.0)10 mL，无水甲醇，无水乙醇，丙酮，纯化水适量。

【制备】磁性纳米粒载体合成分为两步进行。

第一步，采用化学共沉淀法制备 Fe$_3$O$_4$ 纳米颗粒(磁芯)。将六水合三氯化铁和四水合氯化亚铁溶解在 190 mL 的脱氧纯化水中，在氮气保护下 650 r·min^{-1} 机械搅拌，加入 10 mL 氨水，搅拌 10 min；磁性分离纳米颗粒，用纯化水清洗，再用 2 mol·L^{-1} 的硝酸清洗 2 次，磁性分离收集纳米粒。将收集的纳米粒分散在 200 mL 纯化水中，加入几滴浓度为 1 mol·L^{-1} 的氢氧化钠溶液，调节 pH 值为 2.5，加入 5 mL 的柠檬酸钠溶液，机械搅拌 1 h，磁回收纳米粒，冷冻干燥，得 Fe$_3$O$_4$ 纳米颗粒(磁芯)。

第二步，将卡拉胶的硅衍生物(SiCRG)包覆在 Fe$_3$O$_4$ 纳米颗粒表面(图 26-1)。首先，采用 Stober 法合成 SiCRG：将 1 g 干燥的 K-卡拉胶、13 mL 无水二甲基甲酰胺和 1.3 mL ICPTES 混合，在氮气保护下 100 ℃持续搅拌 24 h 进行反应。反应结束冷却至室温，分别用无水甲醇和无水乙醇清洗，所得固体真空干燥得到 SiCRG。取制得的 SiCRG 0.4 g 与 0.4 mL TEOS 分散到 3 mL 乙醇中，加入 0.1 mL 三乙胺作为催化剂，将混合物在冰浴保护下超声 15 min，磁力收集反应产生的颗粒，分别用适量丙酮和乙醇洗涤后，室温干燥，得 SiCRG 包裹的 Fe$_3$O$_4$ 纳米粒(Fe$_3$O$_4$@SikCRG)。

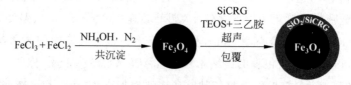

图 26-1　卡拉胶硅衍生物包覆 Fe$_3$O$_4$ 纳米粒流程图

磁性纳米粒载体多柔比星载药：称取 2 mg 的盐酸多柔比星溶于 10 mL PBS(0.2 mol·L^{-1}，pH＝6.0)中，超声分散，配制成 200 μg·mL^{-1} 的盐酸多柔比星溶液。准确称取 2.5 g Fe$_3$O$_4$@SikCRG 纳米颗粒，加入 2 mL 上述盐酸多柔比星溶液中，室温下避光 30 r·min^{-1} 垂直搅拌 24 h，磁分离载药后的纳米颗粒(Fe$_3$O$_4$@SikCRG@DOX)，同时收集反应溶液,用于测定未被包载的多柔比星含量(DOX$_{free}$)。

【注意事项】Fe$_3$O$_4$ 纳米粒和 Fe$_3$O$_4$@SikCRG 纳米粒制备完成后均需留样,用于后续纳米粒外观形态、粒径与 Zeta 电位的测定。

4.5　三重响应型多柔比星纳米粒的制备

【处方】盐酸多柔比星 4 mg,TSC 29.41 mg,硼氢化钠 1 mg,硝酸银 10 mg,BAC 15 mg,CTS 5 mg,1‰醋酸溶液(体积比) 5 mL,AOT 2 mL,二氯甲烷 6 mL,PVA 0.6 g,0.05 mol·L^{-1} 的 SDS 溶液 10 mL,纯化水适量。

【制备】银纳米粒子(AgNPs)的制备:将处方量的柠檬酸三钠与硼氢化钠在 40 mL 纯化水中混合,60℃条件下搅拌反应溶液 30 min,然后将温度升高至 90℃,向混合物中逐滴加入硝酸银溶液 5 mL(浓度为 2 mg·mL^{-1}),并将 pH 值调至 10.5,继续搅拌 20 min,然后在室温下冷却。12 000 r·min^{-1} 离心 20 min,并用纯化水洗涤沉淀 3 次,得 AgNPs。

AgNPs 表面功能化:在 10 mL 含有 0.05mol·L^{-1} SDS 的溶液中按照 1:2 的比例加入 AgNPs 5 mg 和 BAC 10 mg,充分混合 2 h 后,使用透析袋(截留分子量:8~14 kDa)透析 3 d,得到末端双键修饰的 AgNPs(BAC/AgNPs,简称为 bAG),所得纳米颗粒溶液在 4℃下保存。

合成三重响应型的纳米载体(CAB):采用双乳液法(W/O/W)合成。在连续搅拌下,将 5 mg CTS 加入 5 mL 醋酸溶液(1‰,体积比)中,放置于超声清洗器中充分振荡溶解,制得 CTS 的透明溶液(1 mg·mL^{-1}),然后与 5 mL 的 bAG 溶液混合,逐滴添加到 8 mL 含有 AOT 的二氯甲烷(2.5‰,质量浓度)中,持续搅拌 10 min。随后将上述乳液逐滴添加到 95℃溶解后的 PVA(30 mL,2‰,质量浓度)中,并大力搅拌,以进行第二次乳化。在此过程中,CTS 通过迈克尔加成反应包覆 bAG。之后向混合物中加入 1 mL BAC 溶液(5 mg·mL^{-1}),并搅拌过夜使油相挥发。最后,在 12 000 r·min^{-1} 下离心 20 min 获得 CAB 纳米粒胶体溶液,用纯化水洗涤 3 次,于 4℃下保存备用。取 3 mL CAB 纳米颗粒溶液冻干。通过冻干物的质量测定实验制得水溶液中 CAB 纳米颗粒的浓度。

盐酸多柔比星载药:将浓度为 2 mg·mL^{-1} 的 2 mL 盐酸多柔比星水溶液加入 10 mL CAB 纳米颗粒溶液(2 mg·mL^{-1}),搅拌 24 h,得三重响应型多柔比星纳米粒(DOX-CAB)分散溶液。

4.6　温敏型人参皂苷 Rg3 纳米粒的质量评价

4.6.1　人参皂苷 Rg3 分析方法的建立

(1) HPLC 色谱条件

色谱柱:C18(5 μm,4.6 mm×250 mm);流动相:乙腈-水,体积比为 50:50;柱温:30℃;检测波长:203 nm;流速 1.0 mL·min^{-1};进样体积:20 μL。

(2) 标准曲线的绘制

精密称取人参皂苷 Rg3 对照品 2 mg,置于 10 mL 量瓶中,加甲醇超声溶解,稀释至刻度,摇匀,制得 200 μg·mL^{-1} 的对照品贮备液。分别精密量取对照品贮备液适量,用甲醇稀释,配制浓度为 10、20、40、60、80、100 $\mu g \cdot mL^{-1}$ 的系列对照品溶液,按照 HPLC 方法分析,以人参皂苷 Rg3 浓度为横坐标、峰面积为纵坐标,绘制标准曲线。

4.6.2 温敏型人参皂苷 Rg3 纳米粒的特性表征

（1）形态表征

取制备的温敏型人参皂苷 Rg3 纳米粒胶体溶液,稀释到合适的浓度,用少量 2% 的磷钨酸负染后滴加到专用铜网上,自然挥干后置于透射电镜下观察载药纳米粒的形态特征。

（2）平均粒径、粒径分布及 Zeta 电位

取适量温敏型人参皂苷 Rg3 纳米粒胶体溶液,用水稀释到合适的浓度,用激光粒度分析仪检测纳米颗粒的平均粒径、粒径分布及 Zeta 电位。

4.6.3 温敏型人参皂苷 Rg3 纳米粒的包封率、载药量和体外释放度测定

（1）包封率和载药量测定

取制备的温敏型人参皂苷 Rg3 纳米胶体溶液 1 mL,于高速冷冻离心机内离心 30 min,转速为 15 000 $r \cdot min^{-1}$,取上清液按 4.6.1 节中的含量测定方法进行测定,计算未包封的药量（$M_{游离药物}$,mg）。

精密称取 1 mg 干燥的温敏型人参皂苷 Rg3 纳米粒冻干粉,分数在 1 mL 的四氢呋喃溶液中,超声 10 min 使完全溶解。真空干燥箱中干燥（30℃）,使四氢呋喃挥发完全。然后用 10 mL PBS（pH=7.4）复溶,0.45 μm 微孔滤膜过滤后,取续滤液按 4.6.1 节中的方法进行测定,计算纳米粒包载药物量（$M_{包载药物}$,mg）。分别按式（26-1）和式（26-2）计算包封率（EE）和载药量（DL）。

$$EE(\%) = \frac{M_{包载药物}}{M_{游离药物} + M_{包载药物}} \times 100\% \tag{26-1}$$

$$DL(\%) = \frac{M_{包载药物}}{M_{载药纳米粒}} \times 100\% \tag{26-2}$$

式（26-2）中,$M_{载药纳米粒}$ 为干燥人参皂苷 Rg3 温敏纳米粒冻干粉的质量（mg）。

（2）体外释放度测定

精密称取 5 mg 温敏型人参皂苷 Rg3 纳米粒冻干粉,分散在 5 mL PBS（pH=7.4）中,置于透析袋（截留分子量：3.5 kDa）中,并浸入装有 30 mL PBS（pH=7.4）的烧杯中,于恒温振荡器中振荡,振荡频率为 60 $r \cdot min^{-1}$,分别在 37℃ 和 42℃ 条件下测试药物的体外释放度。分别于 0.25、0.5、1、3、5、8、12、24 h 取样 1 mL,并即时补加同体积、同温度的释放介质。按 4.6.1 节中的方法测定样液中的药物含量,参照本书实验二《药物固体分散体的制备与质量评价》中累积释放度计算方法,计算药物的累积释放度,绘制累积释放度曲线。

4.7 光热响应型载多柔比星的聚多巴胺金纳米粒的质量评价

4.7.1 盐酸多柔比星分析方法的建立

参照本书实验十九《脂质体的制备与基本性质测定》中盐酸多柔比星 HPLC 法。

4.7.2　光热响应型载多柔比星的聚多巴胺包裹金纳米粒的特性表征

（1）形态表征

取适量 Au、Au@PDA 纳米粒溶液，滴加于电镜观察制样用碳支持膜上，待溶剂挥发后用透射电镜对样品的形态特征进行观测。

（2）平均粒径、粒径分布及 Zeta 电位

分别取适量制备好的 Au、Au@PDA、Au@PDA@DOX 溶液，用激光粒度分析仪检测纳米颗粒的平均粒径、粒径分布及 Zeta 电位。

（3）体外光热性能考察

分别取适量制备好的 Au@PDA@DOX，用纯化水稀释，配制浓度为 0.025、0.05、0.1、0.2 mg·mL^{-1} 的系列溶液，以纯化水作为空白对照，用 808 nm 激光（1 W·cm^{-2}）照射，通过红外热像仪记录照射后 0、100、200、300、400、500、600 s 的溶液温度变化。

4.7.3　光热响应型载多柔比星的聚多巴胺金钠米粒的包封率、载药量和体外释放度测定

（1）包封率载药量测定

精确量取 1 mL Au@PDA@DOX 溶液置于 EP 管中，13 000 r·min^{-1} 离心 60 min，小心移取上清液，0.45 μL 微孔滤膜过滤，取续滤液按 HPLC 法测定多柔比星的含量，计算未包载多柔比星的量（$M_{游离药物}$，mg），分别按式（26-3）和式（26-4）计算包封率（EE）和载药量（DL）。

$$EE(\%) = \frac{M_{理论药量} - M_{游离药物}}{M_{理论药量}} \times 100\% \tag{26-3}$$

$$DL(\%) = \frac{M_{理论药量} - M_{游离药物}}{M_{载药纳米粒}} \times 100\% \tag{26-4}$$

式中，$M_{理论药量}$ 为药物负载实验中加入的多柔比星质量（mg）；$M_{载药纳米粒}$ 为药物负载实验中加入 Au@PDA 的质量与包载药物质量（$M_{理论药量} - M_{游离药物}$）的总和（mg）。

（2）体外释放度测定

收集载药量测定中离心所得 Au@PDA@DOX 纳米粒，干燥后，称取 1 mg，用 PBS（pH＝6.8）配制成 1 mL 溶液，置于透析袋（截留分子量：8～14 kDa）中；将透析袋置于 20 mL PBS（pH＝6.8）中，37℃下进行药物释放度考察，分别于 1、6、12、24、48、72 h 取样 1 mL，同时补充等温、同体积透析液，按 HPLC 法测定取样透析液中的药物浓度。参照本书实验二《药物固体分散体的制备与质量评价》中累积释放度计算方法，计算药物的累积释放度，绘制累积释放度曲线。

4.8　脂肪酶响应型奥利司他纳米粒的质量评价

4.8.1　奥利司他分析方法的建立

（1）HPLC 色谱条件

色谱柱：C18（5 μm，4.6 mm×250 mm）；流动相：乙腈-水，体积比为 80∶20；柱温：

30℃；检测波长：190 nm；流速：1.0 mL·min^{-1}；进样体积：20 μL。

（2）标准曲线的绘制

精密称取奥利司他对照品 5 mg，置于 10 mL 量瓶中，加甲醇溶解，稀释至刻度，摇匀，制得 500 μg·mL^{-1} 的对照品贮备液。分别精密量取适量贮备液，用甲醇稀释，配制浓度为 10、20、40、60、80、120 μg·mL^{-1} 的系列对照品溶液。按照 HPLC 方法进样分析，以奥利司他浓度为横坐标、峰面积为纵坐标，绘制标准曲线。

4.8.2 脂肪酶响应型纳米粒的体外药物释放度测定

为了观察载药纳米粒的脂肪酶响应特性，分别以模拟肠液（醋酸盐缓冲液，pH＝4.5）和含 0.5 mg·mL^{-1} 脂肪酶的模拟肠液为释放介质，采用直接释药法进行释放测定。取适量纳米粒（含药约 3 mg），分别置于 100 mL 的上述两种释放介质中，在 37℃条件下 30 r·min^{-1} 垂直搅拌。分别于 1、3、5、7、10 h 取样 1 mL，同时补充同温、等体积释放介质。取出样液经 0.45 μm 微孔滤膜过滤，取续滤液按 4.8.1 节中的 HPLC 方法进样测定，由标准曲线方程计算奥利司他的含量。参照本书实验二《药物固体分散体的制备与质量评价》中累积释放度计算方法，计算药物的累积释放度，绘制累积释放度曲线。

【注意事项】体外药物释放取样完成后，留取适量纳米粒释放介质分散液，进行脂肪酶降解后的外观表征及粒径、Zeta 电位测定。

4.8.3 脂肪酶响应型奥利司他纳米粒的外观表征

（1）形态表征

取 5 μL 的脂肪酶响应型奥利司他纳米粒胶体溶液，加载到铜网上，静置 1 min，然后用 2% 醋酸双氧铀（质量比）染色 30 s，去除铜网多余溶液后自然晾干，用透射电镜观察载药纳米粒形态。

（2）平均粒径、粒径分布及 Zeta 电位

取脂肪酶响应型奥利司他纳米粒胶体溶液适量，纯化水稀释 100 倍后，用激光粒度分析仪测定载药纳米粒的平均粒径、粒径分布及 Zeta 电位。

（3）脂肪酶响应型奥利司他纳米粒经脂肪酶降解后的形态表征、平均粒径、粒径分布及 Zeta 电位测定

取适量 4.8.2 节中的两种释放介质孵育 10 h 后的奥利司他纳米粒胶体溶液，用透射电镜、激光粒度分析仪分别进行形态表征、平均粒径、粒径分布及 Zeta 电位测定。

4.9　pH 响应型多柔比星磁纳米粒的质量评价

4.9.1　pH 响应型多柔比星磁纳米粒特性表征

（1）粉末 X 射线衍射（XRD）分析

分别对 Fe_3O_4、Fe_3O_4@SikCRG、Fe_3O_4@SikCRG@DOX 进行 XRD 分析，步长 0.026°，每步 350 s。

（2）形态表征

分别取适量 Fe_3O_4、Fe_3O_4@SikCRG、Fe_3O_4@SikCRG@DOX，用超声分散到纯化水中，形成较为均匀的悬浮液，将悬浮液滴到涂有非晶碳膜的铜网上，待溶剂挥发完全，用透

射电子显微镜观测材料的形态和尺寸。

（3）平均粒径、粒径分布及 Zeta 电位

分别取适量 Fe_3O_4、$Fe_3O_4@SikCRG$、$Fe_3O_4@SikCRG@DOX$，加到纯化水中，超声形成较为均匀的悬浮液，用激光粒度分析仪检测纳米颗粒的平均粒径、粒径分布及 Zeta 电位。

（4）磁学性能分析

用振动样品磁强计检测 Fe_3O_4、$Fe_3O_4@SikCRG$、$Fe_3O_4@SikCRG@DOX$ 的磁性强度。将实验制得样品置入振动样品磁强计，逐渐加大磁场强度，观察磁化曲线，直至样品的磁化强度不再增加为止。记录磁滞回线相关数据，处理获得样品的饱和磁化强度。

4.9.2　pH 响应型多柔比星磁纳米粒的包封率、载药量和体外释放度测定

（1）包封率和载药量测定

将 4.2 节中的"磁性纳米粒载体多柔比星载药"制备过程中收集的反应溶液，按 4.7.1 节中盐酸多柔比星含量测定的 HPLC 法进行检测，测定反应溶液中未被包载的盐酸多柔比星含量（$M_{游离药物}$，mg），分别按式（26-3）和式（26-4）计算药物的包封率（EE）和载药量（DL）。

（2）体外释放度测定

考察 $Fe_3O_4@SikCRG@DOX$ 在不同酸性条件下的药物释放。称取 2.5 mg 的 $Fe_3O_4@SikCRG@DOX$ 纳米粒，分别置于 pH 值为 5.0 和 7.4 的 10 mL PBS 中，在 37℃ 条件下 30 r·min^{-1} 垂直搅拌。分别在 1、2、3、4、5 h 取样 1 mL，同时补充等温、同体积释放介质，取样前通过磁力分离将纳米粒分离到容器底部，取上清溶液。取出样液经 0.45 μm 微孔滤膜过滤，取续滤液按 4.7.1 节中的 HPLC 法测定多柔比星含量。参照本书实验二《药物固体分散体的制备与质量评价》中累积释放度计算方法，计算药物的累积释放度，绘制累积释放度曲线，比较在不同 pH 值介质中的药物释放特征。

4.10　三重响应型多柔比星纳米粒的质量评价

4.10.1　三重响应型多柔比星纳米粒的外观表征

（1）形态表征

使用扫描电子显微镜和透射电子显微镜观察不同样品的形态。取低温保存的 AgNPs、bAG、CAB 及 DOX-CAB 溶液，用纯化水稀释 10 倍，超声分散，然后取适量滴在硅片上，室温挥发完全，扫描电镜下观察 AgNPs 的形态和粒径大小。取制备好的 AgNPs、bAG、CAB 纳米粒溶液和 DOX-CAB 溶液，10 倍稀释，振荡分散，取适量置于覆有碳膜的铜网上，常温挥发完全，用透射电镜观察两者的形态和粒径大小。

（2）平均粒径、粒径分布及 Zeta 电位

取 AgNPs 溶液、bAG 溶液、CAB 纳米粒胶体溶液和 DOX-CAB 胶体溶液适量，纯化水稀释 10 倍后，用激光粒度分析仪测定载药纳米粒的平均粒径、粒径分布及 Zeta 电位。

（3）吸收光谱分析

取 1 mg·mL^{-1} 的 AgNPs、bAG、CAB 纳米粒胶体溶液、DOX-CAB 胶体溶液，稀释后于紫外可见分光光度计全波长扫描，对四种样品的光谱性质进行分析。

4.10.2　三重响应型多柔比星纳米粒的包封率和体外释放度测定

（1）包封率测定

精密吸取 DOX-CAB 胶体溶液 2 mL，装入透析袋（截留分子量：8～14 kDa）中，用 PBS（pH=7.4）作为透析介质，透析 24 h，每隔 8 h 用新鲜 PBS 更换全部透析液。收集透析液，按 4.7.1 节中的 HPLC 方法测定透析液中游离多柔比星的含量（$M_{游离药物}$），按式（26-3）和式（26-4）计算药物的包封率（EE）和载药量（DL）。

（2）体外释放度测定

采用透析法分别考察 DOX-CAB 在酸性、还原性谷胱甘肽（GSH）和溶菌酶存在条件下的体外药物释放。取 4 份 1 mL 的多柔比星纳米粒胶体溶液分别置于透析袋（截留分子量：8～14 kDa）中，分别浸入 30 mL 不同释放介质：pH=7.4 的 PBS、pH=5.0 的 PBS、含 10 mmol·L^{-1} GSH 的 PBS、含有 5 μg·mL^{-1} 溶菌酶的 PBS，37℃ 恒温振荡。分别在 0.5、1、3、5、8、12、24、48 h，从释放介质取 1 mL 试液，并同时补充等温、同体积释放介质。样液经 0.45 μm 微孔滤膜过滤，取续滤液按 4.7.1 节中的 HPLC 方法测定透析液中多柔比星的含量。参照本书实验二《药物固体分散体的制备与质量评价》中累积释放度计算方法，计算药物的累积释放度，绘制累积释放度曲线，比较纳米粒在不同释放介质中的释放特征。

5　结果与讨论

5.1　温敏型人参皂苷 Rg3 纳米粒的质量评价

（1）温敏型人参皂苷 Rg3 纳米粒的特性表征。

（2）温敏型人参皂苷 Rg3 纳米粒的载药量和包封率测定。

（3）温敏型人参皂苷 Rg3 纳米粒的体外药物释放度测定：比较不同温度条件下，药物释放行为差异。

5.2　光热响应型载多柔比星的聚多巴胺包裹金纳米粒的质量评价

（1）光热响应型载多柔比星的聚多巴胺包裹金纳米粒的特性表征。

（2）光热响应型载多柔比星的聚多巴胺包裹金纳米粒的包封率和载药量测定。

（3）光热响应型载多柔比星的聚多巴胺包裹金纳米粒的体外药物释放度测定。

5.3　脂肪酶响应型奥利司他纳米粒的质量评价

（1）脂肪酶响应型纳米粒的体外药物释放度测定：比较分析有/无脂肪酶存在条件下，药物释放行为差异。

（2）脂肪酶降解前后脂肪酶响应型奥利司他纳米粒的外观表征：比较分析脂肪酶降解前后纳米粒外观、粒径、Zeta 电位的变化。

5.4　pH 响应型多柔比星磁纳米粒的质量评价

（1）pH 响应型多柔比星磁纳米粒的纳米粒特性表征。

（2）pH 响应型多柔比星磁纳米粒的包封率和载药量测定。

（3）pH 响应型多柔比星磁纳米粒的体外药物释放度测定：比较分析不同 pH 值介质中，药物释放行为差异。

5.5　三重响应型多柔比星纳米粒的质量评价

（1）三重响应型多柔比星纳米粒的外观表征。

（2）三重响应型多柔比星纳米粒的包封率测定。

（3）三重响应型多柔比星纳米粒的体外药物释放度测定：比较分析不同的释放条件下，药物释放行为差异。

6　思考题

（1）在多巴胺包裹金纳米粒中，多巴胺的作用是什么？

（2）试结合奥利司他的临床作用，分析其设计为脂肪酶响应型纳米药物的剂型优势。

（3）磁性纳米载体适用于哪类药物的荷载？结合其特点简述主要的临床应用领域。

（4）本实验中制备的三重响应型多柔比星纳米粒，其"三重响应"的含义是什么？结合本实验，分析其刺激响应机制。

参考文献

[1] 冉斌,程良,李艳,等.多巴胺包裹的载药纳米金粒子在骨肉瘤光热治疗和化疗协同治疗中应用的实验研究[J].现代肿瘤医学,2022,30(12)：2107-2113.

[2] 刘哲.壳聚糖基智能响应性纳米药物载体的构建及其在口腔鳞状细胞癌中的应用研究[D].南昌：南昌大学,2022.

[3] 李慧,张金榜,李佳欣,等.智能响应型纳米载体用于核酸类药物递送的研究进展[J].中国药房,2022,33(9)：1147-1152.

[4] 李翀,吴俊伟.智能响应药物递送技术的开发与前沿进展[J].药学进展,2021,45(5)：321-324.

[5] NOGUEIRA J,SOARES S F,AMORIM C O,et al. Magnetic driven nanocarriers for pH-responsive doxorubicin release in cancer therapy[J].Molecules,2020,25：333.

[6] 唐文强,高艳蓉,刘斌,等.智能响应型纳米药物载体的研究进展[J].精细化工,2020,37(5)：883-892.

[7] ZHAO J,LEE V E,LIU R,et al. Responsive polymers as smart nanomaterials enable diverse applications[J]. Annual Review of Chemical and Biomolecular Engineering,2019,10(1)：361-382.

[8] 张味娜,徐逸,俞敏.人参皂苷 Rg3 温敏纳米粒制备及对肝癌细胞抑制作用研究[J].实用药物与临床,2017,20(11)：1231-1235.

[9] CHENY L,ZHU S,ZHANG L,et al. Smart conjugated polymer nanocarrier for healthy weight loss by negative feedback regulation of lipase activity[J]. Nanoscale,2016,8：3368-3375.

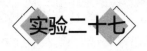

蛋白多肽与基因载药系统的制备与评价

1 实验目的

(1) 掌握蛋白多肽与基因药物的特点与递送系统原理。

(2) 熟悉载药多囊脂质体与壳聚糖/siRNA 纳米粒的制备方法与原理。

(3) 熟悉载药多囊脂质体与壳聚糖/siRNA 纳米粒的主要体外评价方法。

2 实验原理

蛋白多肽、抗体以及核酸类药物等都属于生物技术药物(biotech drugs)。生物技术药物又称基因工程药物,通常指以 DNA 重组技术生产的蛋白质、多肽、酶、激素、疫苗、单克隆抗体和细胞因子类药物,也包括用蛋白质工程技术制造的上述产品及其修饰物。此外,应用生物技术研究开发的反义药物以及用于基因治疗的基因药物和核酶也属于生物技术药物。蛋白多肽类药物因药理活性强、特异性高、毒性低等优点,已成为药物研发中具有广泛应用前景的生物大分子药物。基因药物也是当今最前沿的药物开发领域之一,其主要包括遗传病治疗病毒、溶瘤病毒、基因编辑药物、mRNA 药物、小核酸药物等,在治疗遗传病、癌症、糖尿病以及预防传染病等方面不断取得突破性进展。

2.1 蛋白多肽药物递送系统

蛋白多肽类药物与小分子药物相比,具有特异性更强,不良反应更小的优势,但也存在稳定性差、生物半衰期短、对酶及 pH 变化敏感、膜通透性差等诸多缺陷,研发难度较大。针对上述不足,理想的蛋白多肽类药物给药系统应具有以下特点:提高药物的稳定性和保持药物活性,促进药物吸收和靶向富集,缓控释药物释放以减少给药次数和给药剂量并提高药物的生物利用度等。蛋白多肽类药物的新型给药系统中,目前研究较多的有纳米粒、脂质体、微球和水凝胶,这些剂型能够在很大程度上具有上述特点,从而实现靶向与缓控释给药。

纳米粒作为蛋白多肽类药物的给药系统,具有以下主要优势:提高蛋白质多肽类药物的口服稳定性和生物利用度;作为抗癌药的载体,纳米级的粒径可充分利用肿瘤组织的高通透性和滞留效应,实现被动靶向给药,发挥药物的抗肿瘤作用;可控释、缓释药物,延长生物半衰期；纳米粒的表面可被聚乙二醇、配体、单克隆抗体修饰,实现长循环和肿瘤主动靶向性给药的目的。近年来,对于以聚乳酸-羟基乙酸共聚物(polylactic-co-glycolic acid,PLGA)为代表的聚酯类材料和以壳聚糖(chitosan,CTS)为代表的多糖类材料制成的纳米粒研究较为广泛,此外,固体脂质纳米粒和无机纳米粒也是蛋白多肽类药物载药系统的研究热点。

脂质体包封蛋白多肽类药物后,可经注射、口服、鼻黏膜、肺部、皮肤等多途径给药。对于口服给药,脂质体不但可以保护蛋白多肽类药物免受胃肠道酶和 pH 值变化所破坏和影响,并且容易与肠黏膜融合,促进药物吸收进入体内。对于注射给药,通过脂质体的双分子层的缓控释作用,可延长蛋白多肽类药物的体内半衰期,提高生物利用度。近年来,长循环脂质体、靶向脂质体和长循环靶向脂质体等成为主要研究热点。通过对脂质体表面进行亲水性大分子(如 PEG 及其衍生物)、配体和抗体修饰,可使脂质体具有长循环和主动靶向性。此外,多囊脂质体作为一种新型脂质体,包载蛋白多肽类药物,不仅具有普通脂质体良好的生物相容性、生物降解性和缓释效果,还具有载药量大、包封率高、药物渗漏少、释药速度平稳和突释少等优点,可显著提高药物的生物利用度。

将蛋白多肽类药物包载于微球中,能够提高该类药物的稳定性,防止药物受胃肠道的酸性环境和消化酶的影响而失活,利用载体材料的某些性质(如生物黏附性、生物降解性和靶向修饰等)可提高药物的生物膜透过性,达到长效释药和靶向治疗,进而提高生物利用度、延长药效、降低毒副作用。将蛋白多肽类药物包裹在微球中,可通过注射、口服、鼻黏膜和肺部吸入等多种途径给药。

水凝胶在注射给药前为黏度相对较低的液体,而注射后其物理形态迅速转变为药物贮库,从而长效缓慢释放药物。目前,研究较多的是温度敏感型水凝胶和 pH 敏感型水凝胶,两者均适用于蛋白多肽类生物大分子药物的递送。温度敏感型水凝胶可有效防止药物被酶或体内环境降解,通过控制温度来调节体内药物的释放速度,有效降低药物的清除率以及避免药物浓度过高而产生毒性。pH 敏感型水凝胶根据胃肠道中 pH 值的变化,通过选择合适的聚合物,控制药物在胃中不释放,在到达小肠后释放,可显著提高蛋白多肽类药物在胃肠道中的稳定性和口服生物利用度。

2.2　基因药物递送系统

基因治疗(gene therapy)是指通过分子生物学方法,将正常或有治疗作用的基因导入靶细胞,以纠正或补偿因基因缺陷和异常引起的疾病,从而达到治疗或者改善某种疾病的效果。在基因治疗中,除了需要准确选择目的基因外,由于核酸及所需蛋白质具有较高的电荷、较大的体积,难以独自穿过细胞膜进入细胞中,还需要选择合适的载体材料来递送基因。目前,核酸药物的递送载体主要分为病毒载体和非病毒载体两大类。

应用于基因治疗的病毒载体主要包括腺病毒(AV)、腺相关病毒(AAV)和慢病毒(LV)等。虽然病毒载体是基因疗法中常用的载体,具有高转染效率的优势,极大地推动了基因治疗的发展,但是仍存在一些局限性,如装载能力有限、免疫原性强、细胞毒性较大等。

非病毒载体因其免疫原性低、安全性高、稳定性高、成本低、制备简单和易于化学修饰等优点,越来越多地被用于基因治疗。并且,非病毒载体易于大规模制备,同时不受递送的基因序列大小的限制。因此,大量的非病毒基因递送载体被开发用于基因治疗,如聚合物材料、无机纳米材料、细胞穿膜肽、阳离子脂质、N-乙酰半乳糖胺（GalNAc）、外泌体等。其中，脂质纳米粒（LNP）和 GalNAc 这两种递送系统已在临床中广泛应用。非病毒载体也存在一些缺陷，如相较于病毒载体，非病毒载体的转染效率低、基因转染机制不清和宿主细胞反应机制等。

2.3　实验药物

贝伐珠单抗（bevacizumab，$C_{6538}H_{10034}N_{1716}O_{2033}S_{44}$，$M=$ 149 kDa）是重组的人源化单克隆抗体，包含了人源抗体的结构区和可结合 VEGF 的鼠源单抗的互补决定区，通过抑制人类血管内皮生长因子的生物学活性而发挥抑制肿瘤作用，其结构如右图所示。贝伐珠单抗的半衰期约为 20 d，达到稳态的时间预计为 100 d，其血清清除因患者的体重、性别和肿瘤负荷的不同而有所不同。贝伐珠单抗为无色透明、浅乳白色或灰棕色、pH 值为 6.2 的无菌液体。

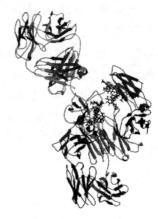

贝伐珠单抗

3　实验材料与仪器

3.1　实验材料

载贝伐珠单抗多囊脂质体：贝伐珠单抗注射液（规格：100 mg），人血清白蛋白（HSA），蔗糖，二油酰基卵磷脂（DOPC），1,2-棕榈酰磷脂酰甘油钠盐（DPPG），胆固醇，三油酸甘油酯，氯仿，乙醚，葡萄糖，赖氨酸，磷酸盐缓冲液（PBS，pH＝7.4），醋酸，曲拉通 X-100，生理盐水，超纯水。

壳聚糖/siRNA 纳米粒：壳聚糖（CTS），三聚磷酸钠（TPP），siRNA（正义链：5′-GAGGCUUUGAUCGUCAAGUTT-3′，反义链：5′-ACUUGACGAUCAAAGCCUCTT-3′），FAM-siRNA，冰醋酸，DEPC 水（用焦碳酸二乙酯处理并经高温高压灭菌的超纯水，经检测不含杂质 RNA、DNA 和蛋白质），PBS（pH＝7.4），TE 缓冲液（10 mmol·L^{-1} Tris-HCl，pH＝8.0,1 mmol·L^{-1} EDTA），DMEM 培养基，多聚甲醛，荧光染料（Hoechest 33258），超纯水。

3.2　实验仪器

电子分析天平，高速分散机，旋转蒸发仪，高效液相色谱仪，扫描电子显微镜，激光粒度分析仪，真空冷冻干燥机，水浴振荡器，二氧化碳培养箱，荧光分光光度计，激光共聚焦显微镜。

4　实验内容

4.1　载贝伐珠单抗多囊脂质体的制备

【处方】贝伐珠单抗注射液 0.8 mL（含贝伐珠单抗 20 mg），HSA 200 mg，蔗糖 100 mg，

DOPC 20 mg，DPPG 4 mg，胆固醇 16 mg，三油酸甘油酯 4 mg，氯仿 1 mL，乙醚 1 mL，葡萄糖 320 mg，赖氨酸 56.72 mg，PBS(pH=7.4)2 mL，超纯水 8 mL。

【制备】采用双重乳化法即复乳法(W/O/W)制备。称取处方量的 DOPC、DPPG、胆固醇和三油酸甘油酯溶于 2 mL 氯仿和乙醚组成的混合溶剂(1∶1，体积比)中，作为有机相。将处方量的贝伐珠单抗注射液、蔗糖与 HSA 溶于 pH=7.4 的 PBS 中，最终体积为 2 mL，作为内水相(贝伐珠单抗浓度为 10 mg·mL^{-1})。将处方量的葡萄糖与赖氨酸溶于 8 mL 的水中作为外水相。向有机相中滴加内水相，在冰浴条件下，以 10 000 r·min^{-1} 的转速高速均质 6 min 形成 W/O 型初乳。向初乳中逐滴加入外水相，以 6000 r·min^{-1} 的转速高速均质 1 min，形成 W/O/W 型复乳。将 W/O/W 型复乳转移至圆底烧瓶中，在 37℃ 条件下旋转蒸发，除掉有机溶剂，得到载贝伐珠单抗多囊脂质体(BEV-MVLs)混悬液。

4.2　壳聚糖/siRNA 纳米粒的制备

【处方】siRNA 0.06 μmol，CTS 10 mg，TPP 2 mg，0.5% 醋酸溶液(体积比)5 mL，DEPC 水 4 mL。

【制备】采用离子交联法制备。称取处方量 CTS 粉末，于室温下溶于 5 mL 0.5% 醋酸溶液中，制备浓度为 2 mg·mL^{-1} 的 CTS 醋酸溶液，0.45 μm 微孔滤膜过滤后，调节 pH 值至 4~5。称取 2 mg 的 TPP 于室温下溶于 2 mL 的 DEPC 水中，制成浓度为 1 mg·mL^{-1} 的 TTP 溶液。将 0.06 μmol siRNA 溶解于 2 mL 的 DEPC 水中，制成浓度为 30 μmol·L^{-1} 的溶液。加入 2 mL 的 TPP 溶液中，并于室温下磁力搅拌 30 min，使混合均匀。在室温磁力搅拌状态下，将 siRNA 与 TPP 的混合液缓慢滴加到 5 mL 的 CTS 醋酸溶液中，继续磁力搅拌 30 min，超声(30 W，40 kHz)3 min 形成包载 siRNA 的 CTS 纳米粒混悬液(CTS/siRNA)。

按上述方法制备荧光标记的纳米粒 CTS/FAM-siRNA，将处方中 0.06 μmol siRNA 替换为 0.06 μmol FAM-siRNA 即可。

4.3　载贝伐珠单抗多囊脂质体的体外评价

4.3.1　贝伐珠单抗的含量测定

(1) HPLC 色谱条件

色谱柱：Protein A 亲和色谱分析柱(5.2 mm×4.95 mm，0.10 mL)；流动相：以 PBS(pH=7.4)为 A 相，0.5 mol·L^{-1} 醋酸溶液(pH=2.5，6 mL 醋酸用超纯水定容至 200 mL)为 B 相；洗脱程序：先以 100% 流动相 A 平衡 5 min，进样，进样后 100% 流动相 A 冲平 0.5 min，再用 100% 流动相 B 洗脱 1.5 min；柱温：25℃；流速：1.0 mL·min^{-1}，检测波长：280 nm；进样体积：10 μL。

(2) 标准曲线的绘制

精密量取贝伐珠单抗注射液，分别用 PBS(pH=7.4，含 5% 的蔗糖和 10% 的 HSA，质量浓度)稀释成浓度为 0.05、0.1、0.5、1、2、5 mg·mL^{-1} 的溶液，按照 HPLC 方法分析，以贝伐珠单抗浓度为横坐标、峰面积为纵坐标，绘制标准曲线。

4.3.2 外观表征和粒径分布测定

（1）外观表征

取适量 BEV-MVLs 混悬液冻干，采用扫描电子显微镜观察 BEV-MVLs 的外观特征。

（2）平均粒径、粒径分布和 Zeta 电位测定

取适量 BEV-MVLs 混悬液，超纯水稀释 50 倍后，用激光粒度分析仪测定载药多囊脂质体的平均粒径、粒径分布和 Zeta 电位。

4.3.3 包封药物量与包封率测定

精密量取 2 mL BEV-MVLs 混悬液，3000 r·min^{-1} 离心 10 min 后，收集沉淀。用生理盐水清洗沉淀，离心弃去上清液，重复清洗 3 次。清洗后的沉淀中加入 2 mL 10% 曲拉通 X-100 振摇破乳，按照 4.3.1 节中的 HPLC 法测定贝伐珠单抗的浓度，计算脂质体包封药物量（$M_{包封药物}$，mg）。另精密量取 2 mL BEV-MVLs 混悬液，直接加入 2 mL 10% 的曲拉通 X-100 破乳，按照 4.3.1 节中的 HPLC 法测定贝伐珠单抗的浓度，计算脂质体混悬液中的药物总量（$M_{总药量}$，mg）。按式（27-1）计算包封率（EE）。

$$EE(\%) = \frac{M_{总药量} - M_{包封药物}}{M_{总药量}} \times 100\% \tag{27-1}$$

4.3.4 体外释放度测定

精密量取 2 mL BEV-MVLs 混悬液，3000 r·min^{-1} 离心 10 min 后，收集沉淀，用生理盐水清洗沉淀，离心弃去上清液，重复清洗 3 次。转移至 5 mL 具塞试管中，加入 2 mL PBS（pH=7.4）作为释放介质，混合均匀后，置于 37℃ 水浴振荡器（30 r·min^{-1}）进行体外药物释放测定。分别于 0.25、0.5、1、3、5、7、9、12 d 取样，同时补充等温、同体积释放介质，将释放介质 3000 r·min^{-1} 离心 10 min，取上清液 0.2 mL，按照 4.3.1 节中的 HPLC 法测定样品中贝伐珠单抗的浓度，参照本书实验二《药物固体分散体的制备与质量评价》中累积释放度计算方法，计算药物的累积释放度，绘制体外累积释放曲线。

4.4 壳聚糖/siRNA 纳米粒的体外评价

4.4.1 FAM-siRNA 的含量测定

取适量 FAM-siRNA 溶液，分别用 TE 缓冲液配制出浓度为 0.04、0.08、0.12、0.16、0.32 $\mu g·mL^{-1}$ 的系列 FAM-siRNA 标准溶液，用荧光分光光度法（发射波长/激发波长：490/515 nm）进行测定，以样品浓度为横坐标、荧光强度为纵坐标，绘制标准曲线。根据标准曲线的回归方程与待测样品的荧光强度，计算样品的浓度。

4.4.2 外观表征和粒径分布测定

（1）外观表征

取少量 CTS/siRNA 纳米粒样品经超纯水适当稀释后，滴加到透射电子显微镜专用样

品铜网上,1%磷钨酸负染色后,自然晾干,用透射电子显微镜观察 CTS/siRNA 纳米粒的外观特征。

（2）平均粒径、粒径分布和 Zeta 电位测定

取适量 CTS/siRNA 纳米粒混悬液,超纯水稀释 50 倍后,用激光粒度分析仪测定 CTS/siRNA 纳米粒的平均粒径、粒径分布和 Zeta 电位。

4.4.3　包封药物量与包封率测定

采用超滤离心法测定 CTS/FAM-siRNA 纳米粒的包封率。取 1 mL CTS/FAM-siRNA 纳米粒混悬液置于超滤离心管内管（超滤膜的截留相对分子质量：100 kDa）,12 000 r·min^{-1} 离心 30 min,收集超滤液,TE 缓冲液稀释后,测定荧光强度,将结果代入 4.4.1 节中测得的标准曲线,计算游离药物量（$M_{游离药物}$,mg）。清洗外管,内管中加少量无水乙醇清洗数次,收集乙醇清洗液于 10 mL 量瓶中,加无水乙醇破乳并定容至刻度。精密量取上述溶液 1 mL 于 10 mL 量瓶中,加 TE 缓冲液稀释至刻度,摇匀,测定荧光强度,将结果代入 4.4.1 节中测得的标准曲线,计算包封药物量（$M_{包封药物}$,mg）。根据式（27-2）计算包封率（EE）。

$$EE(\%) = \frac{M_{包封药物}}{M_{包封药物} + M_{游离药物}} \times 100\% \qquad (27-2)$$

4.4.4　体外药物释放度测定

采用透析法考察 CTS/siRNA 纳米粒的体外药物释放度。精密量取 1 mL CTS/FAM-siRNA 纳米粒混悬液,置于透析袋（截留相对分子质量：100 kDa）中,将透析袋置于 50 mL 的释放介质 PBS（pH=7.4）中,于 37℃ 水浴振荡器（30 r·min^{-1}）中振荡。分别于 0.5、1、3、6、12 h 取样 1 mL,同时补充等温、同体积释放介质。采用荧光分光光度法测定样液荧光强度,将结果代入 4.4.1 节中测得的标准曲线,计算释放介质中 FAM-siRNA 浓度,参照本书实验二《药物固体分散体的制备与质量评价》中累积释放度计算方法,计算药物的累积释放度,绘制体外累积释放曲线。

4.4.5　CTS/siRNA 纳米粒的细胞摄取检测

将 MCF-7 细胞以 3.0×10^5 细胞/孔的密度种植于激光共聚焦专用小皿上,培养 48 h 使细胞贴壁。随后加入 DMEM 稀释的荧光标记 FAM-siRNA 和 CTS/FAM-siRNA 纳米粒（FAM-siRNA 终浓度为 100 nmol·L^{-1}）,并于 37℃、5% 的 CO_2 培养箱中培养 6 h。随后弃掉培养液,PBS（pH=7.4）清洗 3 次,用 4% 多聚甲醛室温固定 20 min,Hoechest 33258 室温染色细胞核 10 min,封片液封片后采用激光共聚焦显微镜观察并拍照,分析纳米粒的细胞摄取及胞内分布。

5　结果与讨论

5.1　载贝伐珠单抗多囊脂质体的体外评价

（1）载药多囊脂质体的外观表征、平均粒径、粒径分布和 Zeta 电位测定。

（2）载药多囊脂质体的包封率测定。

（3）载药多囊脂质体的体外药物释放度测定。

5.2 壳聚糖/siRNA 纳米粒的体外评价

（1）CTS/siRNA 纳米粒的外观表征、平均粒径、粒径分布和 Zeta 电位测定。

（2）CTS/siRNA 纳米粒的包封率测定。

（3）CTS/siRNA 纳米粒的体外药物释放度测定。

（4）CTS/siRNA 纳米粒的细胞摄取与胞内分布检测。

6 思考题

（1）载贝伐珠单抗多囊脂质体破乳，除了本实验选用的曲拉通 X-100，还有哪些破乳剂可以选用？

（2）结合实验结果，分析载贝伐珠单抗多囊脂质体的药物释放机制。

（3）壳聚糖作为核酸药物载体的特点及局限性各有哪些？在 CTS/siRNA 纳米粒的制备过程中，添加三聚磷酸钠的作用是什么？

参考文献

[1] PAUNOVSKA K, LOUGHREY D, DAHLMAN J E. Drug delivery systems for RNA therapeutics [J]. Nature Reviews Genetics, 2022, 23：265-280.

[2] 陈敏, 孙萍, 宿洁, 等. 蛋白多肽类药物新型给药系统的研究进展[J]. 中国药学杂志, 2022, 57(15)：1232-1240.

[3] 纪刚剑, 赵琳, 林雯, 等. 沉默 MPR1 基因的壳聚糖/siRNA 纳米粒的制备与初步表征[J]. 中国药师, 2022, 25(10)：1729-1734.

[4] MU H J, WANG Y Y, CHU Y C, et al. Multivesicular liposomes for sustained release of bevacizumab in treating laser-induced choroidal neovascularization[J]. Drug Delivery, 2018, 25(1)：1372-1383.

[5] 王译, 亓连玉, 张程璐, 等. 基因治疗药物递送系统研究进展[J]. 药学进展, 2018, 42(12)：884-896.

[6] TONG W Y, ALNAKHLI M, BHARDWAJ R, et al. Delivery of siRNA in vitro and in vivo using PEI-capped porous silicon nanoparticles to silence MRPI and inhibit proliferation in glioblastoma[J]. Journal of Nanobiotechnology, 2018, 16：38.

[7] 邹有土, 郑和东, 阮卡, 等. 贝伐珠单克隆抗体的 HPLC 定量检测方法的建立[J]. 药物分析杂志, 2015, 35(6)：1027-1031.

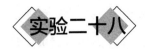

实验二十八

外泌体药物递送系统的构建与质量评价

1 实验目的

(1) 掌握外泌体的主要类型、分离方法及载药途径。

(2) 熟悉电穿孔法和共孵育法进行外泌体载药的基本原理及方法。

(3) 熟悉外泌体递送系统的常用质量评价方法。

2 实验原理

外泌体(exosomes,EXOs)是细胞分泌到胞外的一种囊泡,通常直径为 30~150 nm,是最小的细胞外囊泡类型。作为一种细胞间近距离通讯的重要介质,外泌体在免疫反应、抗原递呈和信号转导等各种生理过程中发挥着重要作用。外泌体主要含有脂质、蛋白质及核酸等成分。其中,脂质小分子物质主要包括胆固醇、鞘磷脂、二磷酸甘油酸及前列腺素等,具有构建脂质双分子层和决定外泌体刚度等作用。外泌体中的蛋白质根据其细胞来源和功能,主要分为以下几类:发挥细胞内组装和运输作用的热休克蛋白(如 Hsp60、Hsp70、Hsp90);发挥细胞间通讯和运输作用的转运蛋白和受体蛋白(如 ATP7A、ATP7B、MRP2、SLC1A4、SLC16A1、CLIC1);主要介导信号传导、细胞融合和迁移的四分子交联体家族(如 CD9、CD81、CD82);介导外泌体与受体细胞之间的特异性识别靶向蛋白和融合蛋白(如四氨蛋白、乳糖黏附蛋白和整合素)。外泌体中的核酸包括各种微小 RNA(miRNA)、小干扰 RNA(siRNA)、信使 RNA(mRNA)、转运 RNA(tRNA)以及少量 DNA 等。

2.1 外泌体的主要类型

不同细胞来源的外泌体携带的内容物不同,且具备不同的生理功能。外泌体除参与基本生理过程,如神经元通讯、抗原呈递、免疫反应和生殖等,还参与一些病理过程,如癌症进展、中枢神经系统疾病的进展、关节疾病、心血管疾病和炎症等,甚至病毒感染。常用的外泌体主要有以下几类:间充质干细胞源性外泌体(如骨髓间充质干细胞源性外泌体和脐带间充质干细胞源性外泌体等)、巨噬细胞源性外泌体、树突状细胞源性外泌体、血清源性外泌体以及骨髓造血干细胞源性外泌体。此外,细菌源性、病灶细胞源性、生物体液源性(如乳汁、血浆、唾液等)、食品源性(各类蔬菜、水果等)以及中药源性等外泌体近年来也得到了越来越多的关注。

2.2 外泌体的分离制备

外泌体的形态与其他细胞外囊泡相似,体积极小,使外泌体与其他细胞外囊泡难以分离。目前常用的外泌体分离制备方法有超速离心法、密度梯度离心法、超滤法、免疫亲和法、聚合物沉淀法和色谱法等,其中最常用的是超速离心法、免疫亲和法、聚合物沉淀法和尺寸排阻色谱法。

(1)超速离心法:该法基于外泌体和其他细胞器之间的沉降系数差异实现分离。超速离心法可以进一步分为差速超速离心和梯度密度超速离心。差速超速离心是在低速离心时,细胞碎片被去除,细胞被分离;在高速离心时,大的细胞外囊泡、凋亡小体和微囊泡被分离和去除;最后使用超速离心,沉淀并收集外泌体。该方法分离得到的外泌体纯度较低。梯度密度超速离心是使用两种或多种不同密度的凝胶或溶液,根据密度不同实现对细胞外囊泡的高效分离,该方法十分耗时,溶液平衡时间较长。

(2)免疫亲和法:该法基于抗原抗体反应捕获外泌体。该法可以特异性分离外泌体,特异性强,灵敏度高,纯度高,得率高,但昂贵、耗时,分离效果取决于抗体的特异性,不适合大规模的分离。

(3)聚合物沉淀法:该法通常以高亲水性聚合物聚乙二醇(PEG)为介质,通过降低外泌体的溶解度,在离心条件下收获外泌体。该法操作简单,分析时间短,适用于大剂量样品的处理,但纯度和回收率较低,特异性低,潜在污染物(提纯蛋白质聚集体或残留聚合物)难以去除。

(4)尺寸排阻色谱法:该法根据外泌体与生物样品中其他组分的大小差异进行分离。该法获得的外泌体纯度和回收率高,能较好地保持外泌体结构和生物功能,但需要特殊的柱子和填料实现分离,并且存在脂蛋白的污染问题。

2.3 外泌体的载药途径

外泌体载药途径可分为外源性与内源性两大类。外源性载药途径为先将外泌体提取、纯化,再将药物包载于外泌体中;内源性载药途径为通过各种方式使药物进入供体细胞,再进入外泌体中,随后外泌体从供体细胞分泌,通过分离、提纯得到已载药的外泌体。内源性载药途径操作复杂且最终药物负载率难以控制,因此外源性载药途径实际应用更为广泛。目前,常用的外源性载药方法有共孵育法、化学转染法、电穿孔法、机械挤压法、超声法及反复冻融法等。共孵育法简单快捷,但效率低且不适合亲水性分子;化学转染法通过转染可使目标药物基因在细胞内表达,适合装载基因类药物,但存在实验难度大、周期长、转染效率低和基因表达效果差等问题;电穿孔法可以同时作用于亲水和疏水性物质,但容易引起外泌体聚集并损伤外泌体膜的完整性;机械挤压法和超声法载药效率高,能同时改变外泌体尺寸,但会引起聚集和膜损伤;反复冻融法简单快速,但效率低,且对外泌体尺寸有很大影响。

2.4　外泌体的靶向性修饰

细胞来源、给药途径和剂量等许多因素都会影响外泌体在体内的分布。外泌体载药系统将药物递送到靶部位的效率易受亲代细胞和受体细胞的影响,因此部分天然外泌体靶向性不强。工程化外泌体载药系统作为主动靶向给药系统,可以实现精准靶向给药,以减少对非靶组织和器官的伤害,更好地满足临床实际需要。工程化外泌体的构建策略主要包括确定目标负载分子的包装方式、外泌体靶向改造和合成外泌体。外泌体表面修饰是工程化的主要途径,通过基因工程技术、物理修饰法、化学修饰法及膜融合技术,将特定的蛋白质或肽类成分修饰到膜表面以达到增强靶向性的目的。

2.5　外泌体作为药物载体的优势

外泌体可以实现细胞间的物质运输和信息传递,具有作为纳米级给药载体的潜力,在提高药物疗效以及降低不良反应方面具有独特的优势。

(1) 稳定长效,提高用药效率,降低用药频率。

(2) 免疫原性低,蛋白和核酸类药物能够有效地到达目标细胞。

(3) 增加药物溶解度,提高药物利用效率。

(4) 实现多个药物共同递释,提升治疗效果。

(5) 药物通过被动和主动靶向到达目标组织,减少副作用。

2.6　外泌体载药质量评价

外泌体结构至关重要,因为其决定了药物递送系统的特性,如细胞或组织亲和力、应激反应、吸收途径和药物释放等。2014 年和 2018 年国际细胞外囊泡学会(MISEV)提出了外泌体(包括研究和制备)应满足的基本要求指南。在开发基于外泌体的药物递送系统时,必须考虑数量、大小、形态、膜组成和蛋白质(包括受体)等参数,所用的方法主要为光学方法、非光学方法和微流体技术。

光学方法是外泌体表征的主要方法,如动态光散射(DLS)、多角度光散射(MALS)和纳米粒子跟踪分析(NTA)等,可对外泌体尺寸(DLS 0.5~200 nm;MALS 10~500 nm;NTA 10~1000 nm)和浓度进行高分辨率测量。DLS 和 MALS 的结合增加了测量范围(0.5~500 nm)和精度。对于 NTA,荧光染料的加入提高了分辨率,并可通过使用荧光标记来表征表面免疫表型。

非光学方法主要包括扫描电子显微镜(SEM)、透射电子显微镜(TEM)、冷冻电子显微镜(Cryo-EM)、原子力显微镜(AFM)、免疫检测方法(ELISA)、傅里叶变换红外光谱(FTIR)、可调谐电阻脉冲传感(TRPS)和单粒子干涉反射成像传感器(SP-IRIS)方法等。SEM、TEM 和 AFM 方法通常用于直接膜结构和形态测定,而 ELISA 提供各种结构颗粒(主要是蛋白质和受体)的检测和量化。FTIR 和衰减全反射 FTIR(ATR-FTIR)方法常用于外泌体质量量化和脂质与蛋白质含量的测定。TRPS 方法可以同时测量外泌体的大小、浓度和 Zeta 电位。SP-IRIS 方法可用于外泌体定量,也可用于检测特定标记物和确定外泌体亚群。

基于微流体技术的研究方法需要结合使用微流控芯片。微流控芯片通常由玻璃基和聚二甲基硅氧烷(polydimethylsiloxane,PDMS)膜制成,包含许多尺寸适合所分析样品的微通道。针对不同的微流控表征方法,需要制造不同类型的微芯片,包括免疫芯片、磁性芯片和电化学芯片等。

载药方式或负载药物可能对外泌体造成一定的影响,因此,载药完成后,通常需要再次分离外泌体,去除游离的药物分子,并对载有药物的外泌体进行表征鉴定,与载药之前进行比较,以确定载药对外泌体的影响。此外,还要对外泌体载药效果进行评估,包括包封率、载药量、阳性率等。另外,还可以根据后续体内外实验,测定负载药物的外泌体能否实现特定生物学功能,如信号通路的激活或下游分子的上调等,从而对外泌体的载药效果进行判断。

2.7　实验药物

盐酸多柔比星,参见本书实验十九《脂质体的制备与基本性质的测定》。

3　实验材料与仪器

3.1　实验材料

外泌体携载多柔比星递送体系:盐酸多柔比星(DOX)原料药,盐酸 DOX 对照品,电转缓冲液,磷酸盐缓冲液(PBS,pH=7.4,pH=5.5),甲醇,乙腈,纯化水,醋酸双氧铀,脱盐DOX(处理:称取 1 mg 盐酸 DOX,溶于二氯甲烷配成浓度为 1 mg·mL^{-1} 的盐酸 DOX 二氯甲烷溶液,加入过量三乙胺,避光静置过夜脱去 HCl,真空干燥除去有机溶剂,得到脂溶性DOX),Hep1-6 细胞(培养条件:DMEM+10%FBS+1 mmol·L^{-1} 丙酮酸钠+1%双抗)。

网织红细胞外泌体的超顺磁性纳米粒团簇载药体系:盐酸 DOX 原料药,盐酸 DOX 对照品,羧基功能化超顺磁性 Fe_3O_4 纳米粒,1-乙基-(3-二甲基氨基丙基)碳二亚胺盐酸盐(EDC),Sulfo-NHS,巯基乙醇,硼酸盐缓冲液(20 mmol·L^{-1},pH=8.5),转铁蛋白,三乙胺,PBS(pH=7.4,pH=5.0),甲醇,乙腈,昆明小鼠,6 只,20~22 g,雌雄不限。

3.2　实验仪器

电子分析天平(百万分之一),高速离心机,超高速离心机,涡旋混合器,掌上离心机,电转仪,酶标仪,颗粒电位滴定及粒度分析仪,透射电子显微镜,模拟血液循环系统的微流控体系,动态光散射粒度仪,多功能微孔板检测仪,恒温振荡器,磁力搅拌器,细胞培养箱。

4　实验内容

4.1　外泌体携载多柔比星递送体系的制备

【处方】Hep1-6 细胞,脱盐 DOX 100 μg,电转缓冲液 400 μL,PBS(pH=7.4)适量。

【制备】外泌体悬液的制备：采用梯度离心法对肿瘤细胞 Hep1-6 来源的外泌体进行制备分离。在 150 mm 细胞培养皿中培养 Hep1-6，待细胞密度达到 $80\%\sim90\%$ 时，将培养基更换为 30 mL 不含血清的 DMEM 培养基，继续在 $37\,^{\circ}\!C$、5% 的 CO_2 培养箱中培养 48 h 后收集培养基，培养 2 个皿，共收集 60 mL。将收集的培养基平均分为两份，装入 50 mL 超速离心管中，2000 g 离心 15 min，弃去下层沉淀（细胞碎片），小心吸取上清液转移至超速离心管中，于超速离心机 16 000 g 离心 30 min，收集上清液，弃去下层沉淀。收集的培养基上清液继续用超速离心机 100 000 g 离心 90 min，小心弃去上清液培养基，加满 PBS 继续于超速离心机 100 000 g 离心 90 min，弃去上清液，用 300 μL PBS(pH=7.4) 重悬离心在管底的外泌体，合并两管外泌体溶液即为纯化后的外泌体悬液，$4\,^{\circ}\!C$ 短期保存备用（一周内）。

包载多柔比星外泌体（EXO_{DOX}）的制备：采用电穿孔法。取所制备的外泌体悬液 100 μg，混悬在 20 μL PBS(pH=7.4) 中，然后加入 50 μg 的脱盐 DOX，置于 $4\,^{\circ}\!C$ 条件下预冷。同时，将 0.4 cm 电转杯同样置于 $4\,^{\circ}\!C$ 预冷。平行准备两份外泌体-药物混合液，分别将外泌体-药物混合液加入 200 μL 的电转缓冲液中，设置电容为 75 μF，在不同电压（350 V 和 150 V）条件下进行电转（模式选择 Exponential Protocol，在仪器上选择对应电转杯型号，点击 ENTER 后几毫秒即完成电转），在 $37\,^{\circ}\!C$ 孵育 30 min 使外泌体恢复。最后，用超速离心机 100 000 g 离心 90 min，收集下层沉淀，然后用 200 μL 的 PBS(pH=7.4) 混悬，得 EXO_{DOX} 混悬液。

【操作注意】离心收集载药后的 EXO_{DOX} 时，同时收集上清液，用于后续载药包封率的测定。

4.2　网织红细胞外泌体的超顺磁性纳米粒团簇载药体系的制备

【处方】盐酸 DOX 120 μg，羧基功能化超顺磁性 Fe_3O_4 纳米粒 500 μg，EDC 620 μg，Sulfo-NHS 1300 μg，巯基乙醇 5 μL，硼酸盐缓冲液（20 mmol·L^{-1}，pH=8.5）1 mL，转铁蛋白 50 μg，三乙胺 15 μL，小鼠血清 3 mL，PBS(pH=7.4) 适量。

【制备】超顺磁性纳米粒团簇和转铁蛋白结合物（M-Tfs）的合成：将 200 μL 羧基功能化超顺磁性 Fe_3O_4 纳米粒溶液（2.5 μg·μL^{-1}）与 620 μg 的 EDC 和 1300 μg 的 Sulfo-NHS 混合（1:2:3，摩尔比），室温下反应 1 h，然后加入 5 μL 巯基乙醇终止反应。通过磁分离（外加磁铁）纯化得到活化的超顺磁性 Fe_3O_4 纳米粒，并在 1 mL 硼酸盐缓冲液中重悬。上述混悬液中加入 50 μg 的转铁蛋白，在 $4\,^{\circ}\!C$ 氮气保护下孵育 12 h。进一步，磁分离纯化 M-Tfs，适量 PBS 洗涤 3 次。最后，用 PBS 重悬获得 1 mL M-Tfs 溶液，$4\,^{\circ}\!C$ 保存备用。

SMNC-EXOs 的磁分离与再分散：小鼠经异氟烷吸入式麻醉后腹主动脉取血，室温放置 0.5 h 后，3500 r·min^{-1} 离心 10 min，分离血清。取血清 3 mL，装入透析袋（截留分子量：300 kDa）中，置于 1500 mL 的 PBS(pH=7.4) 中透析 24 h。将透析后的血清溶液与 600 μL M-Tfs 溶液混合，涡旋混合均匀。混合溶液在 $4\,^{\circ}\!C$ 条件下孵育 4 h，然后磁分离 SMNC-EXOs 后，用适量 PBS(pH=7.4) 清洗 3 次，然后用 600 μL 的 PBS(pH=7.4) 混悬，得 SMNC-EXOs 混悬溶液。

SMNC-EXOs 负载多柔比星：将 60 μL 盐酸 DOX 溶液（2 mg·mL^{-1}）和 600 μL 的 SMNC-EXOs 溶液（1 mg·mL^{-1}）混合，温和搅拌，30 min 后加入 15 μL 三乙胺，继续搅拌 1 h。$4\,^{\circ}\!C$ 条件下通过磁分离得到负载药物的 SMNC-EXOs-DOX，然后用 600 μL 的 PBS (pH=7.4)混悬,得 SMNC-EXOs-DOX 混悬溶液。

【操作注意】载药 SMNC-EXOs 磁分离后,收集含有游离药物的溶液,用于后续载药包封率的测定。

4.3 外泌体携载多柔比星递送体系的质量评价

4.3.1 盐酸多柔比星分析方法的建立

采用多功能微孔板检测仪对盐酸多柔比星进行定量,激发波长为 480 nm,发射波长为 594 nm。

精密称取盐酸多柔比星对照品 2 mg,置于 10 mL 量瓶中,加甲醇溶解后,稀释至刻度,摇匀,制得 200 μg · mL^{-1} 的盐酸多柔比星对照品贮备液。分别精密量取对照品贮备液适量,用 PBS 稀释,配制浓度为 0.5、1、2、4、8、16 μg · mL^{-1} 的系列对照品溶液,各取 200 μL 加入 96 孔黑色酶标板,用多功能微孔板检测仪测定其荧光强度,以多柔比星浓度为横坐标、荧光强度为纵坐标,绘制标准曲线。

4.3.2 外泌体及 EXO$_{DOX}$ 的外观形态观测

采用负染法在透射电镜下观察制备的外泌体的形态。分别用移液枪吸取 10 μL 外泌体及 EXO$_{DOX}$ 悬液,滴加到碳膜铜网上,室温下放置 1 min 后,采用滤纸吸去浮液后继续在室温下静置 30 min。其后吸取 10 μL 2%的醋酸双氧铀对外泌体及 EXO$_{DOX}$ 负染 20 min,用纯化水洗涤后在透射电镜下观察外泌体形态及载药后外泌体的形态变化。

4.3.3 外泌体的纳米颗粒追踪分析

外泌体的粒径大小、粒子数目及分布采用 NTA 进行分析。将初始提取的外泌体悬液,用 PBS(pH=7.4)稀释 5 倍后,采用 ZetaView 颗粒电位滴定及粒度分析仪进行浓度测定。采用 Zetaview 软件通过统计散射颗粒的数量来计算纳米颗粒浓度,Zetaview 自动对每 10 s 为 1 段的视频进行记录(共 3 段),并进一步分析得出相应参数。

【操作注意】稀释外泌体浓度在 $1 \times 10^7 \sim 1 \times 10^9$ 粒 · mL^{-1} 为合适区间,初始稀释倍数不宜太大,如测定结果超出该区间,可根据浓度继续稀释再进行测定。

4.3.4 电转后效果观测

电转时的高电压可能破坏外泌体的结构,观察不同电压条件下电转后的外泌体溶液,是否有沉淀形成,评估电转效果。

4.3.5 载药量和包封率的测定

精密量取制得的 EXO$_{DOX}$ 50 μL,置于 1.5 mL EP 管中,同时加入 200 μL 甲醇,涡旋 2 min,于 4℃下 12 000 r · min^{-1} 离心 10 min 后,取 200 μL 上清液置于新 EP 管中,氮气吹干后,加入 400 μL 乙腈/水(1∶1,体积比)混合溶液,充分涡旋,于 4℃下 12 000 r · min^{-1} 离心 10 min 后,取上清液,按 4.3.1 节中的方法测定盐酸多柔比星含量,计算 EXO$_{DOX}$ 负

载多柔比星的量($M_{负载药物}$，μg)。

将 4.1 节中包载多柔比星外泌体(EXO_{DOX})制备过程中收集的离心上清液，精密量取 1～10 mL 量瓶中，加 PBS(pH＝7.4)至刻度，摇匀。样品经 0.45 μm 微孔滤膜过滤，取续滤液按 4.3.1 节中的方法测定未被包载的多柔比星的量($M_{游离药物}$，μg)，按式(28-1)计算药物的包封率(EE)。

$$EE(\%) = \frac{M_{负载药物}}{M_{负载药物} + M_{游离药物}} \times 100\% \tag{28-1}$$

4.3.6　体外释放度测定

将 1 mL 含 DOX 的 PBS 溶液(pH＝5.5，DOX 浓度为 10 μg $\cdot$ mL^{-1})与适量 EXO_{DOX}(载药量为 10 μg)分别加入 1 mL PBS(pH＝5.5)中，装入透析袋(截留分子量：7 kDa)中。将透析袋置于 20 mL 释放介质 PBS(pH＝5.5)中，在 37℃ 条件下以 500 r $\cdot$ min^{-1} 的速度于恒温振荡器中振摇。分别于 1、2、4、8、12、24、36 h 收集 1 mL 释放介质，同时补充等温、同体积的释放介质。样液经 0.45 μm 微孔滤膜过滤，取续滤液按 4.3.1 节中的方法测定 DOX 含量，参照本书实验二《药物固体分散体的制备与质量评价》中累积释放度计算方法，计算药物的累积释放度，绘制累积释放度曲线。

【操作注意】仅选择电转效果较好的 EXO_{DOX} 混悬液进行体外释放度测定。

4.4　网织红细胞外泌体的超顺磁性纳米粒团簇载药体系的质量评价

4.4.1　SMNC-EXOs 的粒径和 Zeta 电位

将适量 SMNC-EXOs 重新分散于 200 μL PBS 中，轻轻摇匀 10 min。采用动态光散射粒度仪测量 SMNC-EXOs 的平均粒径、粒径分布以及 Zeta 电位。

4.4.2　SMNC-EXOs 形貌和组成分析

采用透射电子显微镜观察 SMNC-EXOs 的形貌和组成，并采用 TEM-EDS 进行元素分析。

4.4.3　磁选效率比较

分别取 200 μL M-Tfs 和 200 μL SMNC-EXOs，用 PBS(pH＝7.4)稀释至 1 mL 后置入进样小瓶。将小瓶放置于磁铁旁，在 10、30、60、120 min 观察并拍照记录磁性纳米颗粒的分离情况。

4.4.4　SMNC-EXOs 的体外磁性靶向能力评价

利用模拟血液循环系统的微流控体系评价 SMNC-EXOs 的体外磁性靶向性。分别将 0.1 mg $\cdot$ mL^{-1} 的 M-Tfs 和 SMNC-EXOs 加入到循环流中，液体流速由气体压力控制，保持在 32.85 cm $\cdot$ s^{-1}(动脉)、14.60 cm $\cdot$ s^{-1}(静脉)和 0.05 cm $\cdot$ s^{-1}(毛细血管)。另外将一块磁铁放置在管道下面，5 min 后观测 M-Tfs 和 SMNC-EXOs 的磁留驻情况。

【操作注意】两次实验时保证磁铁的放置位置固定。

4.4.5 载药量和包封率的测定

精密量取制得的 SMNC-EXOs 混悬液 50 μL,置于 1.5 mL EP 管中,同时加入 200 μL 甲醇,涡旋振荡 2 min。4℃、12 000 r·min^{-1} 离心 10 min 后,取 200 μL 上清液置新 EP 管中,氮气吹干后,加入 400 μL 乙腈/水(1∶1,体积比)混合溶剂,充分涡旋。4℃、12 000 r·min^{-1} 离心 10 min 后,取上清液按 4.3.1 节中的方法测定盐酸多柔比星含量,计算 SMNC-EXOs 负载的盐酸多柔比星的量($M_{包载药物}$,μg)。

精密量取 1 mL 4.2 节制备 SMNC-EXOs-DOX 过程中收集的磁选后溶液,置于 10 mL 量瓶中,加 PBS 至刻度,摇匀,按 4.3.1 节中的方法测定未被包载的盐酸多柔比星($M_{游离药物}$,μg),按式(28-2)计算药物的包封率(EE)。

$$EE(\%) = \frac{M_{包载药物}}{M_{包载药物} + M_{游离药物}} \times 100\% \tag{28-2}$$

4.4.6 体外释放度测定

分别采用 PBS(pH=7.4)和醋酸缓冲液(pH=5.0)为释放介质,考察不同 pH 值条件下 SMNC-EXOs-DOX 的体外药物释放行为。将适量 SMNC-EXOs-DOX(载药量约为 10 μg)加入 4 mL 释放介质中,装入透析袋(截留分子量:14 kDa)中。将透析袋置于 10 mL 对应的释放介质中,在恒温振荡器中 37℃ 条件下以 75 r·min^{-1} 的速度振摇。分别于 1、2、4、8、12、24 h 全部替换新鲜释放介质,收集替换下来的含药释放介质,经 0.45 μm 微孔滤膜过滤,取续滤液按 4.3.1 节中的方法测定 DOX 含量,参照本书实验二《药物固体分散体的制备与质量评价》中累积释放度计算方法,计算药物的累积释放度,绘制累积释放度曲线。

5 结果与讨论

5.1 外泌体携载多柔比星递送体系的质量评价

(1)外泌体及 EXO$_{DOX}$ 的外观形态观测。

(2)外泌体平均粒径、粒径分布和 Zeta 电位测定。

(3)不同电压电转效果观测。

(4)载药量和包封率的测定。

(5)体外药物累积释放度测定。

5.2 网织红细胞外泌体的超顺磁性纳米粒团簇载药体系的质量评价

(1)SMNC-EXOs 的平均粒径、粒径分布及 Zeta 电位。

(2)SMNC-EXOs 形貌和组成分析。

(3)M-Tfs 和 SMNC-EXOs 的磁选效率比较。

(4)SMNC-EXOs 的体外磁性靶向能力评价。

（5）载药量和包封率的测定。

（6）体外药物累积释放度测定。

6　思考题

（1）ZetaView 颗粒电位滴定及粒度分析仪进行外泌体的纳米颗粒追踪分析的原理是什么？

（2）本实验中，外泌体载药采用了电穿孔法和共孵育法，这两种方法各自的优缺点是什么？

（3）试结合外泌体载药体系的特点，分析其在抗肿瘤治疗中的优势及未来发展方向。

参考文献

［1］　USLU D，ABAS B I，DEMIRBOLAT G M，et al. Effect of platelet exosomes loaded with doxorubicin as a targeted therapy on triple-negative breast cancer cells［J］. Molecular Diversity，2024，28：449-460.

［2］　周菲，曲姣蓉，刘闰平，等. 外泌体携载阿霉素递送体系构建及体外抗肿瘤活性评价［J］. 药物评价研究，2023，46（5）：976-982.

［3］　文武龙，张炜烨，张筠昊，等. 外泌体载药系统的研究进展［J］. 中国药房，2023，34（10）：1271-1275.

［4］　SADEGHI S，TEHRANI1 F R，TAHMASEBI S，et al. Exosome engineering in cell therapy and drug delivery［J］. Inflammopharmacology，2023，31：145-169.

［5］　陈晓峰，王开元，梁芳铭，等. 外泌体递药系统及其在肿瘤治疗中的应用［J］. 化学进展，2022，34（4）：773-786.

［6］　QI H Z，LIU C Y，LONG L X，et al. Blood exosomes endowed with magnetic and targeting properties for cancer therapy［J］. ACS Nano，2016，10：3323-3333.

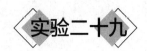

实验二十九

红细胞载药体系的制备与质量评价

1　实验目的

（1）掌握活细胞载体的主要类型及载药途径。

（2）掌握低渗预膨胀法制备载药红细胞的基本原理及方法。

（3）熟悉红细胞载药体系的主要体外质量评价方法。

2　实验原理

活细胞（living cells）及其衍生物通常具有固有的靶向能力、高载药能力和生物屏障穿透能力，可作为药物载体以控制药物释放，从而提高药物在病灶组织或细胞的累积和治疗效率。药物或纳米药物在体外被装载到自体患者或异体供体来源的活细胞中，当细胞药物输注到患者体内时，其在体内的行为完全遗传自相应的载体细胞。即细胞载体药物可以克服传统药物递送系统所面临的多重体内生理与病理障碍，以更高的靶向效率将药物或纳米药物有效地递送到病理部位，最终实现治疗效果最大化和副作用最小化。

2.1　活细胞载体的种类

根据载药体系的功能，活细胞载体可分为两大类：①延长药物血液循环时间的载体，如红细胞；②通过参与各种疾病过程的细胞归巢过程，从而提高药物在难以到达疾病部位积累的载体，包括免疫细胞（T细胞、中性粒细胞、单核细胞、巨噬细胞和NK细胞）、干细胞和血小板。

2.1.1　红细胞（erythrocytes）

红细胞可以在血管系统中长期循环，人体红细胞的平均寿命约为3个月。红细胞由于缺乏细胞器呈现双凹形状，可用于携带小分子药物与蛋白质、核酸等不同类型的生物大分子，使其在多种药物输送中具有广泛的适用性。从实际应用的角度而言，红细胞是来源最丰富、生物相容性好、价格低廉、易于处理的药物传递系统生物载体。红细胞载药主要通过低渗负载、化学偶联、亲和结合、基因工程等方法，将药物包封在红细胞内部或连接在外部而实现。

红细胞是如下药物的理想载体：①代谢或捕获血液中循环物质的药物；②调节血液凝固和血栓转化的药物；③需要输送到内皮的药物；④替代缺乏的溶酶体酶；⑤调节免疫系统的药物（如抗原、抗炎剂、刺激剂和吞噬细胞抑制剂等）。

2.1.2　免疫细胞（immunocytes）

免疫细胞对组织损伤、感染和炎症部位具有天然的趋向性。肿瘤经常表现为难以治愈的慢性炎症，免疫细胞会不断地募集至肿瘤部位。此外，免疫细胞表面存在自我识别信号，其搭载的药物不会被人体快速清除。免疫细胞在机体内的转运过程具有迁移级联特性，即免疫细胞或白细胞迁移以连续的步骤进行，其中每一步骤都是下一步骤的条件，而且每一步骤都有多种分子可供选择，从而提供高度的组合多样性，进而产生高度的靶向性。目前药物递送系统中研究较多的免疫细胞有单核细胞、巨噬细胞、中性粒细胞、T细胞及NK细胞。免疫细胞介导的药物递送系统，在理论上能有效克服纳米粒的局限性，如载药纳米粒难以穿过内皮细胞层，易在循环过程中被单核吞噬细胞系统吞噬或被肝脏滤过等；能够改善药物的疗效，延长半衰期，降低免疫原性和细胞毒性，降低脱靶效应带来的不良反应。

2.1.3　血小板（thrombocytes）

血小板是一种体积较小的无核循环细胞，直径为$1\sim3\ \mu m$，单个血小板的寿命为$8\sim10\ d$。血小板的快速补充特性和适当的循环时间，避免了体内长时间的蓄积，因而成为可再生和高安全性的用于细胞治疗的理想药物载体。血小板活化会引起剧烈的形态变化，并导致细胞内容物的释放。血小板药物递送系统的设计主要基于血小板黏附于肿瘤细胞和将药物靶向递送到肿瘤细胞的能力。血小板作为药物载体用于肿瘤治疗的特点有：肿瘤招募血小板来维持血管的完整性；血小板具有内吞和分泌的能力，有利于药物的装载和卸载；血小板能够渗透到肿瘤微环境中；血小板可以轻易地从大量的血液中分离出来，且临床上常常进行血小板输注。

2.1.4　干细胞（stem cells）

干细胞是一种具有产生不同类型细胞潜力的未分化细胞，由于其具有易获得性并可体外增殖、归巢特性及低免疫原性等特点，多年来也是细胞载体的研究热点。干细胞种类繁多，其中间充质干细胞、神经干细胞和内皮祖细胞常被用作细胞载体。干细胞具有天然的肿瘤迁徙特性，在输入体内后会自发地向肿瘤组织靠拢，因此在干细胞中装载抗癌药可以使药物更易于进入肿瘤和/或转移灶，同时降低全身毒性。干细胞作为一种有前景的药物递送活细胞载体，也存在亟待解决的问题，主要有：①如何量化到达肿瘤部位的干细胞；②使用何种类型的干细胞更为适宜；③由于干细胞的多向分化功能，其是否存在致瘤性具有较大争议；④虽然干细胞具有低免疫原性，但是部分干细胞在体内还是会被清除，致密的肿瘤基质也会阻碍干细胞在肿瘤组织的分布；⑤药物释放的方式及释放部位的可控性尚未完全明确。

除上述细胞类型外，还有许多其他类型的细胞也被设计用于药物递送，如脂肪细胞、细菌等。细胞载体的选择很大程度上依赖于预期的递送目的和细胞独特的生物学特性。例如,某些细菌菌株(如大肠杆菌、沙门氏菌)已经被证明可以自然地在肿瘤上定居。因此,由合成生物学或生物材料设计的工程化细菌,尝试用于肿瘤靶向给药。脂肪细胞是另一种有希望的细胞载体,脂肪细胞中的脂滴允许高负载疏水性药物。此外,利用细菌膜或细胞膜上固有的抗原等天然的生物结构,将纳米药物包裹形成载体,也取得了很多突出成果。近年来,国内外报道的仿生纳米载体采用的细胞膜主要有红细胞膜、白细胞膜、巨噬细胞膜、肿瘤细胞膜和细菌外膜等,不同来源的细胞膜涂层材料由于具有不同的膜蛋白、聚糖和脂质等成分而拥有不同功能。在实际应用中,需根据药物的性质和靶向部位选择合适的载体进行药物递送系统的设计。

2.2　药物装载方法

常见的细胞载体包载药物或载药纳米粒的方式一般分为两种:表面修饰(非共价附着、共价附着和细胞背包)和内吞(吞噬作用、渗透压、细胞穿透肽和脂质膜融合)。

非共价附着是指通过正负电荷的吸引、疏水相互作用、抗原-抗体相互作用或生物素-亲和素连接等方式使药物负载到细胞载体的表面。共价附着可使用细胞表面富含的一级氨基酸残基(赖氨酸)和硫醇(半胱氨酸)与药物或纳米药物交联;也可通过糖代谢产物将生物正交反应基团(如叠氮基团)引入细胞表面进行共价结合。相较非共价附着,药物或纳米药物与细胞表面的共价结合更稳定。另一种表面修饰的方法是基于合成聚合物的细胞背包,包载药物的细胞背包通过物理吸附或化学修饰附着在活细胞表面。由于细胞背包的形状、大小和组成,其难以被巨噬细胞吞噬,可有效地保护药物免受降解并维持细胞功能的完整性。

免疫细胞具有高度流动的细胞膜,通常通过细胞吞噬来装载药物。对于红细胞,最为常用的是利用渗透压装载药物,包括低渗预膨胀法、低渗溶血法、等渗渗透溶解法和低渗透析法等。此外,使用细胞穿透肽或配体将药物装载到载体细胞中也是一种药物内吞的办法。细胞穿透肽是一类具有正电荷的短肽(5~30 个氨基酸),这种正电荷有助于其穿越细胞膜进入细胞。另外,脂质膜融合法利用脂质膜的融合,在装载有药物的融合脂质体与哺乳动物细胞接触时,脂质体膜能够有效地与细胞质膜融合,将脂质体的内容物无损地递送到细胞质中。

2.3　实验药物

紫杉醇,参见本书实验二十《固体脂质纳米粒的制备与表征》。

3　实验材料与仪器

3.1　实验材料

紫杉醇原料药,紫杉醇对照品,氯化钠,异氟烷,氯化钾,磷酸盐缓冲液(PBS,pH=7.4),肝素,戊二醛,甲醇,乙腈,纯化水。

昆明小鼠:6 只,体重 20~22 g,性别不限。

3.2　实验仪器

电子分析天平,高速离心机,扫描电子显微镜,恒温水浴锅,微量分光光度计,垂直旋转混合仪,恒温实验箱,高效液相色谱仪。

4　实验内容

4.1　载紫杉醇红细胞载药体系的制备

【处方】紫杉醇 300 μg,0.6%氯化钠溶液 1.6 mL,1.5 mol·L^{-1}氯化钾溶液 24 μL,PBS(pH=7.4)适量。

【制备】红细胞的分离:小鼠经异氟烷吸入式麻醉,腹主动脉取血,肝素抗凝,分装,每管 1 mL。3500 r·min^{-1}离心 10 min,分离血浆(总量需在 3 mL 以上),备用。每管沉淀加入 1.5 mL 预冷 PBS(pH=7.4)清洗,轻摇混匀后,3500 r·min^{-1}离心 5 min,去除上清液,PBS(pH=7.4)重复洗涤 3 次,合并各管沉淀,获得红细胞。

载紫杉醇红细胞的制备:采用低渗预膨胀法载药。将分离得到的红细胞轻柔转移至试管中,红细胞与低渗溶液(0.6%氯化钠)的体积比为 1∶4,轻柔混合后在 0℃条件(冰浴)下孵育 5 min,然后 5000 r·min^{-1}离心 5 min,弃去上清液,得预膨胀红细胞。在预膨胀红细胞中加入与其等体积的含药血浆(处方量紫杉醇溶于 1 mL 上述获得的空白血浆中,得浓度为 300 μg·mL^{-1}的含药血浆),在 0℃条件下孵育 10 min,然后加入高渗溶液(1.5 mol·L^{-1}的氯化钾溶液),高渗溶液与预膨胀红细胞体积比为 0.06∶1,并置于 37℃恒温水浴锅中孵育 30 min(再封),再封后 3500 r·min^{-1}离心 10 min,去除上清液,并用适量 PBS(pH=7.4)洗涤 3 次,获得载紫杉醇红细胞。

同时按上述步骤制备一份空载红细胞,即用等体积的空白血浆代替含药血浆。

【操作注意】

(1) 红细胞的分离中,离心得到的上层血浆收集保存于 4℃冰箱,体外药物释放度测定备用。

(2) 载紫杉醇红细胞的制备中,收集再封结束后离心的上清液与 3 次洗涤离心的上清液,用于装载药物量和包封率检测。

4.2　载紫杉醇红细胞载药体系的质量评价

4.2.1　紫杉醇分析方法的建立

参照本书实验二十《固体脂质纳米粒的制备与表征》中紫杉醇 HPLC 法。

血浆样品的处理方法:加入与血浆样品等体积的乙腈,涡旋混匀,然后 13 000 r·min^{-1}离心 15 min,小心吸取上清液进行 HPLC 分析。

4.2.2 载药量和包封率

胞外药量：收集再封后及洗涤过程中每次离心去除的上清液,记录总体积,测定紫杉醇的浓度,计算红细胞外紫杉醇的量($M_{胞外}$,μg)。

胞内药量：取 0.1 mL 载紫杉醇红细胞,加入纯化水至 1 mL,充分振荡后使红细胞膜损坏,胞内物质外溢,13 000 $r \cdot min^{-1}$ 离心 15 min,收集上清液;沉淀中加入 PBS(pH=7.4)洗涤 3 次,洗涤后离心收集上清液,合并所有离心所得上清液,置于 10 mL 量瓶中,加 PBS(pH=7.4)至刻度,摇匀。取样品按照 4.2.1 节中的方法测定紫杉醇的浓度。根据载紫杉醇红细胞的体积,计算胞内药量($M_{胞内}$,μg),得载药量($\mu g \cdot mL^{-1}$)。

根据胞外药量和胞内药量,按式(29-1)计算包封率(EE)。

$$EE(\%) = \frac{M_{胞内}}{M_{胞内} + M_{胞内}} \times 100\% \tag{29-1}$$

4.2.3 红细胞形态观测

分别取 20 μL 红细胞、空载红细胞及载紫杉醇红细胞,用 2.5% 戊二醛室温固定 30 min 后,PBS(pH=7.4)清洗,脱水,滴于预先覆有 Formvar 膜的洁净盖玻片上,自然晾干,喷金,扫描电子显微镜下观察载药前后红细胞的形态。

4.2.4 红细胞渗透脆性测定

取红细胞、空载红细胞及载紫杉醇红细胞各 25 μL,分别置于 2.5 mL 质量浓度为 0、0.3%、0.6% 和 0.9% 的氯化钠溶液中(不同的渗透压),轻轻摇匀,室温下静置 15 min,5000 $r \cdot min^{-1}$ 离心 5 min 后于 540 nm 测定所有上清液的吸光度(A)。释放的血红蛋白以每个样品的吸光度百分比表示,按式(29-2)计算所有试管的红细胞溶血率(HR),并绘制红细胞渗透脆性曲线,评估分离红细胞、空载红细胞及载紫杉醇红细胞对不同浓度低渗溶液的抵抗力。

$$HR(\%) = \frac{A_{各管上清液}}{A_{完全溶血管中上清液}} \times 100\% \tag{29-2}$$

4.2.5 体外释放度测定

取载紫杉醇红细胞 200 μL,用小鼠血浆按体积比 1:10 的比例稀释,温和反转混合几次。分别精密量取混合物 200 μL 分装至 9 个微量离心管中。分装样品于 37℃ 条件下垂直旋转。分别于 0、0.5、1、2、4、8、12、24、48 h 时取出 1 个离心管,3500 $r \cdot min^{-1}$ 离心 5 min,分离上清液。取 100 μL 上清液按 4.2.1 节中的方法进行样品处理,用 HPLC 法检测紫杉醇含量。参照本书实验二《药物固体分散体的制备与质量评价》中累积释放度计算方法,计算药物的累积释放度,绘制累积释放度曲线。上清液剩余部分用微量分光光度计检测其在 540 nm 下的吸光度,按式(29-2)计算样品的 HR,绘制血红蛋白渗出曲线,观察血红蛋白释放与紫杉醇释放的关系。

5　结果与讨论

（1）载药量和包封率。

（2）载紫杉醇前后红细胞的形态变化。

（3）红细胞渗透脆性测定。

（4）体外药物释放度测定。

6　思考题

（1）本实验中，采用低渗预膨胀法使红细胞负载紫杉醇，该方法的原理是什么，影响载药的主要影响因素有哪些？在实际应用中具有哪些优点和局限性？

（2）体外药物释放度测定实验中，为何选用血浆作为释放介质？

参考文献

［1］ CHAO C J,ZHANG E D,ZHAO Z M. Engineering cells for precision drug delivery：new advances，clinical translation，and emerging strategies［J］. Advanced Drug Delivery Reviews，2023（197）：114840.

［2］ 张蒙,黄容琴.基于活细胞及其衍生物的药物递送系统研究进展[J].中国材料进展,2022,41(9)：697-705.

［3］ 武聪,史宏灿.细胞-纳米药物载体递送系统在肿瘤诊疗中的应用[J].中国肿瘤生物治疗杂志,2020(1)：86-90.

［4］ 温旭智,钱晓萍.载长春瑞滨红细胞载药体系的建立及其体外评价[J].癌症进展,2017,15(2)：136-139,148.

［5］ HARISA G I,IBRAHIM M F,ALANAZI F,et al. Engineering erythrocytes as a novel carrier for the targeted delivery of the anticancer drug paclitaxel[J].Saudi Pharmaceutical Journal,2013,22(3)：223-230.

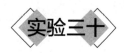

实验三十

氧化石墨烯的制备及其载药性能评价

1 实验目的

（1）掌握氧化石墨烯的特性以及在医药学领域的应用。

（2）熟悉氧化石墨烯的合成方法及表征方法。

（3）熟悉氧化石墨烯的载药方法及体外表征方法。

2 实验原理

2.1 氧化石墨烯及其功能化修饰

氧化石墨烯（graphene oxide，GO）是石墨烯（graphene）的氧化形式，通过将石墨粉的氧化插层剥离而得到，在某些方面与石墨烯相似，比如碳原子结构同为层状二维平面，而差异则在于 GO 表面及边缘含有羟基、羧基、羰基和环氧基等丰富的含氧基团，厚度大于石墨烯。GO 具有良好的水溶性，可作为药物载体进入生物体内，并持续稳定存在；其巨大的比表面积，可为多种物质的大量运载提供条件，表现出高效的载药效率；同时，GO 具有两亲性，中间片层（环氧基、羟基）呈疏水性，边缘（羧基、羰基）呈亲水性，前者可通过 π-π 堆积或疏水作用负载疏水性物质，后者可以为其功能化修饰提供位点，易于进行表面修饰，为与其他基团的结合提供了可能，为其作为药物载体在体内更好地发挥作用提供了基础。

GO 上下两个基面都含有前述含氧基团，不仅具有良好的水溶性，而且具有优异的力学、电学的物理性能。但由于 GO 表面富含大量活性位点，其在盐溶液和生理条件下，容易产生团聚现象。为了改善这种体内不稳定性，目前最常采用的方法是对 GO 表面进行不同方式的修饰，使其成为功能化 GO 基纳米材料。GO 的功能化修饰有共价修饰和非共价修饰两种类型，因其表面具有丰富的含氧基团，可以与多种化学官能团进行酯化、酰化等共价修饰，而且 GO 表面含有离域 π 键，可以进行 π-π 共轭、氢键、范德华力、离子反应等非共价物理吸附修饰。功能化的 GO 层间及表面活性基团与其他物质间通过疏水作用、氢键等相互作用吸附各种药物分子，起到对药物分子的负载和运输作用，因而广泛用于纳米生物医学领域。

　　GO 的制备方法目前主要有 Brodie 法、Staudenmaier 法和 Hummers 法。Brodie 法制备效率低,且工序复杂、对环境污染较大;Staudenmaier 法制备出的 GO 含氧量较前者高,但效率较低;Hummers 法及其改良方法简单高效,目前较为普遍使用。

2.2　GO 作为药物递送载体

　　利用 GO 在体内的生物相容性和溶解性,可提高所负载药物的药效。经过功能化修饰的 GO,因表面进行了修饰,其表面形态、性质发生改变,使得其毒性、靶向性以及缓释性都得到极大的改善,且其经过代谢容易排出体外,降低机体不良反应,从而提高机体对药物的有效吸收利用,增加药效,降低毒副作用。近年来,GO 纳米材料在药物、基因等递送领域的应用发展迅速。

　　(1) 化学合成药物的负载

　　很多化学合成药物由于存在水溶性及靶向性较差等问题,在体内的吸收较弱或难以到达病灶部位,可以利用 GO 的生物相容性及溶解性等特性对药物进行负载,从而有效提高此类药物的药效。

　　(2) 中药成分负载

　　中药中含有多种生物活性物质,如黄酮类、多酚类物质等,生物利用率低,在体内不稳定,水溶性差,将其与 GO 制成复合纳米材料,可以提高难溶性有效成分的溶出与吸收,协助药物到达病灶部位。

　　(3) 基因递送载体

　　直接进行基因转移可用于治疗人类疾病,特别是遗传类疾病,该疗法需要载体来保护 DNA 免受核酸酶降解。靶向生物分子通常很小,在体内很容易在短时间内被消化。GO 为将生物分子安全地运送到目标靶点提供了一个很好的选择。例如,单链 DNA(ssDNA)和 RNA 可以通过非共价吸附、叠加、静电和其他分子间的相互作用固定在 GO 上,且 GO 还能够保护核酸不被酶切并运送 ssDNA 与 RNA 进入细胞。

2.3　GO 的表征

　　GO 的表征,除较为常用的扫描电子显微镜(SEM)与透射电子显微镜(TEM)外,还有原子力显微镜(AFM)、拉曼光谱(RS)、傅里叶变换红外光谱(FTIR)、X-射线粉末衍射(XRD)等方法。

　　AFM 可以用来研究固体材料的表面结构,它通过检测样品表面和一个微型敏感元件之间的极微弱的原子间相互作用力来研究物质的表面结构及性质。利用 AFM 观测法可以获得 GO 的横向尺寸、面积和厚度等信息,但这种方法只能分辨出单层或双层结构的 GO。

　　RS 法是通过拉曼散射效应,对与入射光频率不同的散射光谱进行分析研究,得到分子振动、转动等方面的信息,并应用于分子结构研究的一种分析方法。在对 GO 进行表征的时候,拉曼图谱中所形成波峰的形状、位置和强度等特征都会随着 GO 层数的增加,发生相应变化,由此可对 GO 的层数进行初步判断。

　　FTIR 和 RS 同属于振动光谱,是两种互相补充的光谱。红外光谱研究分子对不同频率红外光的吸收,当用红外光照射化合物时,分子吸收红外光的能量,使分子中键的振动从低能态向高能态跃迁,记录该过程得到红外光谱图,因此红外光谱可用于鉴别化合物中存在的官能团。红外光谱图在 GO 的表征分析研究中,一般用来表征 GO 及 GO 衍生物或者其复合材料具体的化学结构。

XRD 是利用 X 射线在晶体上产生的衍射现象,从分子水平上分析物质的内部结晶形态以及晶体晶面在材料内部的取向,可以对石墨烯、GO 和还原后的 GO 进行表征,对其层间距做出对比,从而监控 GO 的合成过程。

2.4　实验药物

盐酸多柔比星,参见本书实验十九《脂质体的制备与基本性质的测定》。

3　实验材料与仪器

3.1　实验材料

盐酸多柔比星原料药,盐酸多柔比星对照品,天然石墨粉,五氧化二磷,过硫酸钾,高锰酸钾,浓硫酸,双氧水,盐酸,十二烷基硫酸钠(SDS),溴化钾,乙腈,甲醇,乙醇,磷酸盐缓冲液(PBS,pH=5.8,pH=7.4),纯化水。

3.2　实验仪器

电子分析天平,循环水多用真空泵,恒温磁力搅拌器,真空干燥箱,鼓风干燥箱,超声波清洗器,高速离心机,原子力显微镜,粉末 X 射线衍射仪,高分辨共焦显微拉曼光谱仪,傅里叶变换红外光谱仪,高效液相色谱仪,恒温振荡器。

4　实验内容

4.1　GO 的制备及对多柔比星的装载

【处方】盐酸多柔比星 2 mg,石墨粉 1.0 g,过硫酸钾 2.5 g,五氧化二磷 2.5 g,浓硫酸 48 mL,高锰酸钾 5.0 g,30%的过氧化氢溶液 2 mL,PBS(pH=7.4)50 mL,5%的盐酸、纯化水适量。

【制备】采用改良的 Hummers 方法制备 GO。石墨粉在使用前置于烘箱中干燥 12 h。室温下将处方量的过硫酸钾和五氧化二磷加入 12 mL 浓硫酸中,搅拌均匀后加入 1.0 g 石墨粉,搅拌均匀。升温至 80℃反应 4 h。降温水洗至中性,0.2 μm 微孔滤膜过滤,烘干得预氧化产物。称取 1 g 预氧化产物,加入 36 mL 0℃的浓硫酸中(冰浴),搅拌均匀。缓慢加入 5 g 高锰酸钾,温度不超过 10℃。升温至 35℃,反应 8 h。搅拌下加入 2 mL 体积分数为 30%的过氧化氢溶液,此时混合物冒泡并变成亮黄色。抽滤,用 5%的盐酸洗涤 3 遍并水洗至中性,得石墨氧化物。将石墨氧化物与适量的纯化水混合,超声(500 W)剥离 6 h,使氧化石墨片层剥落,获得棕色的 GO 分散液。3000 r・min^{-1} 下离心 5 min,除去未剥离的 GO。上层 GO 分散液置于烘箱中 60℃ 干燥 24 h,制得 GO。

GO 装载盐酸多柔比星:取 0.05 g 的 GO 分散在 50 mL 的 PBS(pH=7.4)中,加入浓度为 2 mg・mL^{-1} 的盐酸多柔比星溶液 1 mL,避光搅拌 24 h,2000 r・min^{-1} 条件下离心 30 min,收集下层沉淀物质,在真空干燥箱中 30℃ 干燥 12 h,得负载盐酸多柔比星的 GO(GO-DOX)。

【操作注意】GO 装载盐酸多柔比星完成后,离心分离上层清液留取 2 mL,用于测定游离药物的含量。

4.2　GO 的表征及其载药性能检测

4.2.1　盐酸多柔比星分析方法的建立

参照本书实验十九《脂质体的制备与基本性质测定》中盐酸多柔比星的 HPLC 分析方法。

4.2.2　GO 的表征

(1)原子力显微镜

取适量制得的 GO 分散在纯化水中,得到浓度为 0.05 mg・mL^{-1} 的分散液,将其滴一滴在硅片上,待其晾干后进行测试。

(2)拉曼光谱

取少量 GO 样品置于载玻片上,并用另一载玻片将样品压实,制备好样品后通过高分辨共焦显微拉曼光谱仪进行测试。激光源为 Ar$^+$,激光波长为 633 nm。

(3)X-射线粉末衍射

取适量 GO 样品置于研钵中,研细。采用 Cu-Kα 辐射($\lambda=0.1542$ nm),管电压为 40 kV,管电流 100 mA,2θ 值范围为 5°~80°。

4.2.3　GO 载药性能检测

(1)GO 载药前后红外光谱表征

将 GO 和 GO-DOX 样品在 60℃ 下充分干燥 12 h,采用溴化钾压片法,分别取 2 mg 待测样品与 200 mg 溴化钾在红外灯照射下研细混匀,置于模具中,在 4×10^8 Pa 压力下抽真空压成薄片,采用 FTIR 仪检测,分辨率为 4 cm^{-1},扫描次数为 20 次,扫描范围为 400~4000 cm^{-1}。计算未包载的多柔比星的量($M_{游离药物}$,mg)。

(2)载药量和包封率测定

取 4.1 节中 GO 装载多柔比星过程中留取的上层清液,经 0.45 μm 微孔滤膜过滤,取续滤液按 4.2.1 节中 HPLC 法测定上清液中多柔比星的浓度,分别按照式(30-1)和式(30-2)计算 GO 对多柔比星的载药量(DL)和包封率(EE)。

$$\text{DL}(\%)=\frac{M_{理论药量}-M_{游离药量}}{M_{载药GO}}\times100\% \tag{30-1}$$

$$EE(\%)=\frac{M_{理论药量}-M_{游离药量}}{M_{理论药量}}\times 100\%$$ (30-2)

式中，$M_{载药GO}$ 为制得的 GO-DOX 的量（mg）。

（3）体外释放度测定

精密称取制得的 GO-DOX 干燥样品两份，每份 4 mg 左右，分别分散在 pH 值为 5.8 和 7.4 的 10 mLPBS 中，装入透析袋（截留分子量：3 kDa）后扎紧置于 500 mL 的锥形瓶中，分别加入 290 mL 对应 pH 值的 PBS，于 37℃ 恒温振荡箱中进行药物释放。分别于 3、6、12、24、48、72 h 取 4 mL 释放液，同时补充等温、同体积的对应释放介质。取出样液经 0.45 μm 微孔滤膜过滤，续滤液按 4.2.1 节中的 HPLC 法测定多柔比星的浓度。参照本书实验二《药物固体分散体的制备与质量评价》中累积释放度计算方法，计算药物的累积释放度，绘制累积释放度曲线。

5　结果与讨论

（1）GO 的表征。

（2）GO 载药前后红外光谱表征。

（3）GO-DOX 的载药量和包封率测定。

（4）GO-DOX 的体外药物释放度测定。

6　思考题

（1）GO 作为药物载体的主要特点有哪些？

（2）有研究报道 GO 会引起剂量依赖性的毒性，作为药物载体需尽量避免或减轻，试分析可行的方法策略。

参考文献

[1] CAO W J，HE L，CAO W D，et al. Recent progress of graphene oxide as a potential vaccine carrier and adjuvant[J]. Acta Biomaterialia，2020，112：14-28.

[2] 胡建国，熊耀坤，周立分，等. 基于功能化氧化石墨烯用于药物载体的研究进展[J]. 当代化工研究，2020(15)：134-135.

[3] 王璇，贺晓莹. 氧化石墨烯的制备与表征[J]. 辽宁化工，2020，49(1)：36-37.

[4] 胡玉婷，李培源. 氧化石墨烯作为药物载体的研究进展[J]. 山东化工，2019，48：50-56.

[5] 杜夏夏，舒刚，陈宗艳. 氧化石墨烯在生物医学领域的应用[J]. 功能材料，2018，8(49)：8040-8047.

[6] 徐兴英. 功能化氧化石墨烯的制备及其载药性能[D]. 青岛：青岛科技大学，2012.

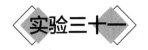

3D打印技术制备口腔崩解片与缓释片

1 实验目的

(1) 掌握 3D 打印片剂的基本原理和技术。

(2) 熟悉粉末黏合成型和熔融沉积成型技术制备片剂的工艺。

2 实验原理

3D 打印技术(three-dimensional printing technology,3DPT)又称快速成型技术或固体自由成型技术,是一种依据"逐层打印,层层叠加"的概念,通过计算机辅助设计将二维图像(如 X 射线成像、磁共振成像、计算机断层成像等)转换成三维数据,然后通过特定的成型设备,将粉末、液体或者丝状材料打印成所需的三维产品。近年来,3D 打印技术被越来越多地应用于药剂学领域,用于制备各种特殊固体剂型,在计算机的帮助下准确控制剂量,对于剂量小、治疗窗窄、不良反应大的药物,可以提高用药的安全性。应用不同功能的 3D 打印设备,结合不同类型和性质的辅料,可制造出从简单到复杂的特定释药模式的高端药物制剂,改善患者用药的顺应性,提高治疗效果。

2.1 药物制剂领域常用的 3D 打印技术

目前应用于药物制剂领域的 3D 打印技术主要有:粉末黏合成型(powder bonding,PB)、半固体挤出成型(semi-solid extrusion,SSE)、熔融沉积成型(fused deposition modeling,FDM)、光固化成型(stereo lithography apparatus,SLA)和选择性激光烧结成型(selective laser sintering,SLS)等。

(1) PB 技术是药物制剂生产的主要 3D 打印技术,其原理是按照三维药物制剂模型的数据信息,控制打印喷头在铺设有药物粉末的材料层上喷射黏合剂,通过黏合作用来形成固化截面层,如此反复操作,最终制得药物制剂。该成型工艺的可调节参数较多,如粉末铺层厚度、喷嘴的移动速度、喷墨液滴尺寸以及喷嘴与粉末床的距离等,都会影响药物制剂的微观结构特征以及载药量,因此适于个性化药物的制备。常用的粉末材料有丙烯酸树脂、羟丙基甲基纤维素、聚己内酯、聚乙烯吡咯烷酮等,黏合剂使用丙烯酸树脂和聚乙烯吡咯烷酮等。

（2）SSE 技术是先将药物和其他辅料制备成半固体混合物（如糊状物），然后灌装到喷头内，依照药物模型信息，利用压力将该混合物从喷头的喷嘴中挤出，按照规定路径进行层层堆积，最后干燥得到药物制剂。其常用的辅料有微晶纤维素、羟丙基甲基纤维素和甘露醇等。该成型工艺条件温和，适用于遇热易分解的药物，但打印精度受混合物的流动性影响较大，打印精度不高。

（3）FDM 技术首先用挤出机将药物与聚合物（聚乳酸、聚己内酯、丙烯腈-丁二烯-苯乙烯共聚物等）制备成丝材，再通过 3D 打印机将热熔性丝材加热熔融，然后控制喷头按照规定路径移动，将熔融流体挤出到打印平台上，经过冷却固化得到固化层。相较于 PB 技术，该技术可以在任何基板上进行打印，打印更简单灵活，但是由于没有粉末床，挤出的流体需要支撑材料支撑，且打印过程中需加热，不适用于遇热不稳定的药物。

（4）SLA 技术是运用最早的快速成型技术，其原理是通过激光对含药的液态树脂进行固化。该含药的液态树脂包括可固化单体和光引发剂，通过光引发剂暴露于激光下引发单体的聚合（固化）而制备成制剂，其中，制剂中用到的光敏树脂需具有生物相容性和可降解性。光固化成型技术具有较高的分辨率和精密度，生产效率高，但是由于涉及激光技术以及比较多的光引发剂，对整体的操作安全性要求高，成本也较高。

（5）SLS 技术是将激光束按照设计路径照射粉末床上的含药粉末，通过选择性地将粉末烧结固化得到药物制剂。该法打印的速度快，无需设计和打印支撑结构，但在药物制剂领域，可用于激光烧结的原料依然有限，且由于需要激光烧结，因此也不适用于热不稳定的药物。

2.2　3D 打印制剂的剂型

相对于传统制药技术，3D 打印药物制剂灵活的个性化定制能力和精准的剂量控制是其核心优势。借助 3D 打印技术"按需"生产药物制剂可克服传统制造方式的"一刀切"模式，可满足患者在年龄、体质、器官功能和疾病严重程度方面的个性化用药需求。目前，该技术已被应用于缓控释制剂、速释制剂、脉冲制剂、靶向制剂（程序化可控胶囊、胃漂浮制剂等）、植入制剂、外用制剂（微针贴片、伤口敷料、个性化载药牙套及贴剂等）、复方制剂（分区型等）、异形制剂、高载药量制剂及具有多种释放机制的多重释药制剂等个性化、高端制剂的研制中。

2.3　实验药物

氯氮平，参见本书实验四《口腔崩解片的制备与质量评价》。

布洛芬，参见本书实验六《凝胶与原位凝胶的制备与质量评价》。

3　实验材料与仪器

3.1　实验材料

3D 打印氯氮平口腔崩解片：氯氮平原料药，氯氮平对照品，甘露醇，蔗糖，微晶纤维素

(MCC,PH102),聚维酮 K30(PVP K30),35％(体积比)的乙醇溶液,盐酸,甲醇,三乙胺,纯化水。

3D打印布洛芬缓释片:布洛芬原料药,布洛芬对照品,乙基纤维素(EC),羟丙基甲基纤维素(HPMC,K100-LV),甲醇,乙腈,乙酸钠,磷酸盐缓冲液(PBS,pH＝7.2),纯化水。

3.2　实验仪器

电子分析天平,粉末黏结型 3D打印机,熔融沉积型 3D打印机,双螺杆挤出机,体视显微镜,扫描电子显微镜,差示扫描量热仪,片剂硬度仪,口崩片崩解仪,片剂脆碎度测定仪,片剂崩解时限仪,智能溶出仪,高效液相色谱仪,标准药筛(60 目、120 目)。

4　实验内容

4.1　3D打印制备氯氮平口腔崩解片

【处方】氯氮平 2.5 g,甘露醇 5.73 g,蔗糖 3.02 g,MCC 0.78 g,PVP K30 0.47 g,35％(体积比)的乙醇溶液适量,共制成 100 片。

【制备】分别将处方中的原料药和辅料研磨后过 120 目筛,然后称取处方量的氯氮平、甘露醇、蔗糖、MCC,以及 PVP K30,混合均匀后过筛,装入 3D打印机的粉末盒中;35％的乙醇溶液作为黏合液,装入墨盒中。按照以下步骤进行 3D打印制片:①利用计算机辅助设计(computer aided design,CAD)建立片剂三维模型,并转换为 STL 文件格式到 3D打印机的LTY 软件控制系统(图 31-1)。设定片剂半径(r)为 5 mm,外丝径宽(O_L)为 1.5 mm,内丝径宽(I_L)为 1 mm,打印层高(h_t)为 0.05 mm。②控制系统输出打印指令,3D打印机供料系统将粉末铺于打印平台上,由滚轴进行滚压铺层,墨盒喷嘴根据模型设计在 X-Y 平面的指定区域移动喷涂黏结液,结束第一层打印后,在 Z 轴方向上下降指定的层高,重复上述步骤,铺设新的粉末打印层,逐层打印,直到最后一层结束为止。③完成片剂打印后,去除多余的粉末,取出片剂置于电热鼓风干燥箱中 55℃干燥 2 h。打印口腔崩解片,片重 125 mg(含药 25 mg),片剂体积约 161 mm^3。

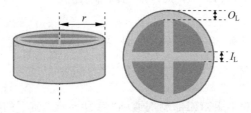

图 31-1　片剂设计模型及相关参数示意图

4.2　3D打印制备布洛芬缓释片

【处方】布洛芬 6 g,EC 16.5 g,HPMC 7.5 g,共制成 100 片。

【制备】采用热熔挤出法(hot melt extrusion,HME)制备含药丝材。称取处方量的布洛芬、EC 和 HPMC,混合均匀后加入双螺杆挤出机。设置挤出温度 120℃,螺杆转速 60 r·min^{-1},停留时间 10 min,将混合物挤压通过 1.75 mm 的模具,制备成含药丝材。

采用熔融沉积成型(FDM)法制备布洛芬缓释片。使用 SolidWorks 软件设计片剂模型(直径 $\phi=12.0$ mm,厚度 $H=7.0$ mm),使用 Cura 15.02 软件和 Slic3r 1.2.9 软件进行填充和切片,填充密度 25%,壳层厚度 0.8 mm。将上述制备的含药丝材插入 3D 打印机的进料孔,喷嘴直径 0.22 mm,首先将打印温度升至 178℃,测试挤出,确保打印机能够正常工作。设置以下打印参数:打印速度 45 mm·s^{-1},层厚 0.2 mm。在 Cura 15.02 软件中,挤出机运行速度设置为 100 mm·s^{-1},每层的最小冷却时间设置为 5 s。通过微调片剂厚度参数,控制片重约 0.3 g。

4.3 氯氮平口腔崩解片的质量检查

4.3.1 氯氮平分析方法的建立

(1) HPLC 色谱条件

色谱柱:C18(5 μm,4.6 mm×150 mm);流动相:甲醇-0.4%三乙胺溶液,体积比为 70:30;柱温:30℃;检测波长:257 nm;流速:1.0 mL·min^{-1};进样体积:20 μL。

(2) 标准曲线的绘制

精密称取氯氮平对照品 2 mg,置于 10 mL 量瓶中,加甲醇超声溶解,稀释至刻度,摇匀,制得 200 μg·mL^{-1} 的对照品贮备液。分别精密量取对照品贮备液适量,加流动相稀释,配制浓度为 2、4、6、10、20、40 μg·mL^{-1} 的系列对照品溶液,按照 HPLC 方法分析,以氯氮平的浓度为横坐标、峰面积为纵坐标,绘制标准曲线。

4.3.2 质量检查

(1) 外观和结构表征

观察口崩片的外观,应完整光洁,色泽均匀。用扫描电子显微镜(SEM)扫描 3D 打印片的截面,分别在 500 μm 和 5 μm 下观察片剂的内部结构。

(2) 硬度

取 6 片口崩片,分别用硬度仪测定硬度,计算平均硬度。硬度应符合设计要求,在 2~3 kg 范围内。

(3) 重量差异检查

按照《中国药典》2020 年版第四部制剂通则"0101 片剂"项下的规定进行口崩片重量差异检查。

取供试品 20 片,精密称定总重量,求得平均片重后,再分别精密称定每片的重量,每片重量与平均片重比较,按表 31-1 中的规定,超出重量差异限度的不得多于 2 片,并不得有 1 片超出限度 1 倍。

表 31-1　片剂片重与重量差异限度规定

平均片重	重量差异限度
0.3 g 以下	±7.5%
0.3 g 及 0.3 g 以上	±5%

（4）崩解时限

参照《中国药典》2020 年版四通则"0921 崩解时限检查法"，使用口崩片崩解仪，将不锈钢管固定在支架上，浸入盛有 900 mL 温度为(37.0±1.0)℃水的杯中，调节不锈钢筛网的位置，使其最低点在水面下(15±1)mm。将片剂置不锈钢管中进行检查，取 6 片口崩片，分别测定片剂崩解时间，取平均值，应符合规定。

（5）口腔崩解时限测定及口感评价

6 名健康志愿者，用水清洁口腔，随机取一药片置于舌面，不用水，也不咀嚼，允许舌头适当上下运动，用秒表记录药片在口腔中完全崩解所需时间，即为口腔内崩解时间。然后将药粉吐出并漱口，立即记录口感：是否有苦感，甜度是否合适，崩解后有无沙砾感和残存片心等。

（6）体外溶出度测定

参照《中国药典》2020 年版四部通则"0931 溶出度与释放度测定法"，采用篮法，以 900 mL 盐酸溶液(pH＝1.2)为溶出介质，转速为 100 r·min^{-1}，温度为(37.0±0.5)℃。分别在 0.5、1、2、3、4、5 min 取样 10 mL，同时补充等温、同体积溶出介质。样液经 0.45 μm 微孔滤膜过滤，取续滤液按 4.3.1 节在 HPLC 条件下测定氯氮平的含量，参照本书实验二《药物固体分散体的制备与质量评价》中累积释放度计算方法，计算不同取样时间点(t)的累积溶出度(Q)。根据 Q-t 数据，绘制 Q-t 曲线，观察口腔崩解片体外溶出行为。

4.4　布洛芬缓释片的质量检查

4.4.1　布洛芬分析方法的建立

参照本书实验六《凝胶剂与原位凝胶剂的制备与质量评价》中布洛芬的 HPLC 分析方法。

4.4.2　质量检查

（1）外观：观察缓释片的外观，用体视显微镜观察含药丝材与布洛芬缓释片的外观形状。

（2）硬度：取 6 片缓释片，分别用硬度仪测定硬度，计算平均硬度。

（3）差示扫描量热法(DSC)分析：分别取布洛芬原料、含药丝材粉末(热熔挤出法制备的丝材，手工剪碎后研磨，过 60 目筛)、物理混合物(布洛芬、EC、HPMC)适量，置于差示扫描量热仪中扫描，以空铝坩埚为参比物，扫描速度为 5℃·min^{-1}；扫描范围：40～100℃。比较分析布洛芬存在形式。

（4）体外释放度测定

参照《中国药典》2020 年版四部通则"0931 溶出度与释放度测定法"，采用桨法，转速

100 r·min^{-1},以 900 mL,pH=7.2 的 PBS 溶液为溶出介质,温度为(37.0±0.5)℃。分别于 2、4、8、12、24 h 取样,每次取样 10 mL,同时补充等温、同体积释放介质。样液经 0.45 μm 微孔滤膜过滤,取续滤液按 4.4.1 节在色谱条件下测定布洛芬的含量,参照本书实验二《药物固体分散体的制备与质量评价》中累积释放度计算方法,计算不同取样时间点(t)的累积释放度(Q)。根据 Q-t 数据,绘制 Q-t 曲线,并分别采用零级、一级、Higuchi 方程进行拟合,根据拟合结果,结合缓释片所用材料、结构及制备方法,解释 3D 打印布洛芬缓释片的释放机理。

5　结果与讨论

5.1　3D 打印氯氮平口腔崩解片的质量检查

（1）外观和结构表征。
（2）硬度和重量差异检查。
（3）崩解时限、口腔崩解时限测定及口感评价。
（4）体外溶出度测定。

5.2　3D 打印布洛芬缓释片的质量检查

（1）外观观察和硬度测定。
（2）DSC 分析。
（3）体外释放度测定。

6　思考题

（1）3D 打印口腔崩解片的过程涉及多个关键参数,如打印温度、打印速度、材料的黏度等。请分析这些参数是如何影响口腔崩解片的药物释放特性的,如何通过优化这些参数来改善药物的快速释放效果。

（2）从制备工艺的角度,比较 3D 打印片和普通压制片的主要区别是什么？请分析这些差异可能对药物释放产生的影响。

（3）3D 打印技术如何促进个体化精准制药在单方药与复方药中的应用？

参考文献

[1]　张阳,冯萍,吕若云.3D 打印药物制剂的专利技术综述[J].中国发明与专利,2021,18(S1):86-91.
[2]　余红燕,徐光辉,贾暖.3D 打印技术在口服固体制剂中的应用研究进展[J].中国现代应用药学,2021,38(16):2033-2038.
[3]　乔森,潘昊,崔梦锁,等.3D 打印技术在药物制剂领域的研究及应用[J].药学进展,2020,44(5):332-341.
[4]　国家药典委员会.中华人民共和国药典:2020 年版.四部[M].北京:中国医药科技出版社,2020.

［5］　林敏玫,陈培鸿,田盼,等.三维打印氯氮平口腔崩解片的片形优化与评价［J］.中国新药杂志,2019,28(6):739-744.

［6］　YANG Y,WANG H H,LI H C,et al. 3D printed tablets with internal scaffold structure using ethyl cellulose to achieve sustained ibuprofen release［J］. European Journal of Pharmaceutical Sciences,2018,115:11-18.

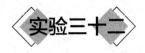

静电纺丝法制备载药纤维与微球

1 实验目的

（1）掌握静电纺丝技术及其载药的基本原理。

（2）熟悉静电纺丝技术制备载药纤维与微球的方法。

（3）熟悉载药纤维与微球的质量评价方法。

2 实验原理

静电纺丝技术（electrospinning technique），又称电纺技术，是一种特殊的纤维制备工艺，利用高分子流体（如聚合物溶液或熔体）在强电场中的雾化过程，产生聚合物微小射流，并运行相当长的距离后固化成超细纤维。用静电纺丝技术制得的纤维，其直径可达纳米级，是目前直接制备纳米纤维最有效的方法之一。

2.1 静电纺丝装置

静电纺丝装置主要由储液装置、推射装置、高压电源和接收装置构成（图 32-1）。将聚合物溶液置于储液装置中，储液装置前部连接一个金属针头。通过调节推射装置的推进速度，聚合物溶液可被缓慢挤压出并在针头处形成小液滴。将高压电源的正极连接在针头上就可以赋予聚合物溶液正电荷。高压电源正极电压一般为几千至上万伏。高压电源的负极连在接收装置上，这样小液滴会受到同种电荷之间的斥力和高压静电场提供的静电力。同时，小液滴的表面还受到与静电力方向相反的表面张力。当液滴与接收装置之间的电压高于某一临界值，静电力大于表面张力时，液滴的形态就会发生改变，形成泰勒锥。当电压继续升高时，就会从泰勒锥中形成喷射流，溶剂和其中包含的聚合物一起射向接收装置。在这个过程中，随着溶剂的挥发，聚合物的带电密度升高，导致聚合物间的斥力升高从而不断裂劈，形成越来越细的纤维。这些纤维不规则地排列，并最终落在接收装置上。在喷射的过程中，为了保证溶剂可以完全挥发，对针头与接收装置的距离有最小要求。接收装置按照形态可分为平板接收装置、滚筒接收装置、网状接收装置等，最常用的为滚筒接收装置。通过滚筒的转动，电纺纤维可以较均一地附着于接收装置上。通过增加滚筒的转速可以获得方向一致的有序电纺纤维。喷射装置的针头和接收装置水平或垂直放置,在垂直放置的情况下还需考虑重力对泰勒锥形成的影响。

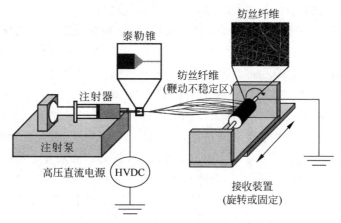

图 32-1　静电纺丝装置示意图

2.2　静电纺丝纤维的主要影响因素

影响静电纺丝纤维形态的因素较多,主要有纺丝液性质(黏度、导电性、表面张力等)、操作条件(电压、接收距离、纺丝液喷射速度等)及纺丝环境(温度、湿度)。其中纺丝液性质和操作条件对纺丝有很大影响,使用时可通过调节纺丝过程中的各种参数来控制静电纺丝纤维的形态。

纺丝液黏度会直接影响静电纺丝所得的纳米纤维的形貌和性质。纺丝液黏度越大,聚合物分子链越易缠结,射流越不稳定,纺丝难度较大,越不易制得直径分布均匀的纳米纤维,并且溶剂的黏度过高会导致电纺纤维表面出现针孔,增加纤维的表面积;但是黏度小只能形成微滴,无法形成射流。纺丝液的黏度受聚合物分子量、溶剂、温度、纺丝液中各成分的配比等因素影响,在配制纺丝液的过程中要兼顾各方面的要求。

合适的电压可使纺丝液形成射流,保证静电纺丝的顺利进行,而射流装置与接收器之间的距离以及纺丝液的喷射速度影响着纳米纤维的直径和形貌。在静电纺丝制备纳米纤维的过程中,随着电压的增大,电场强度和射流表面的电荷增加,射流在电场力的作用下拉伸,利于形成直径较小的纳米纤维;但若电压继续增大,喷射流纺丝过程中受到拉伸的时间减少,纺丝液中的溶剂不能完全挥发,造成液滴来不及充分分裂和拉伸,使纤维平均直径增大。接收距离直接影响电场强度和射流在电场中的飞行和拉伸时间。当电场力起主导作用时,随着接收距离的增大,液滴间的静电排斥力和喷射流的拉伸力减小,不利于纤维均匀分裂和拉伸,造成纤维直径增大,均匀性下降;当拉伸时间起主导作用时,随着接收距离增大,拉伸时间增长,溶剂挥发充分,有利于纤维直径的减小,均匀性也随之提高。

2.3　静电纺丝纤维的特点及其在药物递送领域的应用

静电纺丝纤维因具有比表面积大、孔隙率高、均一性强等优点,在传感器、过滤阻隔、组织工程、仿生材料、药物缓释等方面均有应用。由于静电纺丝纳米纤维制备简单,可用于纺丝的聚合物种类非常多(至少上百种),不同聚合物之间还可相互混合进行电纺,因此,静电纺丝技术在药剂学领域是很有前景的缓释药物制剂技术。不过,目前电纺材料仅主要用于对小分子疏水性药物的包封,且载药量通常小于 1%(质量百分比)。

此外,静电纺丝技术还可用于制备微球。使用静电液滴喷射形成微球的方法简便,制备条件温和,速度快,并且生物活性物质损失少。例如海藻酸是来源于褐藻的亲水性胶态多聚糖,是由甘露醇醛酸(M)和古罗糖醛酸(G)两种单糖组成的线性高分子聚合物,具有与多价阳离子形成凝胶的特性,其与钙离子结合形成的海藻酸钙凝胶,电镜扫描为"蛋格"形三维网状结构。这种凝胶可根据临床需要,通过不同的制备工艺加工成不同规格的圆形或类圆形固态微球,具有生物相容性和降解性,对人体无毒副作用,被广泛用作药物载体。采用静电纺丝技术,将海藻酸钠溶液作为喷液的原料液,氯化钙溶液作为接收液,将体系置于高压静电场中,喷液置于注射器中,由推注器将喷液从带有高压的针头喷出,海藻酸钠溶液克服表面张力和黏滞力后以液滴状落入接收液中,与氯化钙溶液反应后固化为海藻酸钙微球。

2.4 实验药物

非洛地平,参见本书实验二《药物固体分散体的制备与质量评价》。

双氯芬酸钠,参见本书实验六《凝胶剂与原位凝胶剂的制备与质量评价》。

3 实验材料与仪器

3.1 实验材料

非洛地平载药纤维:非洛地平原料药,非洛地平对照品,四氢呋喃(THF),N,N-二甲基甲酰胺(DMF),聚乙烯吡咯烷酮 K30(PVP K30),乙腈,磷酸,无水乙醇,纯化水。

双氯芬酸钠海藻酸钙微球:双氯芬酸钠原料药,双氯芬酸钠对照品,海藻酸钠,无水氯化钙,甲醇,冰醋酸,磷酸盐缓冲液(PBS,pH=7.4),纯化水。

3.2 实验仪器

电子分析天平,静电纺丝设备,高效液相色谱仪,磁力搅拌器,高速离心机,光学显微镜,鼓风干燥箱,小型超声波清洗器。

4 实验内容

4.1 非洛地平载药纤维的制备

【处方】非洛地平 0.2 g,THF 5.0 mL,DMF 5.0 mL,PVP K30 4.0 g。

【制备】按处方量配制 THF 和 DMF 比例为 1∶1(体积比)的混合溶剂,称取处方量

PVP K30 溶于该混合溶剂,超声,充分溶解制得 40%(质量浓度)的 PVP K30 溶液。称取处方量的非洛地平,溶于该 PVP K30 溶液中,超声,充分溶解制得静电纺丝溶液。静电纺丝条件为正电压 20 kV,负电压 2.5 kV。储液装置为 5 mL 的注射器,静电纺丝喷头为 22 G,推进速度为 0.4 mm·min^{-1}。在滚筒接收器上覆盖一层铝箔纸以接收电纺丝,接收距离为 17 cm,滚筒转速为 40 r·min^{-1}。喷射装置左右平移的速度为 2 cm·min^{-1}。

4.2　双氯芬酸钠海藻酸钙微球的制备

【处方】双氯芬酸钠 0.2 mg,海藻酸钠 40.0 mg,0.5%氯化钙溶液 30 mL,纯化水 2 mL。

【制备】称取处方量的海藻酸钠,加入 1 mL 纯化水充分溶解,配制质量浓度为 4%的海藻酸钠溶液。精密称取处方量双氯芬酸钠,溶于 1 mL 纯化水中,配制浓度为 0.2 mg·mL^{-1} 的药物溶液。将上述海藻酸钠溶液和双氯芬酸钠溶液等比例混合,充分混匀,制得喷液。设置条件为正电压 20 kV,负电压 0 kV。储液装置为 2 mL 的注射器,推进速度为 0.4 mm·min^{-1}。以 30 mL 0.5%的氯化钙溶液(质量浓度)为接收液,向接收液中定量喷射 1 mL 的喷液体系形成双氯芬酸钠海藻酸钙微球。

4.3　非洛地平载药纤维的质量评价

4.3.1　非洛地平分析方法的建立

参照本书实验二《药物固体分散体的制备与质量评价》中非洛地平 HPLC 法。

4.3.2　非洛地平载药纤维的外观表征

观察非洛地平载药纤维的成膜性,显微镜下观察纤维的性状、直径、光滑度和均匀度。

4.3.3　非洛地平载药纤维表观溶解度的测定

分别取非洛地平原料药约 20 mg 及载药纺丝(含非洛地平约 20 mg),置于 50 mL 具塞三角烧瓶中,加纯化水 20 mL,在磁力搅拌器上搅拌 2 h,制成饱和溶液后,分别取 1 mL 于离心管中,10 000 r·min^{-1} 离心 10 min,取上清液,采用 HPLC 法测定非洛地平的浓度并计算其表观溶解度。

4.4　双氯芬酸钠海藻酸钙微球的质量评价

4.4.1　双氯芬酸钠分析方法的建立

参照本书实验十四《凝胶剂的体外经皮药物递送》中双氯芬酸钠 HPLC 法。

4.4.2　双氯芬酸钠海藻酸钙微球外观表征

将接收液中的双氯芬酸钠海藻酸钙微球取适量置于载玻片上,在显微镜下观察微球的外观、形态、直径和均匀性,并拍照记录。

4.4.3 双氯芬酸钠海藻酸钙微球载药量和包封率的测定

(1) 游离药物样品的制备与测定

将 30 mL 的氯化钙接收液体系以 4000 r·min^{-1}，离心 5 min，收集上清液；分两次加入 10 mL 纯化水进行冲洗，离心收集上清液，将 3 次收集的上清液合并摇匀，置于 50 mL 量瓶，加纯化水至刻度，摇匀。取 1 mL 溶液用 0.45 μm 微孔滤膜过滤，取续滤液用 HPLC 法测定双氯芬酸钠的浓度，计算游离药物的质量（$M_{游离药物}$，mg）。

(2) 微球包封药物样品的制备与测定

收集游离药物样品制备过程中离心后的微球沉淀，置于烘箱中 70℃ 干燥，称重（$M_{载药微球}$，mg）；取干燥后的微球沉淀研细，精密称取粉末 10 mg 于 10 mL 量瓶中，加 PBS（pH=7.4）至刻度，超声 10 min，使之充分溶蚀。取适量上述溶液，用 0.45 μm 微孔滤膜过滤，取续滤液用 HPLC 法测定双氯芬酸钠的浓度，计算微球中包封药物的质量（$M_{包封药物}$，mg）。

分别根据式(32-1)与式(32-2)计算双氯芬酸钠海藻酸钙微球的载药量（DL）与包封率（EE）。

$$DL(\%) = \frac{M_{包封药物}}{M_{载药微球}} \times 100\% \tag{32-1}$$

$$EE(\%) = \frac{M_{包封药物}}{M_{包封药物} + M_{游离药物}} \times 100\% \tag{32-2}$$

【计算注意】$M_{包封药物}$ 和 $M_{游离药物}$ 的计算需考虑取样量、稀释倍数等影响，确保换算至同一初始量。

5 结果与讨论

5.1 非洛地平载药纤维的质量评价

(1) 非洛地平载药纤维的外观表征。
(2) 非洛地平载药纤维的表观溶解度测定。

5.2 双氯芬酸钠海藻酸钙微球的质量评价

(1) 双氯芬酸钠海藻酸钙微球的外观表征。
(2) 双氯芬酸钠海藻酸钙微球的载药量与包封率测定。

6 思考题

(1) 静电纺丝技术制备微球与传统微球制备方法相比的优势有哪些？
(2) 采用静电纺丝技术制备载药纤维或微球时需要考虑哪些因素？如何改善静电纺丝技术制备载药纤维或微球时载药量小的问题？

参考文献

［1］SHENG S,YIN X Y,CHEN F M,et al. Preparation and characterization of PVA-Co-PE drug-loaded nanofiber membrane by electrospinning technology［J］. AAPS PharmSciTech,2020,21(5)：199.

［2］梁梦迪,吕邵娃,李永吉.静电纺丝技术在药物领域的研究进展［J］.合成纤维,2020,49(3)：34-38.

［3］叶佩雯,WEI S Y,魏凤环.静电纺丝载药纤维及其在经皮递药系统中的研究进展［J］.中国药学杂志,2019,54(24)：2034-2042.

［4］CHEN S X,LI R Q,LI X R,et al. Electrospinning：an enabling nanotechnology platform for drug delivery and regenerative medicine［J］. Advanced Drug Delivery Reviews,2018,132：188-213.

［5］杨豆,张卫波,刘锰钰,等.静电纺丝制备纳米纤维的影响因素研究进展［J］.合成技术及应用,2017,32(1)：25-29.

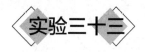

液滴微流控技术制备载药微球及脂质体

1　实验目的

（1）掌握液滴微流控技术制备载药微球的基本原理及应用特点。

（2）熟悉流动共聚焦型微流控芯片制备载药微球的方法。

（3）熟悉 NanoAssemblr® 纳米脂质体制备系统的技术原理及制备方法。

2　实验原理

2.1　液滴微流控技术

液滴微流控技术（droplet microfluidics）是指基于微观尺度，在几十至几百微米的通道内对流体进行操控的一种技术。这种技术在微米级别的通道内，利用两种或多种互不相溶的流体间的流体剪切力及表面张力的相互作用，从而导致连续流体被切断，形成纳升至皮升体积大小的液滴。微流控技术操控下的流体具有层流和液滴等独特的性质，借助这些独特的流体现象，可以实现一系列常规方法所难以完成的微粒加工，包括流体混合增强和精准控制的纳米结构组装。随着混合液体的特性、通道结构尺寸等多种因素的变化，微流控管道中的流体会形成塞状流、分层流、液滴流和环形流等多种不同的流型。由于在微流控通道内流体通过的体积极小，借助驱动装置精准调控液体流量和流速，如同一个微量定量的精准反应器，互溶液体间可通过对流体的控制和加剧混合来迅速得到大小均一、重复性好的粒子；不互溶液体间在混合过程中通过界面保留及边界流体对中间流体的剪切得到均一的单乳/复乳液滴结构等。

目前，形成微流控液滴的通道类型主要包括 T 型（T-junction）、共轴流动型（co-flow）和流动共聚焦型（flow focusing）通道（图 33-1）。

通过图 33-1 的基本装置或加以改进，可以完成对液滴的分裂、融合、分选、捕获以及定位，制备的液滴单分散性很好，有助于定量研究；同时反应速度较快，试剂消耗量少，能节省大量试剂，操作也较为安全。通过对试剂的选择，可以设计出水包油（O/W）、水包气（G/W）等乳液；通过增加毛细管装置的级数或在聚二甲基硅氧烷（PDMS）上加工更多通道完成更

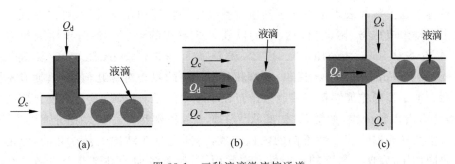

图 33-1　三种液滴微流控通道

（a）T 型；（b）共轴流动型；（c）流动共聚焦型；Q_c：连续相；Q_d：分散相

为复杂的油包水包气（G/W/O）、水包油包水（W/O/W）液滴和复合乳液。产生的这些液滴通过 UV 照射、加热、化学反应或溶剂蒸发等多种手段，固化得到单分散的颗粒或者胶囊。通过进一步的后续处理，可以得到诸如各向同性均匀微球、核-壳型微球、Janus 颗粒等复杂的颗粒，这些粒子可以运用在生物探针、表面增强拉曼光谱技术、重金属吸附、药物控释、环境检测等多个研究领域，也可以在物理学的光、热、磁等各种相应特性中发挥作用。

2.2　载药微球的主要类型

目前，基于液滴微流控技术，制备核壳型、多孔型和各向异性载药微球及其应用研究较多。

（1）核壳型微球

核壳型结构通常以内部的核和包覆在外部的壳构成，二者一般通过分子间的作用力结合，具有优异的化学和物理性能，是一种构造新颖的复合材料。传统核壳型微球制备通常采用乳液聚合法，步骤多，操作复杂，影响因素包括乳化剂的种类、用量和亲水性等。而通过微流控装置可以对核壳结构微粒的组成成分、粒径大小进行针对性设计，还可以包埋不同组分和不同尺寸的内核，从而具备磁、光、生物反应等不同特性。核壳型微球的内核与外壳间通过物理、化学作用相互连接，壳层或内核能够包裹具有生物活性的生物分子、药物及其他配体，能与生物环境体系中的细胞相互结合。通常以药物为核，以响应性材料（pH 敏感、温度敏感、磁响应等）为壳，实现药物的控制释放。

（2）多孔型微球

制备方法与核壳型类似，但在制备过程中内水相需要包含一些致孔物质，如碳酸氢铵和过氧化氢等，这些致孔剂分解产生二氧化碳、氨气和氧气等气体，释放后穿过壳层，从而产生具有多孔结构的载药微球。多孔型微球因具有多孔结构，因此密度低，比表面积大，渗透性强。随着孔隙率的增加，不仅在微球表面，微球内部也会释放更多的吸附位点，从而提升微球的吸附能力。采用微流控装置制备多孔结构微球，无论采用模板法还是添加致孔剂，孔径的偏差都较小，而孔径是影响微球选择性吸附的主要因素。通过孔结构的调整可实现药物释放速率的可控，同时多孔结构致使微球密度低，因此，可通过调控微球粒径和空隙获得较为理想的空气动力学性质，便于吸入给药。

（3）各向异性微球

各向异性颗粒具有非对称的形状或不均匀的性质，在自然界中广泛存在，如生物细胞、花粉颗粒等。这类颗粒表现出不同于其他类型微球的物理和化学性质,可以在同一个粒子中表现出多种组成成分、隔段、极性、功能以及各式各样的形状。各向异性颗粒主要分为Janus型颗粒(Janus particle)、补丁型颗粒(patchy particle)和多隔段颗粒(multicompartment particle)。Janus型颗粒具有严格的双相对称几何结构,拥有不同的成分和特性。补丁型颗粒能够精确控制且排布粒子之间的相对位置,具有高度自序的自组装功能,因此有着多种分类,如链状、螺旋状等。而多隔段颗粒是一种多相分离的核壳结构,一般由亲水性外壳以及疏水性不同的内核构成,不同组分在结构上是独立的,但是相邻组分具有协同作用,表现出高度的功能性。通常而言,制备各向异性微球至少需要2个分散相:当这2个分散相在微通道内发生混合,没有清晰的对称性时,所制备的颗粒只是普通的均质球;可在通道中再增加一个通道来隔离2个分散相保持对称性。进入共用通道的2个分散相在相同流速下应具备同样的黏度,以避免因黏度不均匀造成颗粒成球失败;当2个分散相不相溶时,由于液-液的界面张力,就有可能出现3种形态:完全吞噬(核壳型)、部分吞噬(Janus型)和没有吞噬(2个单独的液滴),而这3种形态会发生相互转换,所以要在适当时机通过光聚合或热聚合等手段固化颗粒,锁住分散相。

2.3 实验药物

比卡鲁胺(bicalutamide,$C_{18}H_{14}F_4N_2O_4S$,$M=430.374$)属于一种新型非甾体类抗雄激素药,可用作黄体生成素释放激素(LHRH)类似物,或与外科睾丸切除术联合应用于晚期前列腺癌的治疗。口服吸收良好,(S)-异构体相对(R)-异构体消除较为迅速,后者的血浆半衰期为1周。与血浆蛋白高度结合(96%),并被广泛代谢(经氧化及葡萄糖醛酸化),其代谢产物以几乎相同的比例经肾及胆消除。本品常温下外观为灰白色结晶固体;在二甲基甲酰胺中易溶,在四氢呋喃中溶解,在乙酸乙酯、甲醇中略溶,在水中不溶。

比卡鲁胺

地塞米松(dexamethasone,$C_{22}H_{29}FO_5$,$M=392.467$)属于长效的糖皮质激素,与其他糖皮质激素一样,具有抗炎、抗内毒素、抑制免疫、抗休克及增强应激反应等药理作用,临床上可以作为危重疾病的急救用药和各类炎症的治疗药物。地塞米松易经消化道吸收,也可经皮肤吸收,肌内注射地塞米松磷酸钠或醋酸地塞米松后分别于1 h和8 h后达到血药浓度峰值。血浆蛋白结合率约为77%,易于透过胎盘而几乎未灭活。地塞米松生物半衰期约为3 h,组织半衰期约为3 d,65%以上的药物在24 h内从尿液中排出。本品常温下外观为白色或者类白色的结晶或结晶性粉末;在二甲基甲酰胺中易溶,在四氢呋喃中溶解,在乙酸乙酯、甲醇中略溶,在水中几乎不溶。地塞米松琥珀酸单酯(dexamethasone hemisuccinate,$C_{26}H_{33}O_8F$,$M=492.540$)为地塞米松的前体药物。

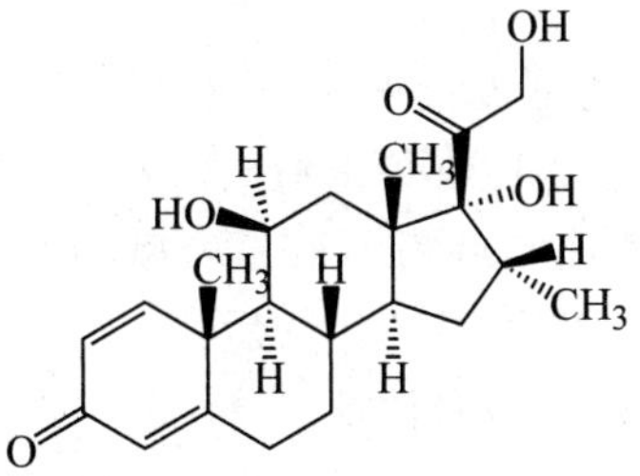

地塞米松

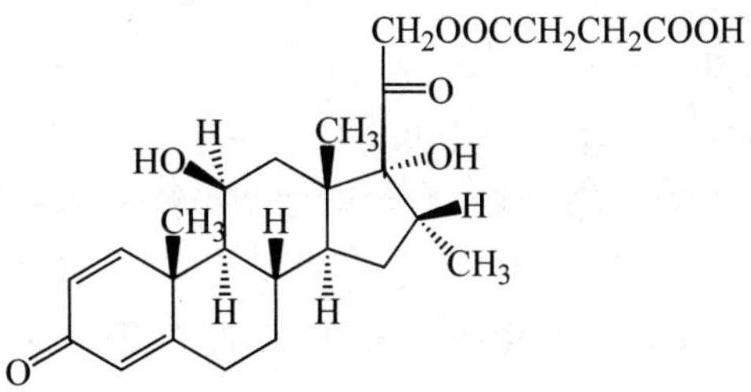

地塞米松琥珀酸单酯

3　实验材料与仪器

3.1　实验材料

PLGA 载药微球：比卡鲁胺(BCL)原料药，BCL 对照品，聚丙交酯-乙交酯(PLGA)，二氯甲烷，丙酮，四氢呋喃，聚乙烯醇(PVA)，磷酸二氢钾，乙腈，磷酸盐缓冲液(PBS，含 0.5% SDS，pH=7.4)，纯化水。

地塞米松脂质体：地塞米松琥珀酸单酯(DSH)原料药，DSH 对照品，氢化大豆磷脂(HSPC)，胆固醇，醋酸钙，甲醇，4-(2-羟乙基)-1-哌嗪乙磺酸(HEPES)缓冲液(20 mmol·L^{-1} HEPES，150 mmol·L^{-1} NaCl，pH=7.4)，乙腈，冰醋酸，氯仿，显色剂(27.03 g 六水合三氯化铁和 30.4 g 硫氰酸铵于 1 L 量瓶中，加水溶解并稀释至刻度，混匀即得)，纯化水。

3.2　实验仪器

电子分析天平，流量泵，鼓风干燥箱，高速离心机，真空冷冻干燥机，扫描电子显微镜，低温透射电子显微镜，差示扫描量热分析仪，高效液相色谱仪，超声波清洗器，恒温振荡器，微流控芯片装置，纳米脂质体制备系统，旋转蒸发仪，紫外可见分光光度计，激光粒度分析仪，Float-A-Lyzer 透析装置。

4　实验内容

4.1　比卡鲁胺 PLGA 载药微球的制备

【处方】BCL 15 mg，PLGA 50 mg，二氯甲烷 4.5 mL，丙酮 0.5 mL，PVA 0.4 g，纯化水适量。

【制备】采用三相流动共聚焦型微流控芯片装置制备 PLGA 载药微球(图 33-2)。称取处方量的 BCL 溶于 2 mL PLGA 溶液(20 mg 的 PLGA 溶于 2 mL 体积比为 3:1 的二氯甲烷与丙酮混合溶剂中)，作为内部油相(Q_i)；30 mg 的 PLGA 溶于 3 mL 二氯甲烷，作为中间油相(Q_m)；1%(质量浓度)的 PVA 水溶液 20 mL 作为外连续相(Q_o)。分别用注射泵将 Q_i、Q_m 和 Q_o 从微流控芯片的进口 A、B、C 注入微通道。通过调整各相的流速比，在微通道的交叉处由剪切力形成 O/O/W 微液滴。初始设置控制 Q_o、Q_m、Q_i 注射器的流量泵流量分别为 500、65、50 $\mu L \cdot min^{-1}$，根据 O/O/W 微液滴的形成情况进行微调，并记录。用 1%（质量浓度）的 PVA 水溶液 20 mL 在微流控芯片的出口 D 收集微液滴。收集的微液滴于 37℃ 孵育 24 h，蒸发二氯甲烷和丙酮使微球固化。然后，5000 r·min^{-1} 离心 5 min，收集固化微球沉淀，用纯化水清洗 3 次，以去除微球表面残留的 PVA。最后，5000 r·min^{-1} 离心 5 min 收集固化的微球，冷冻干燥，得 PLGA 载药微球，精密称重。

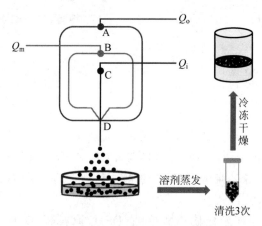

图 33-2　PLGA 载药微球制备工艺示意图

4.2　地塞米松琥珀酸单酯脂质体的制备

【处方】DSH 5 mg，HSPC 48 mg，胆固醇 12 mg，醋酸钙 94.9 mg，甲醇 2 mL，纯化水 3 mL，HEPES 缓冲液适量。

【制备】采用基于微流控芯片技术制造的纳米脂质体制备系统制备醋酸钙脂质体。精密称取处方量的 HSPC 与胆固醇溶于 2 mL 的甲醇中，配制浓度为 30 mg·mL^{-1} 的有机相溶液。称取处方量的醋酸钙溶于 3 mL 的纯化水中，配制浓度为 0.2 mol·L^{-1} 的醋酸钙溶液作为水相溶液。取 2 mL 有机相溶液和 3 mL 水相溶液，采用纳米脂质体制备系统配备的交错人字形微流控混合器制备醋酸钙脂质体。设置总体积为 5 mL，总流速为 17.0 mL·min^{-1}，水相和有机相的流速比为 1.5∶1。制备所得的醋酸钙脂质体混悬液在 35℃ 条件下减压旋转蒸发 6 min，去除体系中的甲醇。

DSH 载药：取 2 mL 上述新鲜制备的醋酸钙脂质体溶液（根据 Stewart 法测定的脂质含量，预先用纯化水稀释调整脂质体浓度为 20 mg·mL^{-1}），使用截留分子量为 100 kDa 的 Float-A-Lyzer 透析装置，以 2 L 的 HEPES 缓冲液为透析液透析过夜，去除未包载的醋酸钙，并建立钙梯度。称取处方量的 DSH，溶于 2 mL 的 HEPES 缓冲液，制备浓度为 2.5 mg·mL^{-1} 的 DSH 药物溶液，精密量取 1 mL 备用。用 HEPES 缓冲液调整透析至脂质体混悬液中脂质浓度为 10 mg·mL^{-1}，精密量取 1 mL 备用。分别将上述两种 1 mL 溶液置于 65℃ 水浴，孵育 5 min 后混合，于 65℃ 水浴中继续孵育 60 min，然后冰浴冷却至 4℃。最后，使用截留分子量为 100 kDa 的 Float-A-Lyzer 透析装置，以 2 L 的 HEPES 缓冲液为透析液透析过夜，除去未被脂质体负载的药物，得 DSH 脂质体胶体溶液（准确记录体积）。采用

Stewart 法测定地塞米松脂质体胶体溶液中的脂质含量。

【操作注意】可适当延长醋酸钙脂质体混悬液减压旋转蒸发的时间，以确保完全除去体系中的甲醇。

4.3　比卡鲁胺 PLGA 载药微球的表征及其载药性能检测

4.3.1　比卡鲁胺分析方法的建立

（1）HPLC 色谱条件

色谱柱：C18(5 μm，4.6 mm×250 mm)；流动相：乙腈-0.1%磷酸二氢钾溶液，体积比为 53∶47；柱温：30℃；检测波长：270 nm；流速：1.0 mL·min^{-1}；进样体积：20 μL。

（2）标准曲线的绘制

精密称取比卡鲁胺对照品 5 mg，于 10 mL 量瓶中，加四氢呋喃溶解，稀释至刻度，摇匀，制得 0.5 mg·mL^{-1} 的对照品贮备液。分别精密量取对照品贮备液适量，用流动相稀释，配制浓度为 10、20、40、60、80、100 μg·mL^{-1} 的系列对照品溶液，按照 HPLC 方法分析，以比卡鲁胺浓度为横坐标、峰面积为纵坐标，绘制标准曲线。

4.3.2　PLGA 载药微球的表征

（1）外观和形态特征

用扫描电子显微镜观测冷冻干燥后的载药微球的大小、形状和形态。用双面胶将待观测样品黏在样品台上，离子溅射后观察。

（2）差示扫描量热（DSC）分析

精确称重比卡鲁胺、PLGA、比卡鲁胺与 PLGA 物理混合物、PLGA 载药微球，分别密封于标准的铝坩埚，用 DSC 仪扫描测定。以空坩埚为参比物，扫描温度范围：30～235℃；升温速率：10℃·min^{-1}。

4.3.3　PLGA 载药微球的载药性能检测

（1）载药量和包封率测定

精密称取 10 mg 载药微球（记为 $M_{载药微球}$，mg），置于 2 mL 四氢呋喃中，超声充分溶解后，用 0.22 μm 微孔滤膜过滤，取续滤液按 4.3.1 节中的 HPLC 法测定样品中比卡鲁胺含量，计算载药微球包载的药物质量（$M_{包封药物}$，mg）。按照式（33-1）与式（33-2）计算载药量（DL）和包封率（EE）。

$$DL(\%)=\frac{M_{包封药物}}{M_{载药微球}}\times100\% \tag{33-1}$$

$$EE(\%)=\frac{M_{包封药物}}{M_{理论药量}}\times100\% \tag{33-2}$$

式（33-2）中，$M_{理论药量}$ 为 10 mg 载药微球理论上加入的比卡鲁胺总量（mg）。

（2）体外释放度测定

精密称取 100 mg 载药微球，分散在 2 mL 的 PBS(pH=7.4)中，装入预处理透析袋（截留分子量：3.5 kDa)后扎紧，置于 50 mL 的锥形瓶中，加入 28 mL 的 PBS(pH=7.4)作为释放介质，置于(37.0±0.5)℃、100 r·min^{-1} 恒温振荡器中进行药物释放。分别在 3、5、8、12、24 h 与 2、5、8、10、20、30、40 d 取 1.5 mL 释放液，同时补充等体积、同温度的释放介质。取出的释放液用 0.22 μm 微孔滤膜过滤，取续滤液按 4.3.1 节中的 HPLC 法测定比卡鲁胺的浓度，参照本书实验二《药物固体分散体的制备与质量评价》的累积释放度计算方法，计算不同取样时间点(t)的累积释放度(Q)，绘制 Q-t 曲线，分别采用零级方程、一级方程、Higuchi 方程和 Korsmeyer-Peppas 方程进行拟合，分析 PLGA 载药微球的药物缓释机理。

【计算注意】$M_{载药微球}$、$M_{包封药物}$ 和 $M_{理论药量}$ 的计算需考虑取样量、稀释倍数及分析样品预处理等实验操作的影响，确保换算至同一初始量。

4.4 地塞米松琥珀酸单酯脂质体的表征及其载药性能检测

4.4.1 地塞米松琥珀酸单酯分析方法的建立

(1) HPLC 色谱条件

色谱柱：C18(5 μm，4.6 mm×250 mm)；流动相：乙腈-0.5%醋酸溶液，体积比为 40∶60；柱温：30℃；检测波长：240 nm；流速：1.0 mL·min^{-1}；进样体积：20 μL。

(2) 标准曲线的绘制

精密称取地塞米松琥珀酸单酯对照品 5 mg，于 10 mL 量瓶中，用甲醇溶解并稀释至刻度，摇匀，制得 0.5 mg·mL^{-1} 的对照品贮备液。分别精密量取对照品贮备液适量，用甲醇稀释，配制浓度为 20、40、60、80、100、120 μg·mL^{-1} 的溶液，按照 HPLC 方法分析，以地塞米松琥珀酸单酯为横坐标、峰面积为纵坐标，绘制标准曲线。

4.4.2 脂质含量测定方法的建立

采用 Stewart 法测定脂质体中的磷脂含量，间接计算脂质体溶液中的脂质含量。

标准曲线的绘制：精密称取 8 mg HSPC 磷脂溶于 4 mL 氯仿中，梯度稀释成 1.0、0.8、0.6、0.4、0.3、0.2、0.1、0.05 mg·mL^{-1} 的磷脂溶液。各取 2 mL 不同浓度的磷脂溶液，分别加入 2 mL 的显色剂，涡旋震荡 30 s 混匀后，9000 g 离心 5min。吸取 1 mL 离心后的下层(氯仿层)溶液，用紫外可见分光光度计于 485 nm 处测定其吸光度。用氯仿调零，记录吸光度值，建立标准曲线。

样品测定：待测脂质体混悬液适量稀释后，取 25 μL 于具塞试管中，分别加入氯仿至 2 mL，加显色剂 2 mL，涡旋 30 s 混匀，9000 g 离心 5 min。取下层(氯仿层)溶液，用氯仿调零，用紫外可见分光光度计于 485 nm 处测定其吸光度，代入标准曲线，计算脂质体混悬液的脂质含量($M_{脂质}$，mg)。

4.4.3 地塞米松琥珀酸单酯脂质体的表征

(1) 脂质体的平均粒径、粒径分布与 Zeta 电位测定

取适量地塞米松脂质体混悬液，用 HEPES 缓冲液稀释到脂质体浓度为 0.5 mg·mL^{-1}，用激光粒度分析仪测定载药脂质体的平均粒径、粒径分布及 Zeta 电位。

（2）形态表征

取 $3.5~\mu L$ 制得的地塞米松脂质体混悬液（调整载药脂质体浓度为 $10~mg \cdot mL^{-1}$），用低温透射电子显微镜观察载药脂质体的外观形态。

4.4.4　地塞米松琥珀酸单酯脂质体的载药性能检测

（1）载药量和包封率测定

精密量取制得的地塞米松琥珀酸单酯脂质体混悬液 $20~\mu L$，加入 $800~\mu L$ 甲醇中，在水浴中超声 $30~min$，分解脂质体使药物完全溶出。样品经 $12~000~r \cdot min^{-1}$ 离心 $10~min$ 后，小心吸取上清液，采用 4.4.1 节中的 HPLC 法检测地塞米松的含量，计算载药脂质体混悬液包封药物的量（$M_{包封药物}$，mg）。按照式（33-3）与式（33-4）计算载药量（DL）和包封率（EE）。

$$DL(\%) = \frac{M_{包封药物}}{M_{包封药物} + M_{脂质}} \times 100\% \qquad (33-3)$$

$$EE(\%) = \frac{M_{包封药物}}{M_{理论药量}} \times 100\% \qquad (33-4)$$

式（33-4）中，$M_{理论药量}$ 为载药脂质体混悬液制备时加入药物的质量（mg）。

（2）体外药物释放度测定

取制得的地塞米松琥珀酸单酯脂质体混悬液，用 HEPES 缓冲液稀释到脂质体浓度为 $10~mg \cdot mL^{-1}$，精密量取 $1~mL$，使用截留分子量为 $20~kDa$ 的 Float-A-Lyzer 透析装置，以 $2~L$ 的 HEPES 缓冲液为释放介质，在 37℃ 条件下进行载药脂质体的体外释放度测定。分别在 1、3、5、8、12、24 h 取 $10~\mu L$ 载药脂质体溶液。在取出样品中加入 $500~\mu L$ 甲醇，水浴中超声 $30~min$，分解脂质体使药物完全溶出。样品经 $12~000~r \cdot min^{-1}$ 离心 $10~min$ 后，小心吸取上清液，采用 4.4.1 节中的 HPLC 法检测地塞米松琥珀酸单酯的含量，载药脂质体中药物减少的量即为释放的量。参照本书实验二《药物固体分散体的制备与质量评价》的累积释放度计算方法，计算不同取样时间点（t）的累积释放度（Q），绘制 Q-t 曲线。

【计算注意】计算时需考虑取样量、稀释倍数及分析样品预处理等实验操作的影响，确保换算至同一初始量。

5　结果与讨论

5.1　比卡鲁胺 PLGA 载药微球的表征及其载药性能检测

（1）PLGA 载药微球的表征：外观和形态特征，DSC 分析。

（2）PLGA 载药微球的载药量和包封率测定。

（3）PLGA 载药微球的体外药物释放度测定。

5.2　地塞米松琥珀酸单酯脂质体的表征及其载药性能检测

（1）醋酸钙脂质体混悬液与地塞米松琥珀酸单酯脂质体混悬液的脂质含量。

（2）地塞米松琥珀酸单酯脂质体的平均粒径、粒径分布、Zeta 电位测定和形态表征。

（3）地塞米松琥珀酸单酯脂质体的载药量和包封率测定。

（4）地塞米松琥珀酸单酯脂质体的体外药物释放度测定。

6　思考题

（1）与传统微球的制备方法相比，液滴微流控技术有哪些优势？影响产品质量的主要因素有哪些？

（2）PLGA 载药微球处方中 PLGA 和 PVA 的作用是什么？

（3）结合实验操作，分析影响 O/O/W 微液滴形成的因素主要有哪些？

参考文献

［1］SU Y，LIU J，TAN S W，et al. PLGA sustained-release microspheres loaded with an insoluble small-molecule drug：microfluidic-based preparation，optimization，characterization，and evaluation in vitro and in vivo［J］. Drug Delivery，2022，29(1)：1437-1446.

［2］ZENG W，GUO P，JIANG P，et al. Combination of microfluidic chip and electrostatic atomization for the preparation of drug-loaded core-shell nanoparticles［J］. Nanotechnology，2020，31(14)：145301.

［3］AL-AMIN M D，BELLATO F，MASTROTTO F，et al. Dexamethasone loaded liposomes by thin-film hydration and microfluidic procedures：formulation challenges［J］. International Journal of Molecular Sciences，2020，21(5)：1611.

［4］张民，张正炜，张艳红. 液滴微流控技术制备功能型微球的研究进展［J］. 高校化学工程学报，2020，34(5)：1102-1112.

［5］杨兴远，夏曾子露，温维佳，等. 基于微流控液滴技术的载药缓释微球研究进展［J］. 自然杂志，2017，39(2)：115-119.

［6］刘新友，周四元，梅其炳，等. 正交设计优化地塞米松琥珀酸单酯合成工艺［J］. 医药导报，2007，26(5)：451-453.